Elke Pilz

Zur Psychologie der Wechseljahre

VTA Berlin

Elke Pilz

Zur Psychologie der Wechseljahre

Tiefenpsychologische, psychosomatische und anthropologische Aspekte

vta

Das Buch ist Ergebnis der Therapie- und Forschungsarbeit des Instituts für Tiefenpsychologie, Gruppendynamik und Gruppentherapie Berlin, Leitung Prof. Dr. med. et phil. Dr. h.c. Josef Rattner.

Detaillierte bibliographische Daten sind im Internet in der Deutschen Nationalbibliothek über http://dnb.de abrufbar.

ISBN 978-3-981 6670-0-4

Unveränderte 2. Auflage 2024

Druck: BoD, 22848 Norderstedt
Lektorat: Franziska Hirschmann, Berlin
Umschlaggestaltung: deblik, 10119 Berlin

Man bleibt jung, solange man noch lernen, neue Gewohnheiten annehmen und einen Widerspruch ertragen kann.

Marie von Ebner-Eschenbach

Inhalt

Einleitung

Seit Beginn der 1990er Jahre wurden viele Bücher über die Wechseljahre der Frau veröffentlicht. Das gemeinsame Anliegen dieser Schriften war, das Thema zu enttabuisieren, es öffentlich zu diskutieren und Meinungen und Ansichten darüber zu hinterfragen. In der Hauptsache ging es darum, das Wissen über diesen Lebensabschnitt zu mehren und den Umgang mit ihm zu erleichtern. Dabei wurde deutlich, dass weder eine zu dramatische noch eine verharmlosende Betrachtung dazu angetan ist, eine klare Einschätzung zu gewinnen. Nähert man sich aber als Frau oder Mann dieser Lebensphase, ist es für ihren Verlauf nicht unerheblich, die eigenen Vorurteile zu erkennen und eventuell abzubauen.

Als Psychologin und Dozentin wie auch als Frau in der Mitte ihres Lebens ist mir die Thematik der Wechseljahre auf vielfältige Art begegnet. Viele Ratsuchende zwischen vierzig und sechzig Jahren berichten über eine Fülle von seelischen, körperlichen und psychosomatischen Symptomen, die von ihnen selbst oder ihren Ärzten als Wechselzeiten bedingt interpretiert werden. Manche schildern die existentielle Erschütterung, die sie durch Umbrüche in diesem Lebensabschnitt erlebt haben.

Mich interessierten dazu die Stellungnahmen maßgeblicher Tiefenpsychologen, Psychosomatiker und Anthropologen wie auch die Behandlung des Motivs des Wechsels in der Literatur. Die Debatte schwankt zwischen einer eher biologistischen Betrachtungsweise, die einen Hormonmangel für das Hauptübel hält, einer psychosozialen und gesellschaftlichen Sicht der Verursachung der vielfältigen Symptome und der Aufforderung, diesen Lebensabschnitt als Aufbruch und Entwicklung zu begreifen. Dieses Buch fasst den Stand meiner Erfahrung und meines Wissens zum Thema Wechseljahre um das Jahr 2000 zusammen.

Das Charakteristische der Wechseljahre ist das Aufhören der Menstruation. Im Gegensatz zu ihrem Beginn wird dem Ende eine größere Bedeutung für das Leben einer Frau zugeschrieben. Gleichwohl werden die beiden Entwicklungsphasen von manchen Autorinnen in Beziehung gesetzt (Deutsch 1925; Beauvoir 1949).

Beginn und Ende markieren jeweils lebensgeschichtlich markante Einschnitte. Monatsregel und die Fähigkeit, Kinder zu gebären, gehören zusammen. Das Ende dieser Fähigkeit bedeutet aber auf keinen Fall das Ende des sexuellen Empfindens oder gar des Lebens der Frau. Immerhin hat sie danach noch durchschnittlich dreißig bis vierzig Jahre vor sich. Das heißt, ihre Gebärfähigkeit kann nicht ihre einzige Bestimmung sein. Beide Übergänge - Pubertät und Wechseljahre - ziehen sich über einen längeren Zeitraum hin und werden allgemein als krisenhafte Zeit angesehen. Ohne Zweifel ist es zunächst ein biologischer Vorgang, der nicht vom Menschen selbst gesteuert bzw. gewollt oder nicht gewollt werden kann, so wie man sich heute für oder gegen ein Kind entscheidet. Darum hängt die Geschichte der Frau - so Margaret Mead und Simone de Beauvoir - viel mehr als die des Mannes von ihrem physiologischen Schicksal ab. Mann und Frau unterscheiden sich nicht nur in Körperkraft und Aussehen; wesentlich ist die unterschiedliche Geschlechtsentwicklung. Diese ist bei der Frau komplexer. Bedenkt man die Aussage von Sigmund Freud, dass das eigentliche Ich des Menschen der Körper ist, wird verständlich, dass die hormonelle Umstellung durchaus das psychische Gleichgewicht verunsichern kann.

Obwohl es gewisse Übereinstimmungen in diesen beiden Übergangszeiten gibt, ist die Situation der jungen Frau von derjenigen der älteren doch grundverschieden. Die Jugendliche, mehr oder weniger aufgeklärt, findet sich mit Beginn der Menstruation in ein Geschehen verwickelt, das sie in ihrer Lebensweise beeinträchtigt und neue Gewöhnungen von ihr fordert. Auch die Umwelt, in der sie lebt, unterliegt einem Wandel, soll sie doch allmählich das Elternhaus verlassen, sich beruflich festlegen und selber Teil einer neuen Familie werden. Das sind keine leichten Anforderungen für einen Menschen, der die Komplexität des Lebens gerade erst zu ahnen beginnt, nicht aber in ihrer ganzen Tragweite überblickt. Aber während die Jugendliche, wie Simone de Beauvoir sagt, "wohl oder übel in die Welt geschleudert" wird, die ihr Verantwortlichkeiten, Ziele und Werte aufzeigt, ist die Situation der älteren Frau eine andere.

Über gut drei Jahrzehnte war die Menstruation Teil ihres Selbst. Sie hat sich an sie gewöhnt und sich auf sie eingestellt. Wenn sich in diesem Lebensabschnitt die Menstruation zurückzuziehen beginnt, so ist es vor allem die ganz eigene Geschichte einer Erau - die Erfahrungen, die sie gemacht, die Entscheidungen, die sie getroffen oder nicht getroffen hat, die Hoffnungen, die sie hatte -, die ihr Erleben prägt. Der Mensch ist ein geschichtliches Wesen, und man kann sich drehen und wenden wie man will, zu irgendeinem Zeitpunkt wird einem dies auch bewusst. Die Frau im Klimakterium findet sich in einer Situation, in der auf dem Boden einer körperlich-seelischen Verunsicherung die Frage nach dem Sinn des Lebens dringlich werden kann. Sich ihres gelebten Lebens bewusst werdend, oftmals in einer von vielen Seiten bedrängenden Gegenwart, muss sie erneut ihre Zukunft ins Auge fassen. Diese ist begrenzt. Hier liegt die Tragik, aber auch die Chance der Frau in den Wechseljahren. Hinzufügen muss man allerdings: der Frau im Patriarchat, denn unter dieser Bedingung erhält die ganze Thematik oftmals eine negative Ausformung.

Allein aus diesen wenigen Hinweisen wird deutlich, dass das Thema Wechseljahre weit über das biologische Ereignis der Menopause hinausreicht. Es muss umfassender verstanden werden, etwa im Sinne Goethes, bei dem es heißt: Das Leben gehört den Lebendigen an, und wer lebt, muss auf Wechsel gefasst sein. Sich dieser Herausforderung zu stellen, ist Aufgabe der zweiten Lebenshälfte.

Der Aufbau der Arbeit gliedert sich wie folgt: Im ersten Kapitel verfolge ich das Thema der Wechseljahre in seinen historischen Wendungen, um zu sehen, wie frühere Generationen darüber gedacht haben. Das zweite Kapitel ordnet die spezielle Thematik in die allgemeinere des menschlichen Lebenslaufes ein. Das dritte Kapitel untersucht, was die Pioniere der Tiefenpsychologie zum Thema Wechseljahre und Erauen in der Lebensmitte zu sagen hatten. Im vierten Kapitel werden die gesellschaftliche Dimension und die Einordnung in die Kultur mitberücksichtigt. Mögliche Eolgen der Schwierigkeiten dieses Lebensabschnitts, die Krankheit bedeuten können, werden im Kapitel fünf unter dem Stichwort Psychosomatik behandelt. Im Kapitel sechs schließlich wird der Präge nachgegangen, was die Wechseljahre anthropologisch für das Menschsein bedeuten.

1. Wechseljahre als medizinisch-psychologisches Thema im historischen Rückblick

1.1 Antike und Mittelalter

Die früheste Erwähnung der Wechseljahre der Frau als ein Lebensereignis findet sich laut Amundsen/Diers in den Schriften des Aristoteles (384-322 v.Chr.) und bei Hippokrates (460-377 v.Chr.). In "Historia Animalium" und in "Politik" des Aristoteles kommen kurze Aussagen vor, wonach die Menstruation bei Frauen mit 40, manchmal erst mit 50 Jahren aufhört. Jenseits des 50. Lebensjahres habe keine Frau je ein Kind geboren. Nach Hippokrates setzt die Menopause mit 42 Jahren ein. Diese Angaben sind der damaligen Anschauung geschuldet, das Leben in Sieben-Jahres-Schritten einteilen zu wollen. Solche Zahlenmagie ist aus vielen Kulturen bekannt, und das Mehrfache von sieben ist ein konstantes Kennzeichen, beginnend bei Solon (640-558 v.Chr.) (Amundsen/Diers 1970, S. 79f.; Rozenbaum/Peumery 1990, S. 27ff.). Über die ersten Jahrhunderte unserer Zeitrechnung hinweg haben Autoren den Zeitpunkt der Menopause im allgemeinen mit "um das 50. Jahr" angegeben; sie betonten, dass es eine Schwankungsbreite zwischen dem 35. und 60. Lebensjahr gibt.

Die Angaben für Beginn und Ende der Menstruation der Frau weichen im Mittelalter nicht von denen der Antike ab. Für Schwankungen machte der italienische Mediziner Trotula (zweite Hälfte des 11. Jahrhunderts) das "höhere oder niedrigere Ausmaß von Hitze oder Kälte" in den Frauen verantwortlich. "Wärmere Frauen", so war seine Idee, bekommen Menarche und Menopause früher (Post 1971, S. 85). Mittelalterliche Autoren wie John of Gaddesden (1280-1361) oder Gilbertus Anglicus benutzten die Formulierung, die Menstruationsblutungen "werden von Natur aus vor dem zwölften oder vierzehnten Jahr und nach dem fünfzigsten Jahr zurückgehalten" (ebd., S. 86f).

Ob die Altersangaben tatsächlich stimmen, lässt sich nach Post heute nicht mit Sicherheit sagen, da die Autoren Angaben aus der Antike kritiklos tradiert hätten. Trotzdem wagt er die These, dass die Menopause auch in der Antike um das 50. Lebensjahr eingesetzt hat. G. Backmann hingegen meint, dass der Eintritt der Menopause in der Antike um die 40 Jahre lag, sich zwischen 1500 und 1830 auf 45 erhöhte und heute in den Industriestaaten bei 48 bis 50 Jahren liegt (Backmann, zit. in Rozenbaum/Peumery 1990, S. 18). Carol Jean Diers, die 1974 alle verfügbaren Daten dazu verglich, kommt in dem Aufsatz *Historical Trends in the Age at Menarche and Menopause* zu dem Schluss, dass die Befunde für eine Verschiebung der Menopause nach hinten widersprüchlich seien (Biers 1974, S. 931 f.).

Maßgeblich für die Vorstellungen von Krankheit und Gesundheit war für gut 2000 Jahre die Säftelehre des Hippokrates und des griechisch-römischen Arztes Galen, der im 2. Jahrhundert n. Chr. lebte. Sie postulierten, dass die ungleiche Mischung der vier Körpersäfte Blut und Schleim sowie der gelben und der schwarzen Galle vier Typen mit unterschiedlichen seelischen Ausdrucksformen entsprechen würde. Symptome konnten so mit dem Vorhandensein oder der Abwesenheit der vier Säfte (humores) erklärt werden. Bis in den Anfang des 19. Jahrhunderts hielt sich die aus der Antike stammende Vorstellung, die Gebärmutter tyrannisiere die Frau, und die Schmerzen dort seien Ausdruck des Todeskampfes dieses Organs.

Blut, Blutung und Ausbleiben der Blutung waren für Jahrhunderte die entscheidenden Parameter für Menstruation und Menopause. In den Heilbüchern von der Antike über das Mittelalter bis teilweise ins 19. Jahrhundert hinein wurde vor allem die Notwendigkeit thematisiert, dass die Menstruation stattfindet. Auf diese Weise, so wurde vermutet, würden schlechtes Blut und Gifte abgeführt, führt J. Wilbush in dem Aufsatz *Climacteric Disorders - Historical Perspectives* aus (Wilbush 1988, S. 2).

Jahrhunderte lang haben Ärzte aufgrund dieser Annahme gegen so gut wie alle Beschwerden einen Aderlass vorgenommen. Auch nach Aufhören der Menstruation sollte durch Aderlass, Blutegel und menstruationsfördernde Mittel das Ausspülen schlechter Körpersäfte fortgesetzt werden. Selbst bei übermäßiger Blutung begann die Behandlung mit einem Aderlass, weil die Ursache des Übels in einem "Blutandrang" gesehen wurde, d.h. in zu viel (und zu viel schlechtem) Blut. Es wurde auch ein Zusammenhang zwischen schlechtem Menstruationsblut und Darmwinden vermutet, die Herz und Gehirn beeinträchtigten. Dies verursache Sorge, Kummer, Angst und Verwirrung der Sinne, so dass die Betroffenen manchmal meinten, verhext zu sein (Greer 1991, S. 233).

Noch 1833 wurde der Aderlass als effektive Therapie angesehen. Frauen wurden aber auch zur Kur in Badeorte und in die Berge geschickt, ihnen wurden Bromid, Quecksilberpräparate, Vitriol, Belladonna und Bleiacetat verabreicht. Weitere Anwendungen waren beruhigende Bäder und sehr häufig Abführmittel. Teilweise wurde vor Alkohol und schweren Speisen gewarnt.

Joel Wilbush macht deutlich, dass die Beschwerden der Frauen in den Wechseljahren zu einem nicht geringen Teil auf die medizinische Behandlung zurückzuführen gewesen seien. Der Aderlass schwächte die Frauen, und die Abführmittel führten zu Koliken, Bauchgrimmen, Harndrang und Durchfall. Doch verfolgt von der Angst, ihre Weiblichkeit und Attraktivität einzubüßen, ließen Frauen diese Behandlungen über sich ergehen, ja suchten sie geradezu (Wilbush 1988, S. 3; Greer 1991, S. 2395.). Starke Blutungen hingegen waren unerwünscht, ihre Gefährlichkeit war wohl bekannt. Hysterische Symptome waren vermutlich oft eine Angstreaktion auf überstarke Blutungen, die als Alarmsignal galten.

1.2 18. und 19. Jahrhundert

Vor 1730 wurde zwar nirgends explizit von menopausalen Beschwerden gesprochen, aber es gab doch vielerlei Hinweise auf die "dodging time" (Wilbush), die "vertrackte Zeit", "die letzte große Krise" (Formanek 1990, S. 9) oder die "dritte Phase" ("la troisieme etage"). Von Frauen aus der Oberschicht ist überliefert, wie sie über den klimakterischen Wechsel klagten. Diese körperlichen Einschränkungen vertrugen sich nicht so recht mit den zunehmenden Freiheiten für Frauen der Oberschicht im Zusammenhang mit Renaissance und Aufklärung. War erst einmal ein männlicher Erbe geboren, konnten sie bei der Wahl ihrer männlichen Partner oftmals "ihrem Herzen folgen", vorausgesetzt, sie waren einigermaßen jung und attraktiv geblieben. Die Menopause bedeutete dann meist das Ende dieses privilegierten Status.

Die Meinungen gehen darüber auseinander, wann erstmals unmissverständlich über das Thema Menopause geschrieben wurde. Nach Ruth Formanek war es John Freind aus England, der 1703 auf Latein ein gynäkologisches Buch dazu veröffentlichte, das 1729 ins Englische und zehn Jahre später ins Französische übersetzt wurde (ebd., S. 7). Formanek zufolge ist das Buch ein Gemisch aus Galens Säftelehre, Zahlenmystik und Mechanik: Nach "sieben Mal sieben Jahren" werde das Gefäß des Uterus zu stark für den Schwung des Blutes, das nicht mehr durchbrechen kann. Immerhin habe Freind eine Menopause vom Nichteintreten der Menstruationsblutung (Amenorrhö) unterschieden und postuliert, dass die Menopause keine Krankheit, sondern ein natürlicher Vorgang sei. Das lateinische "cessatio menstruorum" tauchte ab 1710 in medizinischen Büchern auf (Rozenbaum/Peumery 1990, S. 10).

Wilbush und Greer halten einen Anonymus aus dem Jahre 1727 für den ersten, der ein Werk auf Englisch verfasste, in welchem ausdrücklich auch die Menopause erwähnt wird. Es trägt den Titel: *The Ladies' Physical Directory or a Treatise of all the Weaknesses, Indispositions and Diseases Peculiar to the Female Sex from Eleven Years of Age to Fifty or Upwards* (Körperlicher Wegweiser für Frauen oder eine Abhandlung über alle Schwachheiten, Indisponiertheiten und Krankheiten vornehmlich der Frauen vom elften bis zum fünfzigsten Lebensjahr und darüber, E.P.) (Wilbush 1988, S. 1, 13; Greer 1991, S. 239). Nach Ansicht von Wilbush diente es hauptsächlich dazu, die teuren Arzneien des Verfassers anzupreisen. Der unbekannte Autor listete einige der gängigen postmenopausalen Beschwerden eher in einer Nebenbemerkung auf, immerhin im Gegensatz zu anderen, damals erschienenen Büchern über Frauen, die auf derlei Beschwerden nicht einmal annähernd eingingen.

Trotzdem war gegen Ende des 17. und zu Beginn des 18. Jahrhunderts die Zeit gekommen, so meint Wilbush, über eine sich verlängernde Lebensspanne Gedanken zu machen. Die meisten Todesfälle ereigneten sich im Säuglingsalter oder in der frühen Kindheit. Wer das 20. Lebensjahr erreichte, konnte zwischen 1680 und 1729 im Durchschnitt mit weiteren 35 Lebensjahren und zwischen 1730 und 1779 mit weiteren 45 Lebensjahren rechnen. Steckrüben und Kartoffeln reduzierten die Lebensmittelknappheit im Winter, die Pest wütete nicht mehr so wie in früheren Jahrhunderten, in den Städten wurden erste hygienische Maßnahmen ergriffen. Im Zuge der Aufklärung orientierte sich die Medizin nicht mehr ausschließlich an den Bedürfnissen des Mannes. Brauen der Oberschicht, die die üblichen Vorurteile über ihr Geschlecht ablegten, verlangten von den männlichen Medizinern mehr als nur Geburtshilfe. Das wiederum veranlasste Ärzte, sich stärker mit den spezifischen Frauenleiden zu befassen.

Medizinische und gynäkologische Bücher aus dem 18. Jahrhundert, vor allem aus Frankreich (Philippe Pinel, Frangois Mauriceau, Jean Astruc etc.), diskutierten freimütig "le temps critique", die kritische Zeit für die Frau. 1776 schrieb ein gewisser John Fothergill (1712-1780) aus London über die Behandlung der nachlassenden Menstruation. Die "heimlichen Krankheiten" der Frauen wurden jetzt der medizinischen Betrachtung ausgesetzt. Französische Ärzte erkannten den sozialen Faktor dieser Lebenszeit, denn Frauen seien gesellschaftlichen Abhängigkeiten und Unterordnungen sowie körperlichen Schwächen und Gebrechlichkeiten ausgesetzt.

Je nach sozialer Lage und Land wurden das Klimakterium und seine Begleitumstände als "die Hölle der Frau" verflucht oder gottergeben hingenommen. Wer nicht klage, leide vielleicht auch gar nicht, so Jeannet des Longrois 1787. Der Glaube, die Natur sei der beste Heiler der Frauenleiden, war seines Erachtens jedoch herzlos und falsch. Die Natur heile nur kleine Leiden, aber die Frauenleiden seien komplex. Bevor das klimakterische Syndrom wirklich verstanden wurde, schwankte die Anschauung zwischen einer rein körperlichen Behandlung und einer ganzheitlich helfenden Sicht, zwischen dem konservativen Laufenlassen der Dinge und der radikalen medizinischen Aktion (Wilbush 1988, S. 4). Daran hat sich bis heute im Prinzip wenig geändert.

Die Französische Revolution brachte den älteren Frauen keinen medizinischen Fortschritt; die Ärzte fühlten sich den rigorosen Maßnahmen früherer Zeiten weiterhin verpflichtet. Immerhin wurde die Hippokratische und Galenische "Säftelehre" in Frage gestellt, was bedeutete, dass die "Giftigkeit" des menstruellen Blutes angezweifelt wurde. Fothergill und andere betonten gegen Ende des 18. Jahrhunderts, dass die ärztlichen Maßnahmen gegen klimakterisches Unwohlsein darauf hinausliefen, sie zu verstärken. Andererseits erwarteten und verlangten die betroffenen Frauen von den Ärzten energisches Eingreifen. Wilbush sieht bei Frauen der Oberschicht eine kontinuierliche Linie der Angst vor dem Verlust der sexuellen Attraktivität vom antiken Rom bis in die Neuzeit hinein.

In der Unter- und Mittelschicht war die Gesunderhaltung der Familie Sache der Frau. Das Wissen darüber wurde mündlich weitergegeben; daneben existierte im 18. und 19. Jahrhundert eine Reihe von Büchern und Traktaten, die Ratschläge für ein gesundes Leben gaben. Einige empfahlen menstruationsfördernde Drogen, andere forderten zu gesundem Essen und körperlicher Bewegung in frischer Luft auf, die dritten betonten, es sei überhaupt keine Medizin nötig. Die Ursachen der Menopause waren den damaligen Menschen nach wie vor völlig unbekannt; die Unterdrückung der Menstruation habe ihren Grund entweder in gewaltigen Leidenschaften oder in der Verabreichung von Kühle auf die Oberfläche des Körpers, schrieb jemand 1820 (For- manek 1990, S. 8f.). Entsprechend hilflos erscheinen heute die gegebenen Ratschläge. Es war kaum mehr als Zufall, wenn darunter medizinische und makrobiotische Empfehlungen waren, die wir heute als vernünftig ansehen würden.

Germaine Greer führt viele Beispiele aus Kräuterbüchern des 18. und 19. Jahrhunderts an, wie zu der Zeit versucht wurde, der Beschwerden Herr zu werden. In dem Kapitel "Traditionelle Behandlung" ihres Buches *Wechseljahre, na und?* (1991) hebt sie Agnus castus hervor, ein Kraut, das nach alter Überlieferung die Kraft besitzt, wegen hormonartiger Substanzen Mann und Frau keusch und frei von sinnlichen Begierden zu halten. Andere Namen dafür sind Keusch-Lamm und Mönchspfeffer (Greer 1991, S. 226ff.). Auch andere Kräuter werden erwähnt wie Hyoscamus niger oder Bilsenkraut; es soll beruhigend, krampflösend und schmerzlindernd sein und wurde wahrscheinlich nicht nur speziell gegen Menopausenbeschwerden eingesetzt. Obwohl Greer die Rezepte der vergangenen Jahrhunderte als "im wesentlichen korrekt" benennt, möchte sie diese dennoch nicht wiederbelebt wissen (ebd., S. 240).

Erst im 19. Jahrhundert erreichten Frauen in größerer Zahl das Menopausenalter. Die bis dahin niedrige Lebenserwartung war ein wichtiger Grund dafür, dass das Thema kaum erwähnt wurde. Und wenn jemand darüber schrieb, dann waren es Männer; Dokumente von Frauen sind selten. Weitere Schwierigkeiten beim Versuch einer historischen Darstellung der Bedeutung von Menopause sind unklare, euphemistische und wechselnde Begriffe für diesen Gegenstand sowie ein Sammelsurium von - aus heutiger Sicht - Vor- urteilen und falschen Vorstellungen über das klimakterische Lebensalter, über körperliche Vorgänge und über die Frau schlechthin. Der

"männliche Blick" auf die Menopause vermischte sich mit dem Klassenstandpunkt: Wenn Ärzte die Menopause beschrieben, dann die ihrer Patientinnen aus der Patrizier-, Adels- oder bürgerlichen Oberschicht.
Die Bezeichnung Menopause ("menespausie") wurde von C. P. L. de Gardanne geprägt. Er schrieb 1816 das erste Buch, das sich ganz der Menopause bzw. dem "kritischen Alter" widmete (*Avis aux Femmes qui entrent dans l'Age Critique',* Wilbush 1988, S. 5; Greer 1991, S. 33; Rozenbaum/Peumery 1990, S. 10, 65). Das Wort soll aus den griechischen Wörtern für "Monat" und "Aufhören, Stillstand" abgeleitet sein (Formanek 1990, S. 5). Nach Angaben von Greer war C. F. Menvilles *Conseil aux Femmes de l'Epoque de l'Age de Retour* (1839) das erste Buch, das ausschließlich die Menopause zum Inhalt hatte (Greer 1991, S. 245). Menvilles sah nach antikem Vorbild die Ursachen der Beschwerden im Todeskampf der Gebärmutter.

Nach dem Buch von Gardanne über die Menopause nahm die Literatur über dieses Thema einen lebhaften Aufschwung, und der Begriff setzte sich schnell und in aller Breite durch, wie Rozenbaum/Peumery darlegen (Rozenbaum/Peumery 1990, S. 69ff.). Gleichzeitig gewann die Forschung an Dynamik; vor der Medizinischen Fakultät in Paris und in Abhandlungen wurden immer mehr Details ausgebreitet und Themen diskutiert, wie sie heute noch geläufig sind: die höhere Lebenserwartung der Erau, der Vergleich der Menopause von Mann und Erau, die der Menopause zugeschriebene Gefährlichkeit oder Natürlichkeit, die Unterschiede, wie "les femmes du monde" oder "les religieuses" mit dieser Zeit umgehen, die Morbidität und Mortalität in diesem Alter, die speziell in diesem Alter auftauchenden Krankheiten, die Veränderung der gesellschaftlichen Rolle der Frau etc.

Um 1850 wurde das Thema in Frankreich und anderen Ländern breit behandelt. Die Autoren konnten sich auf eine Fülle von neuen Beobachtungen stützen, was gleichzeitig die Aussagen differenzierte. Es war den Ärzten dieser Epoche deutlich, dass sie gegen die Beschwerden der Menopause (einschließlich Krebs) nicht wirklich etwas in der Hand hatten. Sie gaben aber viele Hinweise, wie das Risiko von Beschwerden in der Menopause durch vorbeugende Maßnahmen mutmaßlich reduziert werden könnte. Im Großen und Ganzen sollten die älteren Frauen der Liebe und Leidenschaft entsagen und ein stilles Leben ohne Aufregung führen.

Edward John Tilt (1815-1893), der erste Erforscher der Menopause in England (Greer 1991, S. 124), der in Paris und dann wieder in London praktizierte, wird von Greer als "vollkommenes Beispiel eines Frauenarztes" vorgestellt, weil er endlich einmal den Frauen zuhörte. Er schrieb um 1850 in *The Chance of Life in Health and Disease,* die Menstruation sollte nicht künstlich fortgeführt werden. Tiit empfahl den Frauen der Oberklasse einen

Besuch in Aix-les-Bains, gemäßigtes Essen, Ruhe, Vermeidung sexueller Erregung, Reisen als Stärkung des Nervensystems und dreimal wöchentlich ein laues Bad - neben dem Aderlass. Eine Heirat in diesem Alter ins Auge zu fassen stimuliere die schon tote Gebärmutter und führe in den Irrsinn. Tiit folgte der über Jahrhunderte üblichen Denkweise, dass die verrücktspielende Gebärmutter das Gehirn anstecke. Das Buch, das in mehreren Ausgaben erschien, besticht durch seine klaren Fall- und Therapiedarstellungen (Formanek 1990, S. 17f.). "Tiits Methode zielt darauf ab, den Organismus in einer Umstellung zu unterstützen, die er ohnehin vornimmt" (Greer 1991, S. 247f.). Er war skeptisch gegenüber den chirurgischen Eingriffen oder der Entfernung der Gebärmutter. Die Ursache der menopausalen Krankheiten vermutete er später in den Eierstöcken, welche das "center of nerve power" und das "Rückenmark" durcheinander bringen.

Wilbush führt aber an, dass das richtungsweisende Buch Tiits für ein halbes Jahrhundert das einzige derartige in Großbritannien blieb und wenig Einfluss gehabt habe. "Der Hauptgrund für die vergleichsweise Desinteressiertheit der meisten Ärzte an dem Thema (abgesehen von der Untersuchung mit dem Spekulum) war das völlige Fehlen von Relevanz. Es betont keine Probleme. Klimakterische Patienten klagten selten" (Wilbush 1988, S. 6). Die oftmals religiösen Frauen vermieden Konflikte und sahen ihre körperlichen Symptome nicht unbedingt als Krankheit an. Das hing auch damit zusammen, dass Frauen nicht als vollwertige Menschen und Bürgerinnen anerkannt wurden. Ihre oftmals weiterhin bestehende Rolle als Begleiterin der Kinder entschädigte sie für den körperlichen Abstieg. Sie hörten auf die Stimme der Natur und ließen die Veränderungen mit noblem Mut über sich ergehen, heißt es bei Menville 1839. Wer sich als Britin oder Amerikanerin Gott oder der Natur untertan fühlte und darüber hinaus monogam regelmäßig Kinder bekam, war offenbar gegen klimakterische Beschwerden weitgehend gefeit (ebd., S. 6f.).

Einige Veränderungen der Therapie der Klimakteriumsbeschwerden sind eng verknüpft mit Fortschritten in der Medizin. Als der Blutkreislauf entdeckt wurde, konnte niemand mehr behaupten, Blutegel würden das "schlechte Menstruationsblut" aus der Gebärmutter ziehen; diese Art der Behandlung wurde aufgegeben. Die Medizin einschließlich der Gynäkologie, der gynäkologischen Chirurgie und der Psychiatrie professionalisierte sich (Formanek 1990, S. 3f.).

Die Anschauung, die wandernde Gebärmutter sei der Grund für Beschwerden zwischen 45 und 50 Jahren, wurde erst langsam fallengelassen. Ebenso die Annahme, die Beschwerden beruhten auf Erschöpfung. Was aber war dann die Ursache? Von der Beantwortung der Frage hing die Therapie ab. Um 1900 wurde die nosologische Einheit "Neurasthenie" diskutiert, eine Art Nervenzerrüttung aufgrund der zunehmenden Unruhe und Hektik in der

Gesellschaft. Einige Ärzte verordneten wochenlange Bettruhe in abgedunkelten Räumen sowie Lese- und Besuchsverbot. Nach Ruth Formanek mag bei überarbeiteten Frauen die Isolation zusammen mit ärztlicher Zuwendung und gutem Essen hilfreich gewesen sein, behütete bürgerliche Frauen ohne Lebenssinn dagegen dürften eher psychotisch geworden sein (ebd., 8. 27f.). Neue Themen wie Brust- und Gebärmutterkrebs kamen zum Problem Menopause hinzu und drängten es etwas zur Seite, zumal die Ärzte keine wirkliche Lösung für Beschwerden der Frau um 50 anzubieten hatten. Mit und ohne ärztlichen Beistand gingen die Wechseljahre schließlich vorüber. Auch blieb, wie Wilbush schreibt, das "kritische Alter" eine "französische Krankheit". In England, Deutschland und den USA erschienen kaum eigenständige Bücher und nur wenige Artikel darüber, und wenn, dann waren es Übersetzungen französischer Bücher.

Für die Frauen der europäischen Mittelschicht des 19. Jahrhunderts war Arbeit tabu, sie wurden in der Rolle als Mutter gebraucht und in eine passive Rolle gedrängt. Der Mutterkult verlangte das Gebären eines männlichen Stammhalters für einen Mann, der seine Frau als Besitz ansehen konnte. Um diese Rolle auszufüllen, wurde höhere Bildung für Mädchen als überflüssig angesehen. Eliane Showalter legte 1985 in *The Female Malady* dar, wie stark "Weiblichkeit" und "Kranksein" kulturelle soziale Vorurteile waren, die kaum auf Tatsachen beruhten. Konnten Frauen die Mutterideologie nicht leben, wurden sie im Alter nicht mehr unbedingt in die Position einer "geachteten Alten" im Mittelpunkt einer Familie entlassen, sondern in die Bedeutungslosigkeit, auch weil Familien kleiner und ihre Mitglieder mobiler wurden (Showalter 1985).

Im 19. Jahrhundert etablierte sich in Westeuropa und den USA die Anschauung, Frauen seien grundsätzlich zart, zerbrechlich und krank und besonders menopausale Frauen seien anfällig für mentale und physische Krankheiten. Eine patriarchale Gesellschaft nahm sich das Recht, Frausein zu definieren und ordnete die Frau als schwach und dem Manne unterlegen ein. Eine irrationale Angst der Männer vor Frauen dürfte dabei eine Rolle gespielt haben.

Menstruation und Menopause waren unkontrollierbar, unvorhersehbar, mysteriös und im selben Augenblick faszinierend, Angst machend und abstoßend. Die Definitionsmacht der Männer zwang das weibliche Geschlecht in eine passive und inferiore Rolle; die Ruhigstellung der Frau sollte sich in der Menopause fortsetzen. Ratgeberbücher bemühten sich darum, in den Frauen eine puritanische und frömmelnde Leidenschaftslosigkeit zu wecken oder aufrechtzuerhalten, weil das die Aufregung in der Gebärmutter dämpfe. Parallel dazu verbreiteten sich negative Stereotype über die menopausale Frau (Utian 1997, S. 74f.). Die Handbücher des 19. Jahrhunderts schilderten diese Frauen als kognitiv und emotional gestört, paranoid, depressiv und hypochondrisch (Formanek 1991, S. 20f.).

Nicht alle teilten diese Ansicht. Homöopathen, Kneipp-Anhänger, Phrenologen, Quäker, Vegetarier, Makrobioten, Mesmeriseure, Geistheiler, Handaufleger und andere Vertreter einer unorthodoxen Anti- oder Alternativmedizin boten weniger gefährliche Behandlungen an, was einigen Frauen zusagte. Ihre Heilversprechungen waren phantastisch; einfache Pflanzenauszüge sollten nicht nur gegen Unwohlsein, sondern auch gegen Geschwüre helfen. Wasserbädern wurde nachgesagt, dass sie Blut und Gewebe reinigen. Alles in allem wurde ein "natürliches Leben" propagiert, einschließlich Barfuß gehen und Verzicht auf Korsetts. Diese Strömungen täuschten sich jedoch über die körperliche Funktionsweise ebenso wie die medizinische Hauptströmung.

> Man kann zusammenfassen, dass die Vertreter alternativer Ansätze, unabhängig von ihrer Kritik an der Mainstream-Medizin, weder neue Gesichtspunkte über die Menopause einbrachten, noch den Frauen Erleichterung brachten, bei welchen Symptomen auch immer (Formanek 1991, S. 25).

Das Ende des 19. Jahrhunderts brachte neue Veränderungen. Eine wirtschaftliche Depression erlaubte nicht mehr die Bildung großer Familien, wie sie zu Beginn des Viktorianischen Zeitalters üblich waren, die Kenntnisse über Verhütungsmethoden verbreiteten sich, die Familien wurden kleiner und die Söhne und Töchter mobiler; Frauenrechtlerinnen stritten für das Wahlrecht. Mütter im Alter von 50 Jahren waren nicht mehr unbedingt das Haupt der Familie, was ihnen Zeit gab, sich mehr mit sich und ihren eventuellen körperlichen Veränderungen zu befassen. Gleichzeitig stieg die Zahl der Frauen, die dieses Alter überhaupt erreichten. Sie trafen auf eine zunehmende Anzahl von Ärzten wie den erwähnten Engländer Edward John Tiit; eine sich selbst verstärkende Dynamik. „Zu Beginn des 20. Jahrhunderts beinhaltete jedes gynäkologische Buch ein paar Seiten, die vom Klimakterium handeln" (Wilbush 1988, S. 7).

1887 nannte E. Borner in der *Cyclopaedia of Obstretics and Gynecology* das Klimakterium "ohne Frage eine der interessantesten Gegenstände für Ärzte und speziell den Gynäkologen". Das Phänomen sei so variantenreich, dass der Arzt große Erfahrung haben müsse, um es richtig einzuschätzen. Die Grenzen zwischen den physisch normalen und pathologischen Abläufen seien fließend, so dass es wünschenswert wäre, das größtmögliche Licht auf diese Frage zu werfen (Utian 1997, S. 75).

Weibliche Ärzte, Autorinnen und Feministinnen beschleunigten ab 1900 die Verbreitung der Ansicht, dass Frauen nicht vollständig abhängig sind von ihrem Uterus, dass sie nicht nur ein Opfer ihrer körperlichen Veränderungen

sind und dass ein produktives Leben nach der Menopause möglich und wünschenswert ist. Einzelne weibliche Autoren stemmten sich gegen die männliche Definitionsmacht; Eliza Farnham nahm 1864 eine "Umwertung aller Werte" vor und attestierte der Frau eine natürliche Überlegenheit. Die Menopause sei eine Zeit der Spiritualität und der Vollendung, hier könne sie sich an der größtmöglichen Herrlichkeit und dem höchsten Glanz des Frauseins erfreuen. Die Energien, die die Frau nicht mehr für die Reproduktion benötigt, könnten in geistige Weiterentwicklung umgewandelt werden (Formanek 1990, S. 28f.).
Sofern sich weibliche Ärzte artikulierten, schienen sie eine verständigere und vernünftigere Haltung ihren Patientinnen gegenüber einzunehmen. Sie beruhigten die Frauen mit dem Hinweis, dass nicht alle leiden und dass ihre Sterblichkeit zwischen 40 und 50 Jahren geringer ist als die der Männer, dass Frauen insgesamt länger leben. Sie betrachteten die Rolle der Männer kritischer.
Auch wurde unterschiedliches Erleben der Menopause beschrieben. Die Menopause müsse nicht in jedem Falle medizinalisiert werden. Die Ärztinnen sahen die Frauen - das ist das Neue - in ihrer sozialen Rolle, auch in ihrem sozialen Elend. Das Kinderkriegen sei nicht die einzige Beglückung der Frauen auf der Erde, sie sollten sich nun an sich selbst erfreuen. Jetzt hätten sie Zeit zum Lesen, zum Nachdenken und für Gespräche. Sie werden im Alter unabhängiger von Mode, Zerstreuung, Energieverschwendung und Ausschweifung. "Erhebe den Geist, und der Körper wird kräftig bleiben." In diesem Sinne wandten sich die amerikanischen Ärztinnen Longshore-Potts (1895), Mary Melendy (1903), Emma Drake (1902) und Clelia Duel Mosher (um 1900) sowie die Autorin Marion Harland (1882) an ihre weibliche Zuhörerschaft (ebd., S. 30f.).

> Am Ende des 19. Jahrhunderts scheinen zwei Anschauungen der Menopause zu existieren. Männliche Ärzte und ihre Anhänger betonten, dass Menopause eine Krankheit ist, die medizinische Behandlung erfordert; weibliche Ärzte und Feministinnen arbeiteten heraus, dass Menopause nicht synonym für Krankheit steht und dass Frauen nach ihren reproduktiven Jahren produktiv weiterleben könnten (ebd., S. 34).

1.3 Das 20. Jahrhundert

1.3.1 Die Debatte um die Hormone

Der Spanier Gregorio Maranon war möglicherweise der erste, der 1919 auf Spanisch als Ursache für die Menopausen-Symptome eine Fehlfunktion von

Hormondrüsen der Ovarien angab. Mit beeinflusst würden die Symptome durch eine ganze Reihe von Faktoren: die Hormonmenge, die Struktur des Genitalapparats, die Art und Weise der sexuellen Betätigung, soziale Bedingungen, Gewicht, Temperament, Klima, Rasse, Gesundheitsstatus, Geburtenfrequenz, Fehlgeburten.

Beeinflusst durch Freud folgte er der später auch von Helene Deutsch vertretenen These, dass die Sexualität von herausragender Tragweite für den Lebensablauf sei. Der Niedergang der sexuellen Potenz müsse psychische Komplikationen hervorbringen wie Manie, Melancholie, Neurasthenie, Hysterie, Epilepsie und emotionale Instabilität. Letztere zeige sich in Unzufriedenheit und Ungeduld über Kleinigkeiten. Oder, wie es in einer Komödie der damaligen Zeit heißt, in "sozialistischen Tendenzen" (ebd., S. 35T).

Gregorio Maranon hatte aber keinen Einfluss auf die Debatte; als sein Buch auf Englisch erschien, waren Östrogene in den Ovarien entdeckt und sein Buch überholt. Die Entdeckung der Östrogene erfolgte 1923, etwa 15 Jahre später wurden sie erstmals synthetisiert. Die Isolierung anderer Hormone folgte, die Endokrinologie etablierte sich als eigenständige Disziplin. Es dauerte noch 35 Jahre, bis Hormone in Form der Antibabypille und der Hormonersatztherapie in befriedigender Form vorlagen. Davor hatten die Medizin und die Frauen mit unakzeptablen Nebenwirkungen und ungeeigneten Darreichungsformen zu kämpfen (Greer 1991, S. 195). Wilbush betont, dass die Forschung geprägt war von einer starken gesellschaftlichen Nachfrage nach Therapie mit Hormonen. Selbstbewusste, wahlberechtigte und modebewusste Frauen fanden es unangemessen, mit 45 oder 50 Jahren in die "klimakterische Finsternis zu verschwinden" (Wilbush 1988, S. 8). Der New Yorker Arzt Robert A. Wilson war laut Greer der Mann, der die Hormonersatztherapie nach der Menopause durchsetzte. Er experimentierte gut 40 Jahre lang mit Hormonpräparaten, ehe er 1965 das Buch mit dem programmatischen Titel *Feminine Forever* veröffentlichte. Der Tenor dieses Buches ist, dass die Frau erst dann emanzipiert sein wird, wenn die Fesseln des Hormonmangels gelöst sind.

Greer attestiert Wilson "ein fanatisches Streben, die Menopause zu eliminieren" (Greer 1991, S. 200). Wilbush meint jedoch, Wilson sei ein Agent des Zeitgeistes gewesen. Die Nachfrage nach Hormonen war da, Wilson stellte nur die Informationen zur Verfügung und sprach die Frauen direkt an. Wieder andere Autoren stellten die Wissenschaftlichkeit der Arbeiten von Wilson infrage. 25 Jahre später heißt es in einem Vorwort zu *The Menopause* (1988) von John Studd und Malcolm Whitehead: Trotz seiner Übertreibungen sei Wilson geradezu prophetisch und wegweisend gewesen, als er die Lang- zeit-Östrogen-Therapie "bis ins Grab" propagierte.

In den 60er Jahren dominieren noch negative und "weitgehend unsolide" Aussagen über den grauen Schleier, der sich über die Frau im Klimakterium senkt (Utian 1997, S. 75). Die negativen und warnenden Darstellungen hängen offensichtlich mit der Einführung der Hormonersatz-Therapie zusammen. Nach Schilderung der Gefahren der Wechseljahre folgt die dramatisch positive Beschreibung der Umkehr der Symptome durch Hormone. Klimakteriumsbeschwerden werden als "unnötig" für die Frau angesehen. Wer Hormone nimmt, erfreue sich des Lebens und werde nicht dumpf und unattraktiv (ebd., S. 76).

1975 schlug die euphorische "estrogen forever"-Haltung in die Furcht vor Krebs um. Zu diesem Zeitpunkt wurde bekannt, dass die Fälle von Endomet- riumkrebs zwischen 1948/49 und 1969/71 um zehn Prozent angestiegen waren. Vermittelt über die Medien konnten die Frauen nicht mehr sicher sein, dass ihnen die Hormonersatztherapie gut tat. Auch die ärztliche Wissenschaft war verwirrt. Obwohl alle Genitalkrebsarten anstiegen, der Anstieg auch auf besseren Diagnosemöglichkeiten beruhen konnte, die Sterblichkeit an Endometriumkrebs um die Hälfte sank, die Zahl der Östrogenbenutzerinnen wesentlich stärker stieg als das Auftreten von Endometriumkrebs und der Zusammenhang zwischen Östrogen und Endometriumkrebs zumindest für Greer nicht bewiesen ist, brach in den USA die Verschreibung von Östrogenpräparaten um die Hälfte ein: erst ein "therapeutischer Overkill", dann eine ängstliche Überreaktion (Greer 1991, S. 196).

1978 veröffentlichten Campbell und Malcolm Whitehead eine Studie über 167 Frauen, welche die Grundlage dafür lieferte, Östrogene mit Gestagenen/Progestogenen zu kombinieren, um eine Vergrößerung der Gebärmutter und damit das Risiko eines Gebärmutterhalskrebses zu senken. Auch andere Studien belegten, dass sich Hyperplasien unter Gestagen zurückbilden (Studd 1988; Greer 1991, S. 201). Seitdem sollen alle Frauen auch Gestagene zu den Östrogenen nehmen, um Gebärmuttervergrößerungen vorzubeugen.

Im Jahre 2000 wurde die Debatte um die Hormone in Deutschland durch eine Studie des Bremer Instituts für Präventivforschung und Sozialmedizin (BIPS) erneut angestoßen. In dem Ergebnis der Studie wurde nicht nur die Fragwürdigkeit der Hormonsubstitution festgestellt, sondern auf ein erhöhtes Krebs-Risiko hingewiesen (Greiser et al. 2000).

1.3.2 Wechseljahre und Depression

Das 20. Jahrhundert brachte neben der Entdeckung der Hormone eine anhaltende Debatte um die Wechselwirkung zwischen Psyche und Hormonen, insbesondere die zwischen Menopause und Depression. Die psychischen Störungen des Klimakteriums waren Furchtsamkeit, Angst vor ernsten Erkrankungen, Ohnmachtsgefühle, unerklärliche Gemütsschwankungen, Schlafstörungen und körperliche Erschöpfung.

Die Debatte ist eingebettet in Veränderungen in der Psychiatrie. Einer längeren Tradition gemäß wurden die Wechseljahre mit Geisteskrankheit in Verbindung gebracht, insbesondere mit Hysterie und Depression. Hysterien hatten ihre größte Verbreitung vor 100 Jahren. Hysterie und die lange Zeit gebräuchliche Diagnose "Neurasthenie" waren allerdings keine Krankheiten, die allein bei Frauen um die 50 auftraten, obwohl damals die Wechseljahrssymptome eng an die psychiatrische Diagnose Hysterie gekoppelt waren. Besonders die Psychoanalyse tat sich hervor mit der Annahme, dass ein enger Zusammenhang zwischen unbefriedigter Sexualität und der starken Neigung zur Hysterie bei Frauen bestand (vgl. Deutsch 1925; Greer 1991, S. 289ff). Die Unterdrückung der Sexualität im viktorianischen Zeitalter und im Puritanismus ist der Hintergrund, auf dem sich vielfältigste Verhaltensstörungen anbahnten.

Wurden Frauen im Klimakterium von Depressionen befallen, sprach man von "Involutionsmelancholie", der mit Bettruhe, Diät und Vorsorge gegen Selbstmord begegnet wurde. Einen großen Einfluss hatte der deutsche Psychiater Emil Kraepelin (1856-1926), der sich um die Klassifikation der Geisteskrankheiten bemühte und die Menopause mit Geisteskrankheit in Zusammenhang brachte. Die Menopause mache Frauen anfällig für einen ersten Depressionsschub. Die Depression bahne sich an mit Hypochondrie, Pessimismus und Irritierbarkeit und steigere sich zu Agitiertheit, Angst, Wahn, Paranoia, Schlaflosigkeit, Anorexie sowie Gefühlen der Schuld und Wertlosigkeit. Einige Frauen wurden in Nervenheilanstalten eingeliefert, was ihnen beim damaligen Stand der Psychiatrie vermutlich nicht gut tat. Kraepelins Konzept ging von einem Einfluss des Uterus auf das Gehirn aus.

> Heutzutage geht die Tendenz dahin zu meinen, dass der Stress des Klimakteriums nicht zeitweise psychische Krankheiten verursacht, sondern dass latente psychische Krankheiten durch ihn zum Ausbruch gelangen (Greer 1991, S. 286f).

Das gilt insbesondere für die Depression. Einerseits gab es ab Mitte der 1920er Jahre enorme Fortschritte im Wissen über Hormone, aber die alte Idee eines Zusammenhangs von Gebärmutter und Depression bestand noch Jahrzehnte fort. Erst 1979 wurde die Involutionsdepression aus dem Diagnostischen und Statistischen Handbuch für Geisteskrankheiten (DSM) gestrichen, nachdem bewiesen wurde, dass Frauen jeden Alters an Depressionen erkranken können, ohne einen besonderen Inzidenzgipfel im Klimakterium (Formanek 1990, S. 28; Greer 1991, S. 288).

In der Psychoanalyse werden hauptsächlich zwei Positionen vertreten, die durch Helene Deutsch und Karen Horney markiert sind. Deutsch sah 1925 die Depression der Frauen als Reaktion auf die narzisstische Kränkung, nicht mehr jung und begehrt zu sein. Horney wies 1935 darauf hin, dass die Depression dieser Frauen im Zusammenhang mit den engen kulturellen und gesellschaftlichen Grenzen gesehen werden muss und keine allgemein gültige innerpsychische Reaktion darstelle, wie Freud annahm (Wilbush 1988, S. 8f.). Deutsch repräsentierte die innerpsychische Betrachtungsweise, die den Frauen eine "Ich-Schwäche" attestiert, während Horney die betroffenen Frauen in ihr gesellschaftliches Umfeld stellte. Helene Deutsch war noch nicht die letzte Autorin, die die Rolle der Mutter als dominant ansah und damit auch den Verlust der Mutterrolle als ausschlaggebend für das Klimakterium.

Wilbush hingegen stellte 1988 die Frage: "Was ist heute die weibliche Rolle?" Frauen in Europa und Nordamerika hätten einen Grad an Unabhängigkeit und Einfluss erreicht wie selten in der Geschichte. Ein Selbstverständnis als Gebärerin und hingebendes Sexualobjekt sei nur noch sporadisch anzutreffen. Heute scheinen eher Hedonismus und Narzissmus in einer jugendorientierten Gesellschaft die treibenden Kräfte zu sein und das Erleben in der Menopause zu beeinflussen. Form und Richtung der Reaktionen auf das Klimakterium würden vom sozialen und kulturellen Milieu diktiert.

Hundert Jahre zuvor hatte sich Jean Jacques Charcot nie mit den sozialen Problemen seiner Patientinnen befasst; er wie auch Sigmund Freud waren noch nicht in der Lage zu sehen, dass ihre berühmten Hysterikerinnen unter Unrecht, Armut und Enttäuschungen gelitten hatten. Greer interpretiert die durchaus vorhandenen körperlichen Störungen der Frauen und ihre Melancholie als Reaktion auf ungelöste oder unlösbare familiäre und seelische Probleme. Wilbush meint: „Das klimakterische Syndrom ist eine westliche kulturelle Verhaltensstörung bzw. ein kulturgebundenes Syndrom“ (ebd., S. 12).

Jede Schicht und jedes Land habe seine eigenen kulturellen Ausdrucksformen dafür. Das sei wichtig zu wissen, wenn man Immigranten behandelt oder im Ausland arbeitet. Obwohl nach wie vor streng körperorientiert, seien die Ärzte unseres Kulturkreises heute besser informiert über die psychischen und sozialen Seiten der Menopause, ebenso wie die Frauen der aufgeklärten Bevölkerungsschichten, die Ärzte konsultieren, aber dann ihre eigene Entscheidung träfen (ebd., S. 10).

Seit Ende des 20. Jahrhunderts ist in den Industriestaaten der Computer zum selbstverständlichen Arbeitsinstrument geworden. Verbunden damit ist der Zugang zum weltweiten Rechnerverbund des Internets, das die Informationsbeschaffung ebenso erleichtert wie erweitert. Jene Schichten, die mit Büchern aufgewachsen sind, werden auch das Internet bedienen können und damit den Umfang ihrer Informationsquellen abrunden. Das gilt auch für medizinisches und soziales Wissen über das Thema Klimakterium (MacPherson 1997, S. 66ff.).

1.3.3 Der hormonelle Regelkreis

Durch den medizinischen Fortschritt ist heute die Geschlechtsentwicklung der Frau kein Geheimnis mehr. Seit Kenntnis des hormonellen Regelkreises sind die körperlichen Vorgänge während des Klimakteriums weitgehend aufgeklärt (vgl. Neises/Ditz 2000, S. 124f.; Walter 1992, S. 16f.; Ahlheim 1994, S. 256f.).

Mit Beginn der Pubertät und dann im Durchschnitt 38 bis 39 Jahre lang steht das Leben der Frau unter dem Einfluss der Eierstöcke, die die Gebärmutterschleimhaut zyklisch zu monatlichen Regelblutungen bringen. Gegen das 50. Lebensjahr verringert sich die Eierstockfunktion und hört schließlich auf. Ca. 12 bis 13 Jahre lang stellt sich der Hormonhaushalt um. Während dieses Prozesses kann die Periode unregelmäßig kommen, über Monate aussetzen und dann wiederkehren; sie kann sehr stark oder sehr schwach werden. Allmähliche Veränderungen der Blutmenge oder ausbleibende Perioden kündigen oft die Menopause an. Als die "letzte" Regel nimmt man im Allgemeinen jene Blutung an, auf die mindestens ein Jahr lang keine weitere Blutung mehr erfolgt ist. Dies liegt heute ungefähr im Alter von 50 bis 51 Jahren (1900 lag dieser Zeitpunkt noch bei 44 Jahren) (Ahlheim 1994, 8. 256).

Die Eierstöcke werden überwacht von dem sexuellen Zentralsystem. Dieses besteht aus der Hirnanhangsdrüse (Hypophyse) und dem Sexualzentrum des Zwischenhirns (Hypothalamus). Hypothalamus, Hypophyse und Eierstöcke bilden ein hormonelles Regelsystem (Walter 1992, S. 17).

Die Hypophyse erhält aus dem Hypothalamus einen Impuls und setzt daraufhin zwei Hormone frei: das follikelstimulierende Hormon (FSH), das die Follikel- und Eireifung in den Eierstöcken anregt, und das luteinisierende Hormon (LH), das für den Eisprung und die Entwicklung des Gelbkörpers verantwortlich ist. Die Hormone sind Botenstoffe, die über das Blut die Information an die Eierstöcke senden.

Der Eierstock besteht aus ursprünglich 400.000 Eibläschen (Follikel), die eine Eizelle enthalten. Jeweils 12 bis 16 Tage vor der nächsten Menstruation kommt ein Ei zur Reifung, platzt und gibt die befruchtungsfähige Eizelle frei. Das Insgesamt der Follikel produziert das weibliche Geschlechtshormon Östrogen. Das gesprungene Eibläschen verwandelt sich in den Gelbkörper, der in der zweiten Zyklushälfte das Gelbkörperhormon Progesteron produziert.

In der Mitte des Zyklus beim Eisprung (da ist der FSH- und LH-Spiegel am höchsten) erhält die Hypophyse über den Hypothalamus durch die Hormone des Eierstocks die Information, weniger Hormone zu produzieren. Auf diese Weise kommt es zu einem sich kontinuierlich wiederholenden Rhythmus, einem System, das sich selber reguliert und im Gleichgewicht hält.

Im Klimakterium machen die Hypophyse und die Eierstöcke eine allmähliche Veränderung durch. Gegen das 50. Lebensjahr sind von den ursprünglich angelegten 400.000 eitragenden Follikeln der Eierstöcke über 90 Prozent verbraucht, es reifen keine Eier mehr heran, es erfolgt seltener ein Eisprung. Und es werden keine oder weniger Hormone produziert.
Dadurch erhält die Hypophyse von dem sich entwickelnden Ei nicht mehr das Signal, weniger Hormone zu produzieren. Sie schüttet deshalb immer weiter FSH und LH aus. Die höhere Konzentration kann im Blut nachgewiesen werden (Hormonspiegel). Ab einer bestimmten Menge wird medizinisch von der Menopause gesprochen. Durch die Verringerung der Hormonproduktion in den Eierstöcken findet also nicht mehr die hormonelle Gegenkontrolle der Hypophyse statt, sie wird nicht gebremst. Das hormonelle Gleichgewicht wird gestört und muss sich allmählich neu einstellen. Diese Enthemmung der Hypophyse kann auf andere Hormondrüsen ausstrahlen und die Tätigkeit der Nebennieren und der Schilddrüse verändern. Hier wird der Grund vermutet für die klimakterischen Beschwerden der Frau, die teilweise über den ganzen Körper verstreut auftreten können.
Kommt es, wenn auch erst im Laufe der Zeit, zur Anpassung an das nun niedrigere Niveau der Hormonproduktion, hören die Beschwerden auf. Nur wenige Frauen sind beschwerdefrei, viele haben nur leichte, 60 bis 70 Prozent dagegen deutliche Beschwerden (Ahlheim 1994, S. 256). Bei dieser Umstellung kann sich die Frau erheblich beeinträchtigt fühlen.

1.4 Gegenwärtige Diskussionslinien

Erst mit der Entdeckung der Hormone tritt die Menopause aus der Mystik heraus und wird Gegenstand vernünftiger Überlegungen. Davor führten kreative, aber falsche Spekulationen zu abwegigen Schlussfolgerungen und oftmals neuen Problemen, sofern das Thema nicht überhaupt ein Tabu war. Es ist wichtig, in Erinnerung zu behalten, dass 2000 Jahre dominanter "Humoralmedizin" kaum mehr als 100 Jahre der wissenschaftlichen Heilkunde gegenüberstehen. Erst mit den Fortschritten einer rationalen Medizin wurde es möglich, das Rätsel der Menstruation wie das der Menopause zu lösen. Utian meint, selbst bis zum Erscheinen von Wilsons *Feminine Forever* 1965 seien die Veröffentlichungen über die Menopause erstaunlich unangemessen gewesen. Erst ab diesem Zeitpunkt konnte die Menopause auch als ein positives Durchgangsstadium gewertet werden (Utian 1997, 8. 76). Nach wie vor halten sich aber ungenaue und diskussionswürdige Vorstellungen, wie beispielsweise die, dass die Menopause eine Mangelkrankheit ist, dass alle Frauen eine Hormonersatztherapie brauchten, dass die Menopause das Ende der Sexualität bedeutet und dass Menopause mit Depression und emotionaler Instabilität verbunden ist (Formanek 1990, S. 37f.).

1976 fand in Frankreich der erste Internationale Kongress über Menopause statt. Die Themen waren die Definition des klimakterischen Syndroms, die Endokrinologie der Menopause, psychosoziale Aspekte und die Östrogentherapie mit ihren Auswirkungen auf Knochen, Blut und Krebs. 20 Jahre später haben sich sowohl das Themenspektrum als auch die Zahl der Experten noch einmal deutlich erweitert. Zu dem expandierenden Themenprogramm gehören die Befragung jener Frauen, die gut mit der Menopause zurechtkommen, die Reduzierung von Brust- und Genitalkrebs, die psychosozialen Konsequenzen der Langlebigkeit, die Rolle der Medien bei der Informationsverbreitung und der Formung von Auffassungen über die Menopause, die Angebote des Gesundheitssystems für die Bedürfnisse klimakterischer Frauen und die sogenannten alternativen Therapien. War die Menopause über weite Strecken der Geschichte ein Tabu und wurde schlicht ignoriert, besteht heute, so meint Utian, eine Tendenz zu ihrer "Überbelichtung". Indem immer mehr über das Klimakterium in Erfahrung gebracht wird, wird auch deutlich, dass der Übergang Menopause stark unterschiedlich erlebt wird, sowohl innerhalb einer Kultur als auch im Kulturenvergleich (Utian 1997, S. 74f.). Die Debatte für und gegen die Hormonersatztherapie ist noch nicht beendet. Abseits oder parallel zum Medizinbetrieb gibt es eine starke Tendenz zu alternativen oder ergänzenden Behandlungsformen wie Akupunktur oder pflanzlichen Heilmitteln.

Die Tragweite der Menopause hat zugenommen, weil die Lebenserwartung in allen Industriestaaten gestiegen ist. Durch die Fortschritte in Medizin und Hygiene fällt das Klimakterium nicht zusammen mit dem Greisenalter. Die körperliche und psychologische Vorbereitung auf das klimakterische Durchgangsstadium wird in der Zukunft an Bedeutung gewinnen. Die Vorbeugung hat nach Utian zwei Aspekte: einen individuellen und einen gesellschaftlichen. Vorbeugungs- und Schulungsprogramme könnten allgemein auf ein höheres Gesundheitsverhalten hinwirken. Im Speziellen müssen nach Utian die individuellen Risiken für Osteoporose, Krebs oder Herzinfarkt ermittelt werden. Die Programme, Gesprächsrunden und Schulungen sollten zum Ziel haben, Krankheiten zu verhindern und die Lebensqualität für alle brauen ab der Menopause zu erhöhen. Wie Utian betont, gibt es aber keine einheitliche Lösung für alle (ebd., S. 79ff.).

Jüngere brauen äußern heute den Wunsch nach Aufklärung und Informationen. In dem Bericht einer Frau (Krankenschwester, 38 J. alt, verheiratet), die durch ihr Studium mit dem Thema Wechseljahre in Berührung gekommen ist, heißt es:

> FALLVIGNETTE 1: Ich bin noch nicht in den Wechseljahren. Mit dem Thema kam ich erst durch Gespräche mit Studienkolleginnen und über einen Vortrag in Berührung. Dadurch hat sich mein Verständnis für die

Wechseljahre wesentlich geändert. Mir ist deutlicher geworden, dass Frauen ab ca. 40 oder 45 Jahren, die ich als sehr aktiv erlebe, aufpassen müssen, dass sie nicht über sich selber hinweggehen. Durch die Gespräche mit Frauen in der Wechseljahrszeit merke ich, dass mein Blick für sie unter diesen neuen Gesichtspunkten ge- schärft wurde. Deswegen finde ich es außerordentlich wichtig, viele Informationen dazu einzuholen, auch wenn man selbst noch nicht davon betroffen ist. Vorher fand ich das Thema nicht so wichtig. Jetzt meine ich, dass jede Frau sich intensiv damit auseinandersetzen sollte und auch ausreichend informiert werden müsste. Dies vor allem in Bezug auf allgemeine Schonung des Körpers, bewusste Lebensführung und Achtung der körperlichen Grenzen in dieser Zeit (z.B. auch genügend Schlaf, gesunde Ernährung, sportliche Betätigung).

Als Jugendliche habe ich nicht bemerkt, dass meine Mutter in die Wechseljahre kam und wie es ihr in dieser Zeit ging. Meine Mutter hat sich nichts anmerken lassen. Dies war und ist stets ihre Verhaltensweise, d.h. keine Schmerzen zeigen (körperliche und psychische), keine Schwäche wahrnehmen und sich nicht selbst vertreten und ernst nehmen können. Sie hat wohl Medikamente genommen (wahrscheinlich Hormonpräparate), aber eher achtlos, z.B. die Tagesgesamtdosis nur zu einem Zeitpunkt. Später habe ich sie nach Wechseljahrsbeschwerden gefragt, doch sie meinte, sie hätte keine gehabt.

Im Hinblick auf meine eigene kommende Wechseljahrszeit bin ich eher traurig gestimmt. Ich verbinde diese Lebensphase mit einem endgültigen Abschiednehmen der Jugend und des Lebensaufbaus. Ich hoffe, dass ich noch einige Jahre nicht davon betroffen bin. Zurzeit habe ich das Gefühl, dass sich meine Lebensgestaltung und - Strukturierung immer noch im Aufbau befindet, und ich meine persönlichen Ziele bis jetzt nur zum Teil umsetzen konnte.

Ich hoffe, dass ich in den Wechseljahren nicht allzu sehr körperlich leide, bzw. dass meine gesamte körperliche Verfassung nicht so stark entgleist (z.B. Hormonschwankungen, Hitzewallungen, depressive Verstimmungen). Als Trost weiß ich, dass es viel gute Literatur darüber gibt. Auch kann ich andere krauen um Gespräche bitten, die diese Zeit tapfer und bewusst durchleben. Lerner habe ich durch einen Vortrag über Wechseljahre erfahren, dass diese Zeit auch eine Chance sein kann, wieder neu zu sich zu finden und das Leben nochmals in einer anderen Qualität erleben zu können. Dies gibt mir wiederum durchaus auch Hoffnung.

2. Wechseljahre als Spezialthema des Lebenslaufes bzw. der Entwicklung des Menschen

Seit den Anfängen der Tiefenpsychologie haben sich Ärzte und Psychologen immer wieder um die Problematik der biologischen, psychischen, sozialen und geistigen Entwicklung des Menschen bemüht. Ein erster Vertreter der Tiefenpsychologie, der sich diesen Fragestellungen dezidiert zugewandt hat, war Sigmund Freud. Insbesondere seine Ausführungen zur phasenhaften Entwicklung der kindlichen Sexualität und - parallel dazu - der biologischen und psychologischen Fähigkeiten und Eigenschaften des Menschen haben regelrecht Modellcharakter für die Entwicklungspsychologie erhalten.

Viele Entwicklungspsychologen nach Sigmund Freud haben dem Begründer der Psychoanalyse vorgeworfen, dass er in seinem Entwicklungskonzept zwar die frühe Kindheit, die Jugend sowie die frühe Adoleszenz ausreichend berücksichtigt, die weitere Entwicklung des Menschen jedoch nicht vollgültig dargestellt habe. Vor allem die Themen der Lebensmitte und des Alterns spielen in der Entwicklungspsychologie Freuds keine oder nur eine marginale Rolle.

In der "komplexen Psychologie" C. G. Jungs werden einige dieser Auslassungen aus der Entwicklungspsychologie Sigmund Freuds kompensiert. Jung hat sich recht intensiv mit der Frage der Lebensmitte und den damit verbundenen Umstellungen biologischer, sozialer und psychologischer Natur beschäftigt, die normalerweise Menschen zwischen dem 40. und 55. Lebensjahr zu erwarten haben. Der Gründer der Analytischen Psychologie beschrieb eindrücklich den erforderlichen Wechsel von einem extravertierten zu einem introvertierten Lebensstil, der unter anderem als Thematik der Lebensmitte für die meisten Individuen bedeutsam wird. Doch auch C. G. Jung hat die Problematik der Wechseljahre in ihrer Relevanz für die Entwicklungspsychologie nicht voll umfänglich erkannt und dargestellt.

Im Folgenden sollen zunächst einige wesentliche Aspekte des menschlichen Lebens Verlaufs zur Darstellung kommen, die von Charlotte Bühler in den 1930er Jahren herausgearbeitet wurden. Sodann folgen zwei entwicklungspsychologische Konzepte, die in ihrer Anlage und in ihrer Ausführung Erkenntnisse über die Thematik der Wechseljahre zulassen. Es handelt sich dabei um die entwicklungspsychologischen Konzepte von E. H. Erikson und J. Rattner. Sie werden herangezogen, weil sie das menschliche Leben in seiner Gesamtheit untersuchen. Mit ihnen lassen sich wertvolle Erkenntnisse über Probleme, Aufgaben und weitere Entwicklung des Menschen um 50 gewinnen.

2.1 Der menschliche Lebenslauf - Charlotte Bühler

Als eine der ersten hat die deutsch-amerikanische Psychologin Charlotte Bühler (1893-1974) versucht, den menschlichen Lebenslauf in seiner Ganzheit zu erforschen. In ihrem Buch *Der menschliche Lebenslauf als psychologisches Problem* (1933) betont sie, dass Philosophen und Dichter aller Zeiten immer wieder über die Grundtendenzen, den Verlauf und schicksalhaften Aufbau des menschlichen Lebenslaufs nachgedacht haben. Sie haben das Gesetzmäßige dieses Ablaufs zu zeigen versucht und sich bemüht, darin einen Sinn und eine Bestimmung zu erkennen. Die wissenschaftliche Psychologie hingegen habe sich einer solchen komplexen Erforschung des menschlichen Seelenlebens bisher enthalten.

Ihre äußerst lebendige Studie, für die 250 Lebensgeschichten einschließlich Tagebüchern sowie Werken bedeutender Wissenschaftler und Künstler ausgewertet wurden, gibt eine eindrückliche Übersicht über die Struktur und die Möglichkeiten des menschlichen Lebenslaufs. Aus der Fülle der Phänomene will sie "die letzten und wesentlichen" herausarbeiten.

Nach Auffassung von Charlotte Bühler lässt sich das menschliche Leben in fünf Phasen einteilen, die durch drei Problemkreise unterschieden sind:

> Erstens der Lebenslauf als biologischer Ablauf, als Aufbau und Abbau eines Körpers und seiner Funktionen; zweitens der Lebenslauf als individuelles Verhalten und als persönliches Erleben ...; drittens der Lebenslauf in seinen objektiven Ergebnissen, seiner Wirkung auf andere, seiner Produktion, seiner historischen Rolle im weitesten Sinne des Wortes (Bühler 1933, S. 4f.).

Sie spricht in diesem Zusammenhang auch von einem "äußeren" und einem "inneren" Lebensverlauf. Zu dem äußeren zählt sie die Biologie und den biographischen Verlauf, zu dem inneren das subjektive Erleben, das sie "Bestimmung" nennt. Die Bestimmung, sofern ein Mensch sie für sich verspürt und verfolgt, erkennt sie als entscheidenden Faktor des Lebens Verlaufs.

2.1.1 Die biologische Lebenskurve

Den vitalen Auf- und Abstieg des Körpers unterteilt Bühler in drei Perioden. Die erste Periode umfasst progressives und generatives Wachstum, in welcher überwiegend "Neubildungen" des Körpers stattfinden. Die Funktions- und Leistungsfähigkeit des Organismus nimmt ständig zu. Diese Expansionsperiode lässt sie mit etwa dem 25. Lebensjahr enden. Es folgt dann die Periode des stabilen Wachstums bis etwa zum 50. Lebensjahr, in welcher die Regeneration des Körpers den Veränderungen noch die Waage hält. Eine der wichtigsten Funktionen dieser Phase ist die Fortpflanzungsfähigkeit. Die dritte Periode ist die des regressiven Wachstums. Hier halte die Zell-Regeneration nicht mehr mit dem Verlust der Regenerationsfähigkeit anderer Zellverbände Schritt und komme nach und nach zum völligen Stillstand. Erwerb, Besitz und Verlust der Fortpflanzungsfähigkeit bedeuten jeweils "Richtungsänderungen" der Lebenskurve.

> Auf Grund der bisher beigezogenen Tatsachen werden wir also sagen können, dass unter dem Gesichtspunkt von Progression und Regression oder von Expansion und Restriktion des individuellen Lebens eine Lebenskurve angelegt werden kann, die im Wesentlichen aus drei Hauptperioden mit zwei Übergangsperioden besteht. In diesen Übergangsperioden vollziehen sich allmählich Richtungsänderungen und der Generationswechsel. Diese Übergangsperioden würden etwa zwischen 15 und 25 und zwischen 45 und 55 fallen (Bühler 1933, 8. 16).

Während das Klimakterium für die Frau leichter zu bestimmen ist und etwa zwischen dem 45. und 50. Lebensjahr angesetzt wird, ist es schwieriger, dies für den Mann festzulegen, da seine Fortpflanzungsfähigkeit noch über das 60. Lebensjahr hinaus erhalten bleibt.

2.1.2 Der biographische Verlauf

In der "soziologischen Struktur" des Lebens sind Verhalten und äußere Ereignisse dominant. Auch hier lässt sich über das ganze Leben verteilt eine Zu- und Abnahme von Lebensbereichen ("Dimensionen") ausmachen. Bis zu einem gewissen Zeitpunkt erobert sich der Mensch immer neue Lebensbereiche, und zwar in dem Maße, wie er es sich zutraut und Gelegenheit dazu hat. Auf dem Höhepunkt seines Lebens ("Kulminationsperiode") sucht er sie so lange, wie es ihm innerlich und äußerlich möglich ist, festzuhalten. Dies gelingt ab einem gewissen Alter nicht mehr. Entweder gibt der Mensch selbst Lebensgebiete auf, oder er kann V erluste nicht mehr kompensieren, so dass sie als dauernde Einbußen bestehen bleiben.

> In Beruf, Familienleben, Freundeskreis usw. gibt es zunächst Ausbreitung, Zuwachse, Unternehmungslust, Aufstieg; dann eine gewisse Stabilitätsperiode und nach ihr Einschränkung, Verlust, Zurückziehen, Abstieg (Bühler 1933, S. 22).

In einem Vergleich der biographischen mit der biologischen Lebenskurve kommt Bühler zu der Auffassung, dass die soziale gegenüber der biologischen Höhepunktsphase verzögert ("retardiert") ist. Das bedeutet, dass die soziale Struktur in ihren allgemeinen Verlaufsmomenten nur teilweise in Abhängigkeit und Parallelität zur biologischen steht.

Es gibt eine Reihe von Funktionen und Leistungen, die erst zum Tragen kommen, wenn der Mensch biologisch sich schon auf der Abstiegslinie befindet. Es sind psychische Leistungen, die relativ unabhängig von physischer Leistungsfähigkeit sind, und die "sei es Zeit, sei es Übung, Wiederholung, Erfahrung, sei es eine bestimmte Einstellung zu ihrer vollen Entfaltung bedürfen" (Bühler 1933, 8. 38). Mit Abnahme der Vitalität spielen Erfahrung und andere geistige Qualitäten eine zunehmende Rolle. Sie sind demnach von weit größerer Bedeutung als allgemein angenommen.

Eine besondere Variante der Vitalität ist die Liebe und Sexualität: Männer und Frauen sind gleichermaßen davon betroffen. Besonders für die Frau, schreibt Bühler, ist der "Körper" in einem ganz besonderen Maß "Material und Werkzeug ihrer Lebensgestaltung". Das Klimakterium kann für sie eine komplizierte Zeit sein:

Dass das Leben so vieler Frauen mit dem Verlust ihrer körperlichen Qualitäten, ihrer erotischen Anziehung, ebenso wie ihrer Fruchtbarkeit, im Dunkeln erlischt, ist zur Genüge bekannt, und wir sehen echte Tragik hart neben viel Lächerlichkeit der sogenannten gefährlichen Jahre (Bühler 1933, S. 43).

Bühler schildert Beispiele, wie Menschen freiwillig oder unfreiwillig oder aufgrund von Gesundheitseinbußen oder anderer Verluste einen Abbruch der auf das Vitale gegründeten Lebensperiode vollziehen. Als auffallend hebt sie hervor,

> dass irgendwelchen Schicksalsschlägen, Gesundheitseinbußen oder sonstigen Schwierigkeiten in dieser Periode des beginnenden biologischen Abbaues völlig anders begegnet wird wie vorher, dass vielfach dieselben Schwierigkeiten in einer früheren Periode kaum erwähnt und sofort überwunden, die gegen 50 eine radikale Lebensänderung herbeiführen (ebd., S. 50).

Im Vergleich der biologischen und der sozialen Expansion und Restriktion zeigt sich eine ungefähre, aber nicht exakte Parallele. Erfahrung, Wissen, Einsicht, Vernunft und eine Reihe weiterer psychischer Tugenden können die soziale Leistungsfähigkeit gegenüber der rein biologischen deutlich verlängern und diese später sogar teilweise ersetzen (ebd., 8. 52).

> Diese Tatsache, dass im Leben des Menschen Momente in der Entwicklung wirksam sind, die nach irgendeiner Richtung hin unabhängig von biologischen Höchstleistungen noch Aufstiege möglich machen, kann in ihrer prinzipiellen Bedeutung gar nicht überschätzt werden (ebd., S. 21T).

Bühler sieht hierin "ein für die Existenz des Menschen grundlegend bestimmendes Faktum". Der Mensch ist nicht nur Teil einer zufälligen Umwelt, sondern er hat auch eine ihm eigene Art, mit ihr fertig zu werden. Hierbei spielen Fähigkeiten und Können sowie Einstellungen und Meinungen eine Rolle.

Aber nicht allein. Es kommt ein weiterer Faktor hinzu, der der biologischen Abstiegstendenz in der zweiten Lebenshälfte entgegengerichtet ist. Darunter versteht sie die "objektiven Ergebnisse", die ein Mensch im Laufe seines Lebens hervorgebracht hat, die nun auf ihn zurückwirken.

> Der Mensch ist imstande, solche Produkte zu erzeugen, die weiterwachsen, während er schon abstirbt, und deren Wachstum ihm ganz oder teilweise zugutekommt: ein Kapital, ein Unternehmen, ein geistiges Produkt, dessen Ansehen und Erfolge zu seinem Schöpfer zurückkehren (ebd., S. 53).

Das Urbild dieser wie jener Produktion ist natürlich die Zeugung des Nachwuchses.

Das Produkt, das Kind sowohl wie das Werk, werden zur Zeit größter Vitalität geschaffen. Sie werden als Frucht des eigenen Lebens abgespalten und sind einerseits der Teil, in dem das Individuum sich weitergibt und erhält, andererseits der Beitrag, den es zur Erhaltung der Art, somit für die Gemeinschaft liefert (ebd., S. 53f.).

Die Produktion ebenso wie die Erfahrung ist eine Möglichkeit, seinen Abstieg zu verzögern, da im und durch das Produkt die Expansion über die biologische Kulminationsperiode hinaus aufrechterhalten werden kann. Mit der "Produktion" ist für Bühler das Prinzip verknüpft, dass mit ihr die Gemeinschaftsfunktion und -rolle des Individuums beginnt. In demselben Maße, wie das Produkt an Bedeutung gewinnt, gewinnt die Gemeinschaft an Raum gegenüber dem Individuum. Ab einem bestimmten Alter, so meint sie, treten das Phänomen Gemeinschaft und der Dienst des Menschen an der Gemeinschaft so sehr in den Vordergrund, dass die Tätigkeit danach umgestellt und das Produkt auf seine Gemeinschaftsrolle zugeschnitten wird (ebd., 8. 64).

2.1.3 Lebenslauf und Intentionalität

Neben dem "äußeren" sucht Bühler auch den "inneren" Lebenslauf zu erfassen. Nicht die äußere Expansion und Restriktion allein sind aufschlussreich für das, was Menschen erstrebt und erreicht haben, sondern auch ihre "subjektive Einstellung", ihr "subjektives Bild vom eigenen Leben", ihr "Erleben des eigenen Lebens".

Die Intentionalität ist für sie spezifisch menschlich. Jeder Mensch verfolgt eine bestimmte Intention in seinem Leben. Dies nennt sie im Weiteren "Bestimmung". Sie versteht darunter die Tatsache, dass Menschen nicht nur im Bewusstsein mit "etwas" befasst, sondern gegenständlich gerichtet sind, d.h. "für" etwas da sind und da sein wollen. Dieses "Etwas" kann ein Mensch, eine Sache, eine Arbeit, eine Idee sein (ebd., S. 68). Sie sagt:

> Es ist ein Kriterium vollmenschlicher Existenz, sich zu bestimmen, "wofür" man da sein will. Dieses "Etwas" pflegen Menschen den "Sinn" ihres Lebens zu nennen (ebd.).

Der Sinn, den die Menschen ihrem Leben geben, hat einen entscheidenden Einfluss sowohl auf den Verlauf als auch auf das Ende eines Lebens.

Bühler verdeutlicht dies in einem Vergleich der beiden Lebensläufe des Sprachforschers und Bildungspolitikers Wilhelm von Humboldt und Casanovas. Casanova betrachtete sein Leben als bloßen Auf- und Abstieg, Humboldt hingegen als Entwicklung und Reifung. Humboldt spricht vom "Wachsen des Geistes", von der Vollendung und Veredelung des Wesens. Im "geistigen Dasein des Menschen" sieht er einen weiteren Aufbau trotz eines physischen Abbaus. "Das nachdenkende, betrachtende, forschende Leben ist eigentlich das höchste", zitiert Bühler Humboldt (ebd., Anm. S. 79f.).

Dies eröffnet nach Bühler eine "neue Dimension des Lebens". Das Leben ist nicht nur Ablauf einer bestimmten Struktur, sondern "Entwicklung der Persönlichkeit". Leben ist einer bestimmten Lösung zuzuführende Aufgabe:

> Ganz unabhängig davon, dass wir alt und schwach werden und sterben, gibt es also, unter diesem neuen Aspekt gesehen, nun auch im Alter etwas ganz Bestimmtes zu tun und zu leisten, Weiterentwicklung bis zum Ende hin. Wir sind ... zu mehr bestimmt, auf mehr hin angelegt, als dass wir nur da sind und vergehen; dieses Mehr besteht darin, dass wir an uns als geistig personalen Einheiten noch weiter aufbauend tätig sein können trotz physischen Abbaus. Nicht nur können, sondern sollen, denn diese Angelegenheit hat Sollcharakter, macht sich als Soll geltend (ebd., S. 81).

Nach Bühler lebt der Mensch nicht nur aus dem Augenblick und für den Augenblick. Er muss sich mit seinem Leben als Ganzem befassen, und dies nicht nur gelegentlich oder in einzelnen Handlungen. Das Leben ist eine Aufgabe und unter dem Gesichtspunkt der Vollendung sogar ein Sollen.

Humboldt befasste sich mit seinem Dasein als ein zu bearbeitendes und zu gestaltendes Material. In seinen letzten Jahren beschäftigt ihn der Gedanke der "Reife zum Tode": Das gegebene Leben soll genossen und durchlitten werden, und zwar mit völliger Hingabe, ohne Unmut, Murren und Klagen. Humboldt sieht die Kontemplation als das dem Alter Gemäße an. Bei ihm waren die "Wünsche des Herzens" und die "Forderungen der Natur" miteinander in Harmonie.

Bühler weist darauf hin, dass es unterschiedlichste Weisen von Bestimmung oder Vollendung gibt. Auch indirekt, durch Erfüllung einer bestimmten

Aufgabe, kann der Mensch "werden", zum "personalen Aufbau" gelangen. Aus der Fülle des Materials seien zwei weitere Varianten erwähnt. Anhand des Lebenslaufes von Andrew Carnegie, der aus Schottland kommend in Amerika zu Reichtum gelangte und von dem Gedanken der Gerechtigkeit erfasst wurde, schildert sie das Weiterschreiten von persönlichen Bedürfnissen zu überpersönlichen Aufgaben. Nachdem sein erstes Ziel, seine Familie aus der Armut herauszuführen, mehr als erreicht war, setzte er sein Geld zur großzügigen Förderung der öffentlichen Wohlfahrt ein. Bühler spricht von einer von einem Gegenstand bestimmten Aufgabenstellung, die einer Lebensordnung entspricht, die das Individuum eingefangen zu haben glaubt. "Im Sinne dieser Ordnung will es richtig handeln, aufgabengemäß im höchsten Sinne" (ebd., S. 90).

Eine andere Variante zeigt sich im Leben des Leo Tolstoi, dessen erste Hälfte durch "Weiber, Geld und Ruhm", dann wirkliche Liebe, Ehe und Familienglück gekennzeichnet ist. Um die 50 jedoch geriet er in einen "Sturm der Verzweiflung", in eine heftige "klimakterische Gefühlsreaktion", wie Bühler sie nennt. Tolstoi sehnt sich auf der Höhe seines Ruhmes plötzlich nach dem Tode, für Bühler die treffliche Beschreibung einer Tendenz, die dem absteigenden Leben immanent sei. Lange war er im Leben wie berauscht, jetzt war der Rausch vorüber. Er erkennt die Vergänglichkeit seines Tuns, das ihm sinnlos scheint, weil er bald sterben wird (er wird noch 31 Jahre leben) und dann gar nicht mehr weiß, warum er etwas getan hat. Tolstois Gefühle der Sinnlosigkeit standen in keinem Verhältnis zu seinem Erfolg, seinem Ansehen und seiner strotzenden Gesundheit, vermerkt Bühler. Jedenfalls sieht Tolstoi

> sein Leben erstmals als Ganzes und fragt nach seiner Lebensbestimmung, dem "Sinn" seines Lebens als Ganzem. Die Bestimmung tritt also hier in der Gesamtschau über das Leben als Problem auf (ebd., S. 96).

Abgesehen davon, dass Tolstoi das Problem nie wirklich lösen konnte, ist doch festzuhalten, dass er seiner naiven, "animalischen" Expansion ab der Wende von 1879 eine "vernünftige" Lebensbestimmung entgegenzusetzen versuchte. Bühler spricht in diesem Sinne von "Totalisation". Sein Leben totalisieren heißt: nicht nur Einzelaufgaben nachgehen, sondern seinen Imperativ aus einem "höheren" Pflichtenkreis empfangen und sein Leben in den Dienst dieser überpersönlichen Aufgabe stellen. Bei Tolstoi zeigt sich dieser Zug ins Grandios-Menschliche gehoben; er muss sich erst mit dem Leben als solchem, dem Kosmos, mit Gott selbst auseinandersetzen, um in Einklang mit sich zu kommen.

2.1.4 Die fünf Lebensphasen

Den gesamten Lebenslauf unterteilt Bühler in fünf Phasen, die von der Zu- oder Abnahme der in ihnen enthaltenen "Dimensionen" (Lebensbereichen) geprägt sind.

Die erste und die letzte Phase, die Kindheit und das hohe Alter, sind relativ dimensionslos; das Kind strebt erst in das Leben hinein, während der ältere Mensch und erst recht der Hochbetagte sich auf die ihm verbleibenden Möglichkeiten zurückzieht. Auf diese beiden Phasen soll nicht näher eingegangen werden. Es sei nur erwähnt, dass Bühler die erste Phase mit Beginn einer eigenen beruflichen Laufbahn und eigenen Beziehungen außerhalb der Familie und Schule enden lässt.

Die zweite Phase hat "Vorbereitungscharakter" und enthält innerhalb des Ausbaus von Dimensionen noch "provisorische und unspezifische Expansion". Bis zu einem gewissen Zeitpunkt fügt der Mensch immer neue Bereiche hinzu, und zwar in dem Maße, wie sich Gelegenheit ergibt und er sich die Bewältigung noch weiterer Dimensionen und Aufgaben zutraut. In Beruf, Familienleben, Freundeskreis usw. gibt es Ausbreitung, Zuwachs, Unternehmungslust, Aufstieg.

Die dritte Phase ist die Hauptphase. Es ist die "Kulminationsperiode", die den Menschen auf der Höhe seiner Selbständigkeit und Sicherheit zeigt; er sollte definitiv gefunden haben, was er im Leben suchte. Die Dimensionen bleiben relativ stabil, in den ergriffenen Bereichen spezialisiert er sich. Bühler spricht von "Werkreife" und meint damit eine Versachlichung und ein adäquates Vorgehen in den Betätigungen.

> In der Mitte des Lebens etwa wird es "ernst" im Sinne des inneren Entschlusses der bindenden Einstellung auf die Aufgabe (Bühler 1933, S. 146).

In dieser dritten Phase ist ein relatives Gleichgewicht von vitalem und psychisch fundiertem Leben vorherrschend. Es gibt aber Fälle von Frühreife und Spätreife, sei es in der Leistung, oder sei es im Erleben. Zwischen der dritten und vierten Phase ordnet Bühler die Wechseljahre ein.

> Das Ende der III. beziehungsweise der Beginn der IV. Phase liegt, allgemein bei der Frau früher als beim Mann, deutlich in Korrespondenz mit den Daten, die wir für das weibliche und sog. männliche Klimakterium kennen (ebd., S. 263).

In der vierten Phase, also etwa ab dem 45. bis 50. Lebensjahr, kann ein geistiger Aufschwung zu einer Einordnung des Lebens und des Werks in höhere geistige Zusammenhänge erfolgen; das Persönliche tritt hinter die Leistung zurück. Bühler spricht in dieser Phase von "Dominanzwechsel". Es bedeutet hier die Vergeistigung des Vitalen, den Wandel von der rein bedürfnismäßigen Betätigung zur aufgabengemäßen, d.h. aus dem Tun ein "Tun für etwas und zu etwas" werden zu lassen und dem Tun damit Sinn verleihen (ebd., S. 152). Gleichzeitig wird die Beschäftigung mit der eigenen Vergangenheit und Zukunft und dem Lebensende akut. Verluste von Lebensbereichen, Einschränkungen, Rückzug und Abstieg müssen hingenommen werden. Es erfordert Kraft, eine Bestimmung und eine Aufgabe in sich aufrechtzuerhalten.

Ein weiterer Begriff, den Bühler in diesem Zusammenhang erwähnt, ist der des "Perspektivwechsels". Es kann ein Wechsel der Art der Dimensionen, des Erlebens und des Werkschaffens stattfinden. Schon im Übergang von der zweiten zur dritten Phase schreitet der Mensch vom Unspezifischen zum Spezifischen voran, vom "Uneinheitlich-Unbegrenzten" zur Begrenzung und zur Konzentration, von der Expansion zur Restriktion. Auch beim Kind, meint sie, lasse sich verfolgen, wie es vom bloßen Funktionieren zum zufälligen und nach und nach zum planmäßigen Handeln fortschreitet. Eine ähnliche Erfahrung macht der an sich arbeitende Mensch. An die Stelle der funktionalen tritt die aufgabengemäße Lebensauffassung; der Mensch beginnt, sich und sein Leben zu gestalten. Dabei geht er zunächst unspezifisch vor, um erst allmählich sich über das klar zu werden, was er tatsächlich aus sich zu machen imstande ist.

Charlotte Bühler stellt den menschlichen Lebenslauf als kontinuierlichen Wachstums- und Werdens-Prozess dar, der sich mit zunehmendem Alter konkretisiert. Den beiden Übergängen Pubertät und Wechseljahre kommt die Bedeutung eines Richtungs- oder Perspektivwechsels zu, den zu vollziehen dem Menschen aufgegeben ist. Aufgrund ihrer Untersuchungen kommt sie zu dem Schluss, dass das Überschreiten des biologischen Höhepunktes nicht mit einem allgemeinen Niedergang korrelieren muss. Im Gegenteil sieht sie Möglichkeiten einer seelisch-geistigen Entwicklung bis zum Lebensende hin. Diese Thematik hat Erik H. Erikson in seinem Konzept zur menschlichen Entwicklung ausgeführt. Es soll daher im Folgenden zur Darstellung kommen.

2.2 Das Lebensphasenmodell von Erik H. Erikson

Der Psychoanalytiker und Anna-Freud-Schüler Erik H. Erikson behandelt in seinen Büchern *Kindheit und Gesellschaft* (1950) und *Identität und Lebenszyklus* (1959) die Entwicklung der Persönlichkeit. Dabei zeichnet ihn aus, dass er nicht nur die kindliche Entwicklung berücksichtigt, sondern auch die Reifungsschritte des älteren Menschen bis zum Lebensende hin behandelt. Er zeigt zwei Stadien der Reifung auf: die Ich-Identität und die Ich-Integrität.

Die Ich-Identität bezieht sich auf den jungen Menschen. Aus der Fülle seiner Kindheitserfahrungen soll er am Ende der Adoleszenz so gereift hervorgehen, dass er für die Aufgaben des Erwachsenseins gerüstet ist (Aufbau von Beruf und Ehe, Teilnahme am gesellschaftlichen Leben etc.). Die Ich- Integrität bezieht sich auf den älteren Menschen. Sie ist das Ziel menschlicher Entfaltung, ein "Reif- und Ganzwerden der Person". Für die Wechseljahre ist das Konzept von Erikson in der Hinsicht von Bedeutung, als es ein Konzept von "Wachstum und Krisen der gesunden Persönlichkeit" ist. Nicht nur für die Pubertät, auch für die Wechseljahre wird heute in der Fachliteratur eine Identitätskrise diskutiert.

Erikson hat sein Entwicklungskonzept in Anlehnung an Sigmund Freuds Phasenmodell der oralen, analen, phallischen und ödipalen Libido- Entwicklung entwickelt. Mehr als dieser betont er jedoch das Erlernen sozialer Kompetenz und Geschicklichkeit im Zusammenspiel mit der Umwelt. Erikson formuliert insgesamt acht Entwicklungsschritte des Ich, in denen sich bestimmte grundlegende Tugenden in aufeinanderfolgenden Entwicklungsabschnitten entfalten. Dabei bringt jeder neue Schritt gewisse Reifungskrisen mit sich. Diese kommen nach Erikson durch den "radikalen Wechsel in der Perspektive" (Erikson 1979, S. 61) zustande. Jeder Wachstumsschritt bedeutet für den Menschen Wechsel, Veränderung und ein Bewusster-Werden seiner selbst; dies geht mit einer erhöhten Verletzbarkeit einher und macht jeden folgenden Schritt zu einer potentiellen Krise. Menschliches Wachstum vollzieht sich durch die Bewältigung innerer und äußerer Konflikte. In dem Maße, in dem ein Mensch Konflikte aushalten und lösen kann, geht er aus ihnen mit einem "gestärkten Gefühl innerer Einheit" hervor, einem "Zuwachs an Urteilskraft" und der Fähigkeit, seine Sache "gut zu machen" (ebd., S. 56).

In diesem Sinne kann es in den einzelnen Phasen zur Ausbildung bestimmter Tugenden (im Sinne von Tauglichkeit) oder zu Untugenden kommen. Bei günstiger Entwicklung stellt sich ein Gleichgewicht ein, das die Chancen erhöht, dass ein Mensch im späteren Leben Krisen gegenüber gewappnet ist. Es ist aber nur ein relatives Gleichgewicht. Niemals erreicht der Mensch einen Zustand, der ihn unangreifbar für neue Konflikte von innen und Änderungen von außen macht. Die in den einzelnen Phasen erworbenen Tugenden sind kein Zustand, sie sind nicht ein für alle Mal erworben.

2.2.1 Die acht Entwicklungsstufen

Die ersten fünf Stadien beziehen sich auf Kindheit und Jugendalter. Vor ihrem Hintergrund erhellen sich die letzten drei Stadien des Erwachsenenlebens.

1. Als "Eckstein der gesunden Persönlichkeit" bezeichnet Erikson die erste soziale Leistung, die für das Kind darin besteht, Vertrauen zu sich und seiner Umgebung zu gewinnen (Erikson 1979, S. 63). Hier kommt es vor allem auf die liebevolle Ernährung und Pflege durch die Mutter an. An ihr soll das Kind die Erfahrung der Zuverlässigkeit machen. Dies ist die Grundlage seines späteren Identitätsgefühls, der unbewussten und bewussten Auffassung, dass es selbst und die Welt "in Ordnung" ist und dass den Anforderungen der Umwelt irgendwie entsprochen werden kann. Sowohl Erfüllung als auch Versagung von kindlichen Bedürfnissen können zu diesem *Ur-Vertrauen* beitragen, sofern es sich nicht um launische und willkürliche Reaktionsweisen handelt; die Hauptsache für das Kind scheint zu sein, dass es seine soziale Umgebung als sinnorientiert und sinnverwirklichend erlebt. Kann das Kind nicht diese grundsätzliche Erfahrung des "Sich-Verlassen-Dürfens" machen, entwickelt es ein Gefühl des Misstrauens, das sich auf das gesamte Lebensgefühl auswirkt. Es kommt zu einem *Ur-Misstrauen,* das die folgenden Reifungsschritte behindert oder gar verunmöglicht (ebd., 8. 62f.).

2. Geht es im ersten Stadium der Entwicklung um Einverleibung von Nahrung und Liebe, so hat die zweite Phase das Thema des Festhaltens und Loslassens (ebd., S. 76, 80). Hier wird, auf primitiver Stufe, *Autonomie* eingeübt. Das Kind versucht, sich muskulär seiner Umgebung zu bemächtigen (Sitzen, Stehen, Gehen, Greifen). Wird ihm dabei Freiraum gewährt, so kann es seine Kräfte in Funktion treten lassen. Erlebt es zu viel Zwang und Einschränkung auf dieser Stufe, kann es zu einer grundlegenden Schädigung seiner Ich- Autonomie kommen. Es entwickelt dann *Scham und Zweifel,* d.h. eine Art von Verfangen-Sein in seine eigene Innerlichkeit, die es hindert, sich kraftvoll nach außen zu betätigen (ebd., S. 79). Autonomie basiert auf Urvertrauen; ist dieses schon geschädigt, kann auch die Autonomie nur teilweise gelingen. In der Folge kommt es zu einer Pseudo-Autonomie, die sich in Form von Trotz, Hass und sinnloser Auflehnung äußert (ebd., S. 78). Kinder, die nicht gelernt haben, autonom zu sein, glauben nicht daran, sich in Verständigung mit anderen durchsetzen zu können.

3. Hat man Vertrauen und Autonomie, so kann man auch *Initiative* entfalten. Die dritte Phase auf dem Weg der individuellen Reifung hat das Thema des "Machens". Das Kind hat gelernt, sich freier und kraftvoller zu bewegen und es hat sein Sprachvermögen vervollkommnet. Es expandiert in die Welt (ebd., S. 87). Gelingt es dem Kind, ein Gefühl von Kraft und Können zu entwickeln, so ist es gegen Schuldgefühle gefeit. Es lässt sich durch Misserfolge nicht entmutigen und fasst immer neue ihm erstrebenswerte Ziele ins Auge. Im Alter von drei bis fünf Jahren sind Kinder normalerweise sehr handlungsfreudig und überaus wissbegierig, sie wollen alles und jedes erfragen, um

besser damit umgehen zu können. Wird das Kind durch falsche Erziehung in seinem Aktivitätsdrang gebremst, so wird es intellektuell und moralisch handlungsunfähig werden. Die Grundeigenschaften der Initiative, d.h. Spontaneität, Ausdauer und Konsequenz konnten nicht Fuß fassen. Stattdessen verstrickt sich das Kind in *Schuldgefühle* (ebd., S. 93). Übermäßiges Grübeln und Selbstvorwürfe stehen dann anstelle von Taten der Liebe und sozialer Nützlichkeit.

4. Der nächste Entwicklungsschritt steht im Zusammenhang mit dem Schulleben (ebd., S. 99). Das Kind verlässt den engen Kreis der Familie und muss sich in den größeren Kreis der Gleichaltrigen einfügen lernen, d.h. seine sozialen und schulischen Fähigkeiten entwickeln. In diesem Zeitabschnitt geht es um das Erbringen von Leistungen, die Freude an der Vollendung eines Werkes durch Fleiß, Aufmerksamkeit und Ausdauer *(Werksinn).* Diesen Anforderungen ist das Kind nur gewachsen, wenn es in den vorangegangenen Phasen die entscheidenden Entwicklungsschritte vollziehen konnte. Ist es nicht gut vorbereitet, so werden sich notwendigerweise Gefühle der Unzulänglichkeit und *Minderwertigkeit* einstellen (ebd., 8. 103). Wenn es sich mit anderen vergleicht und dabei schlecht abschneidet, ist es verständlich, dass es in seiner Not aus der größeren Sozialwelt heraus in die Familienwelt zurückstrebt. Diese Phase, von Freud als "Latenzzeit" bezeichnet, stellt für Erikson lediglich die "Ruhe vor dem Sturm" der Pubertät dar. Leistung ist eine der stärksten Stützen der Selbstachtung; gelingt dem Kind dies nicht, kommt es zu einem partiellen "Identitätsverlust".

5. Mit Eintritt der sexuellen Reife in der Pubertät ist die eigentliche Kindheit zu Ende, die Jugendzeit beginnt. In dieser Zeit soll die *Ich-Identität* zum Tragen kommen. Ist der Jugendliche bereit und auch willig, sich in die Gesellschaft einzufügen, gelangt er zu einem einigermaßen klaren Bewusstsein seiner selbst: Er weiß, wer er ist und was er will (ebd., S. 107). Weniger deutlich wird ihm seine Rolle sein, die er in der Gemeinschaft übernehmen kann und soll, wenn er die vorangegangenen Schritte nicht gut absolvieren konnte. Es kommt dann zu einer Rollenkonfusion. Er strukturiert in seinem Innern ein eher diffuses Bild seiner selbst, der Welt und der Mitmenschen (*Identitätsdiffusion*) (ebd., S. 109). Er ist bereit, sich durch die Gruppe definieren zu lassen, zu der er zufälligerweise gehört. Dies können Cliquen und Gruppen sein, aber auch Großgruppen wie Nation, Armee, Kirche oder Sekte, Rasse, Klasse etc. Wenn die eigene Identität nur schwach ausgebildet ist, ist der Jugendliche anfällig für Verführungen aller Art. Er neigt dann dazu, Idole und Ideale als Garanten seiner Identität festzuhalten.

6. Auf der nächsten Stufe geht es für den jungen Erwachsenen darum, mit

einem Du wahrhaft intim zu werden, echte Bindungen und Partnerschaften einzugehen (*Intimität*) (ebd., S. 114). Eine gewisse Identität ist hierzu unabdingbare Voraussetzung. Das, was Freud in den Begriff der "Genitalität" fasste, wird bei Erikson zu einer umfassenden Liebesfähigkeit. Diese bezieht sich nicht nur auf Sexualität. In der Liebe kommt es auch darauf an, einander vertrauen zu können, auch muss man fähig dazu sein, Arbeit, Sexualität und Muße mit den Wünschen und Forderungen eines Du in Einklang zu bringen. Verlief die kindliche Entwicklung ungünstig, fühlt sich der junge Mensch diesen Anforderungen nicht gewachsen und zieht ein Leben in emotionaler *Distanzierung* vor (ebd., S. 115).

7. *Generativität* zu verwirklichen, bedeutet Fruchtbarkeit, Kraft, Produktivität. Dies ist bei Erikson die vorletzte Stufe auf dem Wege zur Reife. In erster Linie verstand er darunter "das Interesse an der Erzeugung und Erziehung der nächsten Generation" (ebd., S. 117). Die zeugende Fähigkeit des Menschen beschränkte er aber nicht auf das Kinderzeugen allein, sondern auf schöpferische Leistungen, die im Zusammenleben verwirklicht werden können, aber auch im Schaffen von Kulturwerten. Etwas konkreter ließe sich sagen, dass ein Mensch in der Lebensmitte die Abwehrhaltungen gegen Nähe, Sexualität, Kooperation und Tüchtigkeit langsam aufgegeben haben sollte. Da die Kindheit lange zurückliegt, ist der alte Kampf gegen die Eltern und deren Erziehung, der oft in den Ehen fortgesetzt wird, sinnlos geworden. Ein erwachsener Mensch sollte sich nicht mehr gegen das Leben sperren und die Lebensaufgaben annehmen. Für ihn sollte das Wachsen und Reifen zum wertvollsten Inhalt des Lebens werden. Wird diese Entwicklungsstufe nicht bewältigt, breitet sich ein quälendes Bedürfnis nach Pseudo-Intimität und Pseudo- Aktivität aus. Übermächtige Gefühle von Stillstand und Entkräftung machen sich breit (*Stagnierung*) (ebd., S. 118). Viele Menschen werden nachsichtig gegen sich, als ob sie ihr eigenes Kind wären, ihr Leiden wird dann zum Hauptlebensinhalt.

Generativität zu verwirklichen anstatt in Selbstzweifel zu erstarren, kann zwei Bedeutungen haben: entweder weitet sich der Horizont des Erwachsenen über die Familie hinaus aus; er befasst sich mit Fragen, die nützlich sind für seine Weiterbildung und für die Kultur. Oder er gerät in einen Status der Selbst-Absorption, d.h. dass er über eine gewisse Selbstbezogenheit und Bequemlichkeit nicht hinauswächst.

8. Das letzte Ziel der Entwicklung, alle vorangehenden Ziele zusammenfassend, bezeichnet Erikson als *Ich-Integrität* (ebd., S. 118f). Hier ist die Persönlichkeit zum Ganzen geworden, was nicht mit Bildungsniveau verwechselt werden darf. Vielmehr gilt es, die Verantwortung für sein Leben zu über-

nehmen. Die Aneignung der eigenen Lebensgeschichte, die richtige Rückschau und Bewertung des Lebens sind von entscheidender Bedeutung. Wer zurückschaut und meint, sein Leben sei eine Folge verpasster Chancen gewesen und die Zeit nun zu kurz, ein neues Leben zu beginnen, d.h. neue Wege der Integrität zu beschreiten, ist von *Verzweiflung* und *Resignation* bedroht (ebd., 8. 119). Dies kann sich in Lebensüberdruss, Ekel und chronischer Abwertung von Menschen und gesellschaftlichen Institutionen zeigen. Der integre Mensch wird seinen Platz in der Kultur suchen und finden. Er reiht sich ein in die Kette der Geschlechter als Gebender und Empfangender. Er lebt im Blick auf die Menschheit: er ist ein Mitmensch im eigentlichen Sinne des Wortes geworden.

Die Entwicklung der Persönlichkeit, so kann Erikson überzeugend darstellen, hört nicht mit dem Erwachsenwerden auf. Jeder neue Lebensabschnitt stellt neue Anforderungen an den Menschen, die er wieder - aber anders als die vorausgegangenen - bewältigen muss. Generativität und Ich-Integrität zu verwirklichen ist Aufgabe der Wechseljahre. Je nach Verlauf des individuellen Lebens wird die Verunsicherung des Selbstwert- und Identitätsgefühls mehr oder minder dramatisch erlebt. Größere Übergänge wie Pubertät und Wechseljahre bedeuten sowohl eine Krise als auch - wie Erikson betont - die Chance eines "größeren Erwachens". Hat man die Aufgaben der ersten Lebenshälfte einigermaßen bewältigt, bedeutet der Übergang von einem jungen Erwachsenen zu einem reifen Erwachsenen einen höheren Grad an Bewusstheit. Es wird ein noch tieferes Verständnis seiner selbst und der menschlichen Gesellschaft möglich.

2.3 Das Lebensphasenmodell von Josef Rattner

Ein weiteres Modell der menschlichen Person- und Selbstwerdung hat der Individualpsychologe Josef Rattner in dem Aufsatz *Der menschliche Lebenslauf* (1993) entwickelt. Diesem Ansatz liegen die Konzepte von Charlotte Bühler und Erik H. Erikson sowie Aspekte der Psychosomatik zugrunde.

2.3.1 Die Lebensstufen

Die Entwicklung der Persönlichkeit ist nach Rattner das Erlernen von Fähigkeiten und Fertigkeiten, die der Mensch für die Bewältigung der Lebensaufgaben benötigt. Er formuliert bestimmte Entwicklungsschritte, die - wie bei Erikson - mehr oder weniger gut gelingen, ebenso aber verfehlt werden können. Dabei folgen die aufgezeigten Lebensstufen nicht eigentlich aufeinander, sondern überlappen einander. Im Grunde aber sind alle Themen allezeit im Leben eines Menschen aktuell. Dennoch folgt der innere Aufbau der Person einer bestimmten Reihenfolge. Das Ziel der Entwicklung, das Reif- und Ganzwerden, ist nach Rattner niemals abgeschlossen, immer kann der Mensch sich wandeln und entfalten und neue Lebensbereiche erschließen. Allerdings macht er deutlich, dass die Person bzw. die Personalität kein Faktum am Menschen ist, sondern ein Fakultativum, d.h. der Mensch kann Person werden, muss es aber nicht.

Die Entwicklungsreihe, wie Rattner sie formuliert, ordnet jeder positiven Entwicklungsstufe auch ihr negatives Gegenstück zu. Obgleich alle Themen immer aktuell sind im Leben eines Menschen, beinhaltet die Reihenfolge doch einen inneren kontinuierlichen Aufbau (Rattner 1993, S. 3):

a. Adaptation vs. Autismus;
b. Integration vs. Trotz und Eigensinn;
c. Inkarnation vs. Scham, Ekel und Angst;
d. Totalisation vs. Zersplitterung, inneres Chaos;
e. Perfektion vs. Stagnation;
f. Personalisation vs. Selbstentfremdung, Nivellierung, Vermassung;
g. Introversion vs. "Außenlenkung" (Riesman), Verflachung;
h. Objektivation vs. Ichhaftigkeit, Denkunfähigkeit.

Diese Begriffe sollen im Folgenden erläutert werden.

a. Unter *Adaptation* versteht Rattner, dass sich durch das ganze Leben hindurch für den Menschen die Aufgabe zieht, sich an die Menschen und die Umwelt anzupassen. Vor dieser Aufgabe steht schon der Säugling, aber auch der alte Mensch unterliegt ihr noch. Anpassung ist in seinem Sinne kein passives, sondern im Gegenteil ein in hohem Grade aktives Geschehen. Es erfordert die Einsicht in die gegebenen Verhältnisse und die richtige Antwort darauf. Von Augenblick zu Augenblick ist der Mensch gefordert, am besten "gute Antworten" auf die Herausforderungen durch die Umwelt und Natur zu geben. Erwin Wexberg hat in dem Aufsatz *Erziehung der Erzieher* (1924) die Aufgabe der Anpassung in einem Vergleich der Situation eines Kindes mit der eines Fremden in einer Stadt veranschaulicht.

Er würde sich anfangs nicht sehr wohl fühlen; umso mehr wird er bestrebt sein, so rasch und so vollkommen als möglich die in seiner neuen Umgebung üblichen Lebensformen zu erlernen. Ob und wie ihm dies schnell gelingt, hängt freilich nicht von ihm allein ab. Eine fremdenfeindliche Bevölkerung, die ihm nicht hilft, die ihn wegen seiner von der Majorität abweichenden Lebensweise verspottet und ihn für die Übertretung von Gesetzen bestraft, die er noch nicht kennt, verschärft seine Isolierung und erschwert ihm die Anpassung, zu der er von Anfang an bereit ist. Die Feindseligkeit der anderen wird leicht auch bei ihm neben dem Gefühl der Verlassenheit auch das des Hasses erzeugen, das durch die immer wieder empfundene Hilflosigkeit nur verstärkt wird (Wexberg 1924, 8. 41f.).

b. Das aktive Moment in der Lebensgestaltung zeigt sich noch deutlicher bei der Thematik *Integration.* Zeit seines Lebens muss der Mensch sich in soziale Verhältnisse und Bedingungen integrieren, d.h. einordnen. Das seelisch gesunde Kind fügt sich ein in die Familie, in den Kindergarten, in die Schule, in den Beruf, in Partnerschaften, in Freundschaften usw. Gelingt dies nicht, führt der Mangel an Integration zu Isolierung und Einsamkeit. "Erkenntnis und Gefühl sind gefordert, um Integrationsleistungen zu vollbringen" (Rattner 1993, S. 3). Es kommt in der Erziehung darauf an, das Kind als guten "Mitspieler" zu gewinnen, soll es Lebenskompetenz erwerben.

c. Unter *Inkarnation* wird verstanden, dass schon das Kind vor der Aufgabe steht, "im Leibe zu wohnen" (ebd. S. 4). Wächst ein Kind aber in Angst und Zwang auf, dann hat es Mühe, sich im Leibe wohnlich einzurichten. Es verzichtet auf Leibbehagen, um sich und sein Selbst in die höheren Sphären von Seele und Geist zurückzuziehen. Das ist sozusagen die Fluchtmöglichkeit für diejenigen, die am Leben leiden und verzweifeln. Sie hypostasieren den Ich- faktor, da ihnen Leib und Welt nicht ganz geheuer sind. Das führt zu asketischen Lebensweisen, aber auch zur Distanz gegenüber Menschen und Dingen.

Mangelhafte Inkarnation schädigt nicht nur das Sexuelle, sondern auch das Leibempfinden überhaupt. Man lebt in einer permanenten Dysphorie. Daraus erwachsen weitere Ängste und Zwanghaftigkeiten. Der Zirkel von anerzogener Verstimmung und Leibfremdheit steigert sich im Laufe des Lebens. Scham, Angst und Ekel nehmen überhand und verhindern die Menschwerdung des Menschen (ebd.).

d. Als eine Ausweitung und Radikalisierung der Inkarnation ist die *Totalisation* zu verstehen. Der Mensch soll nicht nur die leibhafte Seite seines Daseins akzeptieren und integrieren; er soll aus allen Elementen seines Wesens (Leib, Seele und Person) eine "Ganzheit" schaffen (ebd.). Das ist ein Vereinheitlichungsprozess, ohne den ein erfolgreicher Lebenslauf nur schwer denkbar ist.

Je kraftvoller und unbeschädigter das Ich ist, umso mehr totalisiert es ständig alles, was in ihm und um es herum geschieht und vorfindbar ist. Der Mensch ist auf Ganzheit hin angelegt. Zerflattert er in divergierende Strebungen und Tendenzen, dann kann nichts Rechtes aus ihm werden. "Dissoziation der Persönlichkeit" heißt ja auch Neurose oder Psychose (ebd.). Gelingt es einem nicht, die Aufgabe der Totalisation zu bewerkstelligen, kann man nicht arbeiten, lieben und sich entwickeln.

e. Die Bewältigung der vorangehenden Stadien der Entwicklung ermöglicht es dem Menschen, die weitere Aufgabe der *Perfektion* in Angriff zu nehmen (ebd.). Der Mensch hat, wie Immanuel Kant sagte, die Pflicht, sich zu vervollkommnen und seinen Wert zu steigern. Tut er das nicht, dann verfehlt er den Sinn seines Daseins. Er wird schuldig gegenüber sich selbst und den Mitmenschen.

Nach Alfred Adler ist der Perfektionsdrang eine der stärksten Motivationen im Menschen. Man sieht ihn schon deutlich am Kleinkind, wenn es nicht bereits seelisch deformiert und physisch krank ist. In allem, was es tut, will das Kind immer besser und tüchtiger werden. Dieses Motiv treibt später den Heranwachsenden und den Erwachsenen an. Noch der gesunde alte Mensch will vollkommener und wertvoller werden. In der Psychopathologie gibt es auch Zerrformen des menschlichen Perfektionismus (ebd., 8. 5).

f. Hat man den Mut zum Leben, zum Mitleben und zum Selbstsein, dann wird man unwillkürlich danach streben, Person zu werden *(Personalisation)* (ebd.). Personalität ist ein Fakultativum. Der Mensch kann Person werden, aber nicht ohne sein eigenes Zutun. Die Persönlichkeit wächst in Akten der Liebe, der Hingabe, der Erkenntnis, des Gefühls, des Eros und der Vernunft. Sie ist ein Produkt der Selbsterziehung und Selbststilisierung. Nur durch lebenslängliches Tätigsein für die und mit der Gemeinschaft entfaltet sich Per- son. Die Trägheit, die Dumpfheit, die Unvernunft, das Vorurteil usw. sind allesamt "Fehlschläge in der Personalisation" (ebd.).

g. Der Gedanke der *Introversion* geht auf C. G. Jung zurück. Nach Jung ist es Aufgabe der zweiten Lebenshälfte (etwa um das 40. Lebensjahr), von der Extraversion zur Introversion überzuleiten. In der Jugend müsse man sich einen Platz im Leben erobern; dazu gehören Berufs- und Partnerwahl, Kampf um eine gesellschaftliche Position usw. Hat man das erreicht, spürt man laut Jung in der Lebensmitte ein Ungenügen; die Wendung nach außen hat sich erschöpft. Jetzt sollte der "Weg nach innen" betreten werden. Das bedeutet, man soll anfangen, sich mit sich selbst zu beschäftigen, nach dem Sinn des Lebens zu fragen, die eigene Stellung in der Natur und Menschenwelt genauer zu erfassen (ebd.).

h. *Objektivation:* Zuletzt kann und soll der Mensch sich selbst objektivieren, d.h. sich realistisch sehen und schätzen lernen. Das schließt meistens auch die sachliche Beurteilung der Mitmenschen und der Welt ein. Diese darf nicht hart und gnadenlos ausfallen, sonst ist sie in irgendeiner Weise falsch. Aber Illusionen und Verblendungen müssen dahinschmelzen, will man "alt und weise" werden (ebd.). Man sieht sich nunmehr in die Geschichte eingeordnet, und zwar nicht nur die Geschichte der Menschen, sondern auch der Natur. Nach Rattner muss man schon in jungen Jahren auf diese Objektivation hinarbeiten, wenn man sie im Alter wirklich erreichen will. Es handelt sich um die höchste Stufe des Menschseins überhaupt (ebd., S. 6).

Durch die Entwicklungskonzepte von Erikson und Rattner wird die Komplexität des inneren personalen Aufbaus des Menschen verdeutlicht. Unwillkürlich gewinnt der Satz von Antoine de Saint-Exupery an Bedeutung, der sagt: "Man muss viel lernen, um ein Mensch zu sein".

2.3.2 Bios, Psyche und Menschen

Der Lebenslauf, so hat es Charlotte Bühler gesehen, ist das Schicksal eines Menschen, der zu einer bestimmten Zeit der Weltgeschichte unter bestimmten geographischen, lokalen und nationalen Verhältnissen und dem größeren Zusammenhang der Menschen und des Universums lebt. Er ist auch die Lebensgeschichte einer Menschen, die durch Ereignisse, Erlebnisse, Produktionen geprägt ist, sowie durch eigene Gegebenheiten und bestimmte psychische und soziale Umwelteinflüsse. Ferner ist der Lebenslauf ein sich in verschiedenen Schich- ten und Tiefenlagen abspielender Funktions-, Reifungs-, Lern- und Motivationsprozess eines psychophysischen Systems. Nicht zuletzt ist der Lebenslauf der Aufbau und Abbau eines Organismus.

In diesem Sinne spricht Menschen von gleichsam drei Lebensläufen, die miteinander verschmelzen und in andauernder Wechselwirkung zueinanderstehen. Es heißt bei ihm:

> Es gibt eine *biologische Biographie,* mit dem Altersprozess von der Geburt an, mit Krankheiten aller Art, Strapazen und Beeinträchtigungen. Sodann ein *Interaktionsschicksal,* d.h. das Zusammenwirken des Menschen mit seiner Umgebung, sein Gefühlsschicksal, Wachstum und Involution des Seelischen. Des Weiteren aber auch die *Geschichte der Menschen,* d.h. der Selbstaktualisation, den Aufbau einer Weltanschauung und Gesinnung, die Selbstauszeugung der Persönlichkeit durch Teilhabe an der Menschen des objektiven Geistes und der Werte (Menschen 1993, S. 6).

Diese drei Lebensläufe lassen sich auch als Leib-Seele-Geist-Einheit des Menschen bezeichnen. Eine Bezeichnung, die in der psychosomatischen Medizin, wie sie sich seit Beginn der Psychoanalyse um 1900 entwickelt hat, verwendet wird. Darunter werden nicht drei voneinander unabhängige Einheiten der Persönlichkeit verstanden, sondern Leib, Seele und Geist sind unterschiedliche Perspektiven eines im Grunde einheitlichen Lebensvollzugs. Das heißt, dass der Menschen nicht als ein „isolierter Organismus“ gesehen wird, sondern in seiner sozialen, kulturellen und geistigen Verbundenheit mit der Menschen. Sexualität respektive Eros hat an allen drei Schichten teil.

Zwar ist die Wechselwirkung zwischen Bios, Psyche und Menschen während des ganzen Lebenslaufs wirksam, in der Zeit der Wechseljahre ist der Menschen aber durch innere und äußere Veränderungen einer erhöhten Belastung ausgesetzt. In der Sprache der Individualpsychologie ausgedrückt sind die Wechseljahre eine Schwellensituation. In diesen Situationen zeigt sich der Menschen eines Menschen, seine Gangart, seine Stellungnahme zu den Aufgaben des Menschen. Und es zeigt sich, inwieweit er durch Menschen auf die Anforderungen vorbereitet wurde. So gesehen sind Schwellensituationen

> Testsituationen, in denen sich die Flexibilität und Wandlungsfähigkeit eines Menschen dokumentiert. Aber auch das Fehlen dieser Grundeigenschaften wird meistens drastisch bemerkbar (ebd., S. 7).

Die Wechseljahre fallen in den Übergang zwischen der ersten und der zweiten Lebenshälfte, die durch das beginnende Alter ihren eigenen Schwierigkeitsgrad aufweist. Das Thema der Lebenswende wurde von Arthur Schopenhauer, C. G. Jung und der Amerikanerin Gail Sheehy aufgegriffen.

2.4 Das Problem der Lebenswende

Das Thema der "Lebenswende" ist in der Philosophie und der Tiefenpsychologie eigens behandelt worden.

Nach Schopenhauer ist die Lebenswende vor allem eine Zeit der Ernüchterung. Illusionen, die man als junger Mensch hatte, lösen sich auf, gleichzeitig aber erkennt man sich und die Welt besser. Dies ist ernüchternd und lehrreich zugleich. In diesem Sinne kann man die zweite Lebenshälfte als die "Epoche des Realismus" bezeichnen. Schopenhauer verdeutlicht seinen Gedanken durch ein Bild. Man kann, so sagt er in den *Aphorismen zur Lebensweisheit* (1851),

> das Leben mit einem gestickten Stoffe vergleichen, von welchem jeder, in der ersten Hälfte seiner Zeit, die rechte, in der zweiten aber die Kehrseite zu sehn bekäme: letztere ist nicht so schön, aber lehrreicher; weil sie den Zusammenhang der Fäden erkennen lässt (Schopenhauer 1978, S. 214).

In einer anderen Variante spricht er davon, dass die ersten vierzig Jahre des Lebens den Text liefern, die folgenden dreißig den Kommentar dazu. Erst der Kommentar lehrt uns, den wahren Sinn und Gehalt des Textes zu verstehen. Auch meint Schopenhauer, dass die Lebenswanderung nach der Lebenswende einen anderen Charakter annimmt. Nicht nur, dass der älter werdende

Mensch die Einsamkeit der Geselligkeit vorzuziehen beginnt; es ist auch seine Grundstimmung von einer gewissen Melancholie durchwoben. Dies verwundert seiner Meinung nach nicht, denn:

> Die Heiterkeit und der Lebensmut unserer Jugend beruht zum Teil darauf, dass wir, bergauf gehend, den Tod nicht sehn; weil er am Fuß der andern Seite des Berges liegt. Haben wir aber den Gipfel überschritten, dann werden wir den Tod, welchen wir bis dahin nur vom Hörensagen kannten, wirklich ansichtig, wodurch, da zu derselben Zeit die Lebenskraft zu ebben beginnt, auch der Lebensmut sinkt; so dass jetzt ein trüber Ernst den jugendlichen Übermut verdrängt und auch dem Gesichte sich aufdrückt. So lange wir jung sind, man mag uns sagen, was man will, halten wir das Leben für endlos und gehen danach mit der Zeit um. Je älter wir werden, desto mehr ökonomisieren wir unsere Zeit (ebd., S. 215).

Hat der junge Mensch noch eine scheinbar sehr lange Zukunft vor sich, weiß der Mensch nach der Lebenswende, dass sein Leben durch den Tod begrenzt ist. Er spürt die Vergänglichkeit und muss sich mit ihr auseinandersetzen. Dadurch kommen ein gewisser Ernst und eine Dringlichkeit in seine Unternehmungen und Pläne. Er wird bemüht sein, sein Leben "wesentlich" zu gestalten und seine Zeit nicht mit Sinnlosem zu vertun. Dies gelingt umso eher, wenn er die früheren Jahrzehnte sinnvoll genutzt hat.

Auch C. G. Jung griff das Thema *Lebenswende* (1930) auf. Wie Schopenhauer teilte er das menschliche Leben in zwei Hälften ein. Die erste Phase dauert bei ihm bis ca. 35 oder 40 Jahre und ist vor allem durch den Aufbau des sozialen Lebens gekennzeichnet. Dann aber muss seiner Meinung nach ein Umschwung erfolgen. Die Lebensmitte erfordert eine Umorientierung, will man nicht am Sinn seines Daseins vorbeileben. Weil sich viele Menschen diesem Problem verweigern, brechen oft in diesem Lebensstadium Neurosen aus. Zu einem Zeitpunkt, wo es ganz auf Reifung und Wandlung ankommt, erstarren sie in ihrem Status quo. In der Lebensmitte, so meint Jung, kommt es nochmals auf die Emanzipation von den Eltern an, wenn auch in anderer Form. Man soll "selbständig" werden, ein eigenwüchsiges Individuum. Dies gelingt nicht ohne die - meist schmerzliche - Erfahrung des irgendwie Allein-Seins in der Welt.

Nach Jung sind die Menschen auf die Veränderungen in der zweiten Lebenshälfte nicht vorbereitet. Von daher plädierte er dafür, Schulen für Vierzigjährige zu gründen, in denen der "Übergang ins Alter" gelehrt und gelernt werden sollte. Der Lebensnachmittag hat einen anderen Sinn als der Vormittag, der Mittag und der Abend. Wer mit der Lebenstechnik der Aufstiegszeit auch die Zeit des Abstiegs bewältigen will, wird meistens Schiffbruch erleiden. Leben heißt eben Wandlung, und in der zweiten Lebenshälfte kommt es nach Jung einzig und allein auf die "Sinnfindung" an:

> Ich habe nämlich die Beobachtung gemacht, dass ein zielgerichtetes Leben im Allgemeinen ein besseres, reicheres, gesünderes ist als ein zielloses, und dass es besser ist, mit der Zeit vorwärts als gegen die Zeit rückwärts zu gehen. Dem Seelenarzt erscheint der Alte, der sich vom Leben nicht trennen kann, ebenso schwächlich und krankhaft wie der Junge, der es nicht aufzubauen vermag. Und tatsächlich handelt es sich in vielen Fällen um dieselbe kindliche Begehrlichkeit, dieselbe Furcht, denselben Trotz und Eigensinn im einen wie im anderen Falle. Ich bin als Arzt überzeugt, dass es sozusagen hygienischer ist, im Tode ein Ziel zu erblicken, nach dem gestrebt werden sollte, und dass das Sträuben dagegen etwas Ungesundes und Abnormes ist, denn es beraubt der zweiten Lebenshälfte ihres Zieles (Jung 1930, S. 427ff.).

In den 1970er Jahren wurde das Problem Lebenswende durch die Amerikanerin Gail Sheehy weithin publik gemacht. In ihrem Buch *In der Mitte des Lebens* (1993) spricht sie von der "midlife-crisis" und war der Meinung, dass nahezu alle Menschen um 40 eine solche Krise durchzumachen haben. Ganz so neu ist dieses Phänomen jedoch nicht. Das Problem wurde schon im Mittelalter von Dante Alighieri beschrieben. Am Anfang seiner "Göttlichen Komödie" heißt es:

> Grad in der Mitte unserer Lebensreise
> Befand ich mich in einem dunklen Walde,
> Weil ich den rechten Weg verloren hatte.
> Wie er gewesen, wäre schwer zu sagen,
> Der wilde Wald, der harte und gedrängte,
> Der in Gedanken noch die Angst erneuert,
> East gleichet seine Bitternis dem Tode
> (zit. in Rattner 1993, 8. 17).

Aufgrund vieler Interviews kommt Sheehy zu dem Schluss, dass es vor allem erfolgreiche Männer und Frauen sind, die um die Vierzig eine Bilanz erwägen. Hierbei sind es zumeist Gefühle der Erschöpfung und der Überforderung, die eine solche Bilanzierung auslösen und das bisher gelebte Leben mit einem Fragezeichen versehen. Nicht selten werden in der Folge Ehen aufgegeben, Berufe gewechselt oder gar sich in Selbstzerstörung geübt. Wird die Einseitigkeit der Lebensweise bewusst, kann aber auch der Wunsch und das Interesse nach Ausweitung geweckt werden. Die Suche nach der eigenen Identität wird akut. C. G. Jung nannte diese Suche "Individuation", Abraham Maslow hingegen sprach von "Selbstaktualisierung". Es ist der Wunsch, beim Herannahen des Alters ein "authentischer Mensch" zu werden. Da dies in den Jahren des Aufstiegs oft unbeachtet bleibt, wird man um die 40 in Form einer Krise an diese Aufgabe erinnert.

Wozu leben wir? Was ist unsere Stellung in der Welt? Und was bedeutet all unser Streben, wenn wir eines Tages in den "Schoß des Seins" zurückkehren, ohne viel Spuren zu hinterlassen? Wer diese "metaphysische Erfahrung" macht, wird nach Sheehy bis in seine Grundfesten hinein erschüttert.

> Der Verlust der Jugend, das Nachlassen der physischen Kräfte, die uns immer selbstverständlich waren, der schwindende Glanz der stereotypen Rollen, mit denen wir uns bisher identifizieren konnten, das geistige Dilemma, keine absoluten Antworten geben zu können - jeder dieser Schocks oder alle zusammen können uns in eine Krise stürzen. Doch haben wir durch diese Krise noch vor dem Ende dieses Jahrzehnts die Möglichkeit, unsere Persönlichkeit völlig zu verändern. Bis zu einem gewissen Grad ist der Wandel der Persönlichkeit wahrscheinlich unvermeidlich (Sheehy 1976, S. 257).

In diesem Sinne ist die Krise kein Negativum. Gelingt es einem Menschen, sich dieser Wandlungsaufgabe zu stellen, kann sie eine Eintrittspforte zu einem individuellen, wesentlichen Dasein werden. Nach Sheehy wird einem dieses aber nicht geschenkt. Man muss gewissermaßen die Zelte hinter sich abbrechen und den Mut zur Konfrontation mit der existentiellen Wahrheit haben. Der Lohn "jenseits der Krise" ist die authentische und unverwechselbare Person.

> Um die Lichtung am anderen Ende zu erreichen, müssen wir die Reise durch all die unsicheren Gebiete ohne Gepäck unternehmen. Jedwede vorgebliche Sicherheit, die wir aus zu starkem Vertrauen in Personen und Institutionen ziehen, müssen wir aufgeben. Der innere Wächter muss ausgeschaltet werden. Keine äußere Macht darf von nun an unsere Reise lenken. Es liegt an jedem von uns, seinen eigenen gültigen Weg zu finden. Und ein jeder von uns hat die Möglichkeit, am Ende wie neugeboren zu sein, authentisch als eine unverwechselbare Person, als jemand, der nun wirklich lieben kann - sich selbst und die anderen (ebd., S. 263).

Nicht allen Menschen gelingt es, die Krise in der Lebensmitte fruchtbar zu überwinden. Die Ängste vor dem Tod können durch verstärkte Arbeitssucht, aber auch in vielen anderen Süchten ertränkt werden. Scheitert ein Mensch an der Wandlungsaufgabe, hört man wenig von der geschilderten Krise, wohl aber von Alkohol, Drogen, Tablettensucht, psychosomatischen Leiden, Tranquilizern aller Art.

Lebensmitte, Lebenswende als Zeit einer Neu- und Umorientierung, eine Aufgabe, die nicht immer leicht zu bewältigen ist. Eine Frau, 62 J. alt, verheiratet, Therapeutin, schildert ihre Sicht der Dinge.

FALLVIGNETTE 2: Ich war noch keine dreißig Jahre alt, als mein Vater plötzlich starb. Mir war, als sei die Hälfte der Welt abgestürzt. Seither hat mich ein Todesbewusstsein nicht mehr verlassen. Die Gedanken an den eigenen Tod traten aber erst nach dem 45. Lebens- jahr auf. Schon damals lernte ich, dass der frühe Tod des Vaters nicht ein unbegreifliches Schicksal war, sondern mit ihm und seiner Lebenssituation zu tun hatte. Die eigene Endlichkeit tritt mit zunehmendem Alter aber immer deutlicher vor Augen, besonders in Krisen und herabgesetzter Lebensstimmung.

Das erste Erlebnis des Älterwerdens waren Hautveränderungen im Gesicht. Damals war ich 42 Jahre alt. Seit dieser Zeit musste ich viel mehr auf den Körper achten. Längere Sonnenbäder wurden von mir gemieden und sind heute gar nicht mehr verträglich. Die erste Brille erhielt ich mit 44 Jahren. Die Bemerkung des Augenarztes, das sei eine Alterserscheinung, denn die Akkommodationsfähigkeit des Auges lasse in diesem Alter nach, rief meine Empörung hervor. Inzwischen nehme ich es hin, dass der Alterungsprozess mit Verhornung, Verkalkung, Versteifung, Sklerosierung etc. einhergeht. Die Menstruation veränderte sich ab 45 Jahre. Sie trat zwei, drei Tage eher auf und war etwas stärker. Als der Gynäkologe von beginnendem Klimakterium sprach, war ich entrüstet, denn ich war gerade dabei, mit einer Dissertation einen mächtigen Expansionsschritt zu wagen. Sonst hat mich das Thema Klimakterium wenig beunruhigt, da die speziell weiblichen Organe bei mir immer unauffällig waren, wie auch bei meiner Mutter, der ich körperlich sehr ähnlich bin. Dagegen hatte ich Probleme mit dem ganzen Verdauungstrakt. Meine Aufmerksamkeit geht eher in diese Richtung, und die Todesursache meiner Mutter hat mich dahingehend sensibilisiert.

Den Beginn der Menstruation mit zwölf oder dreizehn Jahren habe ich begrüßt. Ich war gut vorbereitet und kam mir wichtig vor. In bin stets gern eine Frau gewesen, wahrscheinlich, weil meine Mutter in der Beziehung zu meinem Vater eine bedeutende Rolle spielte und von ihm sehr verehrt wurde. Das Ende der Menstruation mit 52 Jahren empfand ich als angenehm, weil sie überflüssig war. Wegen der schweren Erziehungsprobleme mit meinem Bruder und meiner engen Bindung an die Familie war meine Jugend eigentlich keine rechte Jugend, sondern eher quälend. Ich selbst hatte deshalb nie den Wunsch nach Kindern und bereue meine Kinderlosigkeit bis heute nicht.

Im Postklimakterium bekam ich Hitzewallungen, allerdings ohne großes Schwitzen. Es tritt periodisch und verstärkt auf, wenn ich unter Anspannung und Druck stehe oder erschöpft bin. Das Herz mag diese innere Erwärmung überhaupt nicht. Es kommt dann aus dem Takt, als habe man zu heiß gebadet. Es bedarf dann einiger Stunden zur Beruhigung. Das hat mich im Vertrauen auf meine Herzfunktion verunsichert. Eine bedauerliche Folge der verringerten Hormonproduktion ist das Schlaffwerden aller Gewebepartien. Durch Gymnastik suche ich das in Grenzen zu halten, kann es aber nicht vermeiden. Hier wird das Älterwerden sehr deutlich. Es macht mich je nach Lebensstimmung befangen, besonders als Frau. Es gilt nun, noch mehr als bisher die Bedeutung äußerer Attraktivität als zweitrangig einzuschätzen und, wie Schopenhauer sagt, auf die Erhöhung des geistigen und menschlichen Formats zu setzen. Das ist eine wahre Chance und Freude des Älterwerdens. Dennoch ist der Verlust der Jugend nicht ohne Bedauern für mich zu verwinden.

Was mir noch auffällt ist, dass ich nicht mehr so schwer tragen kann. Ich hatte immer einen guten Rücken, konnte gut tragen, aber seitdem ich mir mehrere Male Hals- und Lendenwirbel verrenkt habe, nehme ich das als Zeichen der weicher werdenden Muskulatur. Es heißt ja, dass in der Lebenswende die physische Kraft nachlasse. Aber wenn ich es richtig besehe, leide ich seit meiner Pubertät an einem Mangel an Vitalität. Aus der Pubertätskrise ging ich mit den Symptomen der Hypotonie, Schlafsucht, Lustlosigkeit und depressiver Verstimmung hervor, die ja Merkmale einer herabgesetzten Vitalität sind. Was nun nicht von innen kam, versuchte ich mit dem Willen, mit Disziplin und Anstrengung zu erreichen. So ging es in der Schule hin, im ersten Studium und auch im zweiten Studium. Ich hatte die Einschätzung von mir: Wenn ich will, kann ich! Ich empfand mich als eine energische, tüchtige Frau und so wurde ich auch von anderen Menschen wahrgenommen. Dennoch war mir das Vita- litätsproblem stets bewusst und hat mir zeitweise zu schaffen gemacht. Besonders als ich an einer Dissertation saß, versagten die Strategien, weil man nicht mit Willen, Disziplin, Ehrgeiz und Anstrengung eine lange Zeit geistiger Arbeit durchstehen kann, zumal das übrige Leben ja weitergeht mit all den Konflikten und Pröble- men, die man zu lösen hat. Ich kam in eine richtige Lebenskrise. Heute kann ich mich gut einfühlen in Menschen, die eine solche Krise wie einen Offenbarungseid erleben. Mir halfen die Liebe meines Mannes, die Zuwendung meiner Freunde und die Treue meiner Ana- lysanden durch diese schwierige Zeit hindurch.

Wenn man erlebt, dass man nicht leisten kann, was einem diffus vorschwebte, fragt man sich, was man doch noch machen kann, ohne sich zu verlieren wie in der Krise. Ich bekam wieder Hoffnung, als ich die ersten zwei, drei Aufsätze in eigener Regie schrieb. Diese Entwicklung hat allerdings durch die Fürsorge für meine Mutter, die viel Zeit, Aufmerksamkeit und emotionale Anteilnahme erforderte, eine mir unliebsame Verzögerung erfahren. Jetzt, da ich freier bin, hoffe ich, meine Entwicklung als älterer Mensch kontinuierlicher verfolgen zu können.

Ein Mann, 49 Jahre alt, Redakteur, verheiratet, ohne Kinder, berichtet über sich:

FALLVIGNETTE 3: Ich weiß nicht, ob ich in den Wechseljahren bin oder nicht. Lieber würde ich es "midlife-crisis" nennen. Es heißt ja, dass es eine Zeit ist, in der notwendigerweise ein Wechsel in der Lebensführung und -anschauung ansteht. Tatsächlich mache ich mir jetzt mehr Gedanken über mein Leben. Mein Gemüt wird seit einiger Zeit von den Fragen beherrscht: Wie soll es weitergehen? Was will ich noch erreichen? Was kann ich der Welt geben?

Mit körperlichen Veränderungen habe ich weniger zu tun. Einzig Hitzewallungen und eine etwas früher einsetzende Erschöpfung im Berufsleben sind bei mir die beiden Hinweise auf eventuelle Wechseljahre. Die Hitzeschübe kommen selten, meistens abends, nach längerer Lektüre, manchmal nachts, sehr selten tagsüber. Sie sind rätselhaft, doch nicht so stark, dass sie mich beunruhigen. Die frühere Erschöpfbarkeit beschäftigt mich mehr. Mir kommen Gedanken wie die Fragwürdigkeit meines Berufes, mein zunehmendes Alter, Einsicht in die Endlichkeit meines Lebens und der Schmerz über die Tatsache, dass ich keine eigenen Kinder habe.

Das Gefühl, dass ich mich in einer Zeit der konkreten beruflichen und diffusen seelischen Belastung befinde, habe ich dennoch. Ich bin nur froh, dass es nicht durch gravierende körperliche Symptome erschwert wird. Die Welt hatte und hat für mich immer einen gewissen Aufforderungscharakter. Ich lasse mich von vielen Dingen ansprechen. Das hat Vor- und Nachteile. Der Vorteil ist eine erfreuliche Flexibilität und die Fähigkeit, in größeren Zusammenhängen zu denken und abseits Liegendes mit einzubeziehen. Von Nachteil ist, dass ich so manches nicht links liegenlassen kann und meine Aufmerksamkeit und mein Interesse übermäßig in Anspruch genommen sind. Ich möchte lernen, meine Projekte konsequenter voranzutreiben, ohne meine Frau und meine Freunde zu vernachlässigen.

Im Zusammenhang mit den Wechseljahren werden oft die Themen Sexualität im Alter und Aufschwung des Geistes genannt. Dabei stellt sich bei mir ein leichtes Unbehagen ein, wenn ich z.B. lese, dass Sexualität bis ins hohe Alter möglich und sie Beweis einer guten Beziehung ist. Ich spüre da einen Anspruch durch die Verkoppelung zweier

Themen: dass die Beziehung nur gut ist, wenn die Sexualität auch gelebt wird. Dieser Anspruch vernachlässigt, dass Lust und Erektionsfähigkeit auch abnehmen können. Ich finde nicht, dass die Sexualität zum Gütemaßstab für die Partnerschaft gemacht werden sollte. Diese Koppelung fordert zu einer Leistung auf, die man vielleicht nicht mehr erbringen kann oder will. Dasselbe empfinde ich in Bezug auf zunehmende Geistigkeit. Ich will mich gern bemühen, immer weiter zu lernen, aber ob dies Garant für ein zufriedenes Rest-Drittel meines Lebens ist, wage ich zu bezweifeln. Wie in allen anderen Lebensbezügen kommt es doch darauf an, wie vorher gelebt wurde und wie später die konkreten Lebensbedingungen sind. Für meinen Teil bräuchte ich eine neue Sicht meiner selbst als Mensch, um das Gefühl haben zu können, dass mein Herz ebenso wichtig ist wie mein Verstand. Ich möchte die Ansprüche an mich nur von meinem eigenen Können abhängig machen und wehre mich gegen überhöhte und idealisierte Vorstellungen.

Wenn ich in dieser Zeit der sog. Wechseljahre auch Gefühle der Trauer erlebe, so beziehen sich diese auf verpasste Chancen und nicht gegangene Lebenswege, z.B. die Kinderlosigkeit. Im Vergleich zu Paaren mit Kindern kann ich nicht beurteilen, welcher Schmerz größer ist, der über die weggegangenen Kinder oder der über die nicht gehabten Kinder. Auch die Begrenztheit eines jeden Lebens macht mir zu schaffen. Ich denke häufig daran, dass meine Frau oder ich oder andere, konkrete Personen sterben könnten. Es überkommt mich dann eine Art von Verzweiflung über den unvermeidlichen Verlust, die aber schnell vorüber geht, wenn ich sehe, dass andere, die älter sind als ich, damit im Großen und Ganzen gut umzugehen verstehen. Wenn ihnen ein freundliches und fröhliches Leben gelingt, kann es auch um meine Sache nicht so schlecht bestellt sein.

Ich spüre, dass ich älter werde, aber es ist nur ein schwaches Gefühl. Ich bin ungeduldig wie eh und je. Mit 50 gehört man heute noch nicht zum alten Eisen. Wenn alles gut geht, werde ich in dem Beruf, in dem ich jetzt arbeite, alt werden. Das habe ich mir zwar nie gewünscht, aber nun akzeptiere ich es. Die Psychologie und die Philosophie werden mich weiter beschäftigen und es sind einige weitere Buchprojekte in Arbeit. Ich habe also eine Menge schöner Arbeit vor mir.

2.5 Zusammenfassung

Die Wechseljahre sind ein Abschnitt im Leben eines Menschen, der nur verständlich wird, wenn man ihn vor dem Hintergrund des gesamten Lebensverlaufs einordnet. Mit den vor gestellten Konzepten sollten ein Einblick und grundlegende Überlegungen zu Lebensaufbau und Lebensentwicklung gegeben werden.

Charlotte Bühler sieht das menschliche Leben in fünf Phasen verlaufen, dabei macht sie zwei Übergangszeiten aus, einmal zwischen 15 und 25 und dann zwischen 45 und 50 Jahren, in denen jeweils ein "Richtungswechsel" respektive "Perspektivwechsel" stattfindet. Es gibt eine objektive (biologische) Auf- und Abstiegskurve des Lebens mit einem Kulminationspunkt der Vitalität. Parallel dazu gibt es eine Erlebnis- und Schaffensstruktur, die aber nicht notwendigerweise der biologischen Kurve folgen muss und einen verzögerten Höhepunkt aufweisen kann. Eür diese Abweichung macht sie subjektive Faktoren aus, die die physiologische Schwäche kompensieren können. Hierzu gehören Erfahrung, Wissen und Einsicht.

Der Lebensverlauf eines Menschen wird ihrer Auffassung nach ganz wesentlich von seinen subjektiven Meinungen und Einstellungen zum Leben mitgestaltet. Sie verwendet hierfür die Begriffe "Bestimmung" bzw. "Intentionalität". Menschen wollen in ihrem Leben "für Etwas" da sein und es zu einem "Ergebnis" führen. Der "Sinn", den sie ihrem Leben geben, ist entscheidend für den Verlauf und ebenso für das Ende. Nach Charlotte Bühler ist das besondere Kennzeichen der zweiten Übergangsphase, in die die Wechseljahre eingeordnet werden müssen, dass die Realisation dieser Aufgabe dringlich wird. Um die Mitte des Lebens wird es "ernst" im Sinne des inneren Entschlusses und der bindenden Einstellung auf die Aufgabe. Hier lässt sich leicht die Krisenhaftigkeit dieser Lebensphase erkennen, wenn der Mensch mit seinem äußeren Lebensverlauf und seinen inneren Intentionen konfrontiert wird. Das Leben spitzt sich sozusagen zu, und das zu einem Zeitpunkt, der nahe legt zu denken, dass die biologische Überschreitung eines Höhepunktes einen generellen Abstieg bedeutet.

In diesem Sinne formuliert sie, dass Leben "Entwicklung der Persönlichkeit" heißt. Auch wenn der Mensch alt und schwach wird und sterben muss, gibt es im Alter etwas ganz Bestimmtes zu tun und zu leisten, nämlich Weiterentwicklung bis zum Ende hin. Der Mensch ist zu mehr bestimmt, als dass er nur da ist und vergeht. Das Mehr sieht Bühler darin, dass man an sich als geistig personaler Einheit noch weiter aufbauend tätig sein kann - trotz physischen Abbaus. Es ist aber nicht nur eine Frage des Könnens, sondern des Sollens. Ihrer Meinung nach hat diese Aufgabe Sollcharakter.

Einen Schritt weiter führen die Überlegungen von Erik H. Erikson, der die "Entwicklung der Persönlichkeit" von vornherein zu seinem Thema gemacht hat. In seinem Entwicklungskonzept, das den gesamten menschlichen Lebenslauf umfasst und auch den älteren Menschen berücksichtigt, hat er insgesamt acht Reifungsschritte des Ich aufgezeigt, in denen bestimmte Tugenden erworben und ebenso verfehlt werden können. Je nachdem kommt es zu einem mehr oder weniger geraden respektive schiefen Aufbau der Person, wobei Erikson deutlich macht, dass das in der ersten Lebensphase erworbene Ur-Vertrauen sozusagen der Eckpunkt einer gesunden Persönlichkeitsentwicklung ist. Gelingt es einem Menschen, in diese positive Entwicklungsspirale zu gelangen, ist er in späteren Jahren unter Umständen den steigenden Anforderungen besser gewachsen.

Erikson spricht von einem relativen Gleichgewicht, das nicht ein für alle Mal feststeht. Jeder Entwicklungsschritt bedeutet eine potentielle Krise für den Menschen, die mit erhöhter Verletzbarkeit einhergeht und aus der er gereifter hervorgehen kann. Die Krisenhaftigkeit ergibt sich seiner Meinung nach aus dem radikalen "Wechsel der Perspektive", der in allen acht Entwicklungsphasen zum Tragen kommt.

Auch Charlotte Bühler hat einen solchen Perspektivwechsel, allerdings hauptsächlich für die beiden Übergangsphasen Pubertät und Wechseljahre, ausgemacht. Während für die Entwicklung des Kindes, das zunächst liegt, dann sitzt, dann steht und in die Welt expandiert, der Wechsel in der Perspektive deutlich nachvollziehbar ist, wird dies für die späteren Reifungsschritte undeutlicher.

Erikson benutzt in diesem Zusammenhang die Begriffe "Generativität versus Stagnation" und "Integrität versus Verzweiflung"; er postuliert diese Stadien, arbeitet sie aber nicht genauer aus. Als vorletzten Reifungsschritt, die Generativität, hält er eine Ausweitung des Interesses für notwendig. Kraft und Produktivität sollen der nächsten Generation zugutekommen. Dies ist die Perspektive des aufrechten Menschen, der über sich hinaus die Belange der Menschheit überhaupt ins Auge fasst. In dem letzten Reifungsschritt, der Ich-Integrität, wird auch die Vergangenheit, das gelebte Leben, mit in den Blick genommen. Verantwortung für sein Leben übernehmen heißt, sich mit dem Leben, wie es verlaufen ist, auszusöhnen.

Folgt man dem Konzept Josef Rattners, so wird die Komplexität menschlichen Lebens in seinem Verlauf von der Kindheit bis zum Greisenalter deutlich. Er postuliert gleichsam drei Lebensläufe, die miteinander verschmelzen und in andauernder Wechselwirkung zueinanderstehen: es sind dies die biologische Biographie eines Menschen, sein Interaktionsschicksal und die Geschichte seiner Person. Die Person- und Selbstwerdung ist dabei von besonderer Bedeutung und nach Rattner kein Faktum am Menschen, sondern ein Fakultativum, d.h. der Mensch kann Person werden, er muss es aber nicht.

Allerdings hängen die Bewältigung der Lebensaufgaben und damit auch die Bewältigung von Übergangszeiten ganz entscheidend davon ab, ob ein Mensch bestimmte personale Fähigkeiten und Fertigkeiten erlernen konnte oder nicht. Rattner zählt hierzu: die Fähigkeit, sich immer wieder an neue und veränderte innere und äußere Lebensbedingungen anzupassen (Adaptation); sich in soziale Verhältnisse und Bedingungen zu integrieren (Integration); sich in seinem Leibe heimisch zu fühlen (Inkarnation); sich zu einem Ganzen zu totalisieren (Totalisation); sich zu vervollkommnen (Perfektion); Person zu werden (Personalisation); den Weg nach innen zu beschreiten (Introversion); sich zu objektivieren, d.h. sich realistisch zu sehen und schätzen zu lernen (Objektivation). Diese Themen folgen einem inneren Aufbau, sind aber letztlich das ganze Leben über aktuell.

Die Wechseljahre sind eine explizite Schwellensituation. In ihr zeigt sich die Personalität, d.h. die Wandlungsfähigkeit und Flexibilität eines Menschen, der Stil, wie er Lebensaufgaben zu lösen gelernt hat. Besonders kritisch ist in diesem Lebensabschnitt, dass die Überschreitung des biologischen Höhepunktes den Menschen dazu verleiten kann, sich auch seelisch-geistig auf dem Abstieg zu wähnen. Dies ist nach Auffassung von Bühler, Erikson, Jung und Rattner eine irrtümliche Annahme. Auch wenn der Körper altert, kann die seelisch-geistige Entwicklung bis ans Lebensende weitergehen, sofern der Mensch das innere Werden nicht verlernt hat.

Entwicklungspsychologisch lässt sich festhalten, dass die Wechseljahre und die Lebenswende, wenn nicht zusammenfallen, so doch unmittelbar aufeinander folgen oder ineinander übergehen. Es ist ein Lebensabschnitt mit ganz eigenen Schwierigkeitsgraden und Aufgaben, der nicht allein durch die Rückschau auf das gelebte Leben, sondern auch durch die noch vor einem liegende Zukunft mit ihren Möglichkeiten und Begrenzungen als Herausforderung anzusehen ist.

3. Zur Tiefenpsychologie der Wechseljahre

In der Tiefenpsychologie wird das menschliche Leben und Erleben im Zusammenhang mit dem gelebten Leben eines Menschen gesehen. Bei aller Verschiedenheit der Ansätze ist ihnen gemeinsam, dass sie die zeitliche Tiefe des Menschenlebens anerkennen, die dauernd in die Lebensgestaltung hineinwirkt. Kindheit und Jugend, die Vergangenheit eines Menschen leben sozusagen mit und sind schicksalsbestimmend. Die Psychoanalyse und Analytische Psychologie sprechen in diesem Zusammenhang von dem Unbewussten, in der Individualpsychologie wird der Terminus Unverstanden bevorzugt. Im Folgenden sollen diese drei Richtungen in ihren wesentlichen Aussagen zu den Wechseljahren zur Darstellung kommen.

3.1 Psychoanalyse und Wechseljahre

In der psychoanalytischen Literatur wird das Thema Menopause oder Wechseljahre in der Hauptsache mit den Namen Helene Deutsch und Therese Benedek in Verbindung gebracht. In neuerer Zeit wird die Diskussion u.a. von den Psychoanalytikerinnen Sandra Bemesderfer, Claudia Sies/Veronica Nestler und Andrea Hettlage-Varjas/Christina Kurz bestritten. Ihre zentralen Aussagen sollen nachfolgend behandelt werden.

3.1.1 Die klassisch-psychoanalytische Sicht

In den Werken von Sigmund Freud (1856-1939) finden sich nur einzelne Hinweise zum Thema Wechseljahre. Er hat diesen Lebensabschnitt nicht explizit behandelt. Die wenigen Aussagen lassen aber erkennen, dass er das klimakterische Lebensalter als Quelle von psychischen Störungen ansah. Insbesondere die Angstneurose sei das Schicksal, das Frauen um diese Zeit herum anfalle. Verantwortlich hierfür sei das Anwachsen nicht abgeführter Libido. Die Erhöhung der Libidoenergie war die von Psychoanalytikern erwartete Erscheinung in der Menopause. Ein Geschehen allerdings, das nicht nur in der Menopause stattfindet, sondern auch in der Pubertät (Freud 1971, S. 224). Diese Ansicht wurde über Jahrzehnte tradiert. Noch 1937 schrieb Freud in *Die endliche und die unendliche Analyse,* dass er nicht im Geringsten überrascht sei, wenn Personen, die vorher nicht neurotisch waren, es um diese Zeit würden. Die physiologischen Veränderungen in Pubertät und Menopause würden eine relative Ichschwäche bedingen, so dass Mädchen und Frauen in dieser Zeit größere Schwierigkeiten hätten, die erhöhten Triebansprüche zu bändigen. In der Folge sah er die Gefahr, dass die in der frühen

Kindheit vollzogenen Verdrängungen einbrechen und somit den Pfad zur Regression eröffnen könnten (Freud 1975, S. 366f.).

Nach Freuds Theorie der Weiblichkeit und der weiblichen Psyche, die stark biologistische Züge trägt, wird das kleine Mädchen im Laufe der ersten Lebensjahre damit konfrontiert, dass sie keinen Penis hat. Diese katastrophale Entdeckung führt im späteren Leben zum "Penisneid" (den Männern gegenüber) und zum "Kastrationskomplex".

> Auch der Kastrationskomplex des Mädchens wird durch den Anblick des anderen Genitales eröffnet. Es merkt sofort den Unterschied und - man muss es zugestehen - auch seine Bedeutung. Es fühlt sich schwer beeinträchtigt, äußert oft, es möchte "auch so etwas haben" und verfällt nun dem *Penisneid,* der unvertilgbare Spuren in seiner Entwicklung und Charakterbildung hinterlassen, auch im günstigsten Fall nicht ohne schweren psychischen Aufwand überwunden werden wird. Dass das Mädchen die Tatsache ihres Penismangels anerkennt, will nicht etwa besagen, dass sie sich ihr leichthin unterwirft. Im Gegenteil, sie hält noch lange an dem Wunsch fest, auch so etwas zu bekommen, glaubt an diese Möglichkeit bis in unwahrscheinlich weite Jahre, und noch zu Zeiten, wenn das Wissen um die Realität die Erfüllung dieses Wunsches längst als unerreichbar beiseite geworfen hat, kann die Analyse nachweisen, dass er im Unbewussten erhalten geblieben ist und eine ansehnliche Energiebesetzung bewahrt hat (Freud 1969, 8. 556).

Unabhängig davon, in welche Richtung sich das Mädchen nach dieser Entdeckung entwickelt hat - ob in die Sexualhemmung und Neurose, in die Charakterveränderung im Sinne des Männlichkeitskomplexes oder in die normale Weiblichkeit (ebd., S. 557) -, sind Pubertät und Menopause die Phasen, in denen der Kastrationskomplex wieder durchbrechen kann.

Alle Verdrängungen geschehen nach Freud in früher Kindheit. Er bezeichnete sie als "primitive Abwehrmechanismen des unreifen, schwachen Ichs". In späteren Jahren werden keine neuen Verdrängungen vollzogen, sie erhalten sich und dienen dem Ich zur Triebbeherrschung. Neue Konflikte werden durch "Nachverdrängungen" erledigt. Die infantilen Verdrängungen sind es aber, die vom relativen Kräfteverhältnis voll und ganz abhängig sind und einer Steigerung der Triebstärke nicht standhalten können. Konnten die Triebe in normalen Zeiten beherrscht werden, misslingt dies nun bei deren Verstärkung in Pubertät und Menopause. "Die Verdrängungen benehmen sich wie Dämme gegen den Andrang der Gewässer" (ebd., S. 367). Krankheit, Traumen, aufgezwungene Versagungen können diesen Zustand allerdings auch zu jeder anderen Lebenszeit hervorrufen.

Freud sah hier die Gefahr eines psychischen Zusammenbruchs. Zwar betont er ein quantitatives Moment der Krankheitsverursachung, beschreibt aber gleichzeitig, dass Irrtümer und Illusionen über sich und das Leben ebenfalls dazu beitragen, wenn sich das Ich in dieser Zeit nicht behaupten kann. Dies ist ein Zustand nach Freud, "wie wenn man auf der Wanderung die Gegend nicht kennt und nicht rüstig ist im Gehen" (ebd., 8. 377). Eine Metapher, die sowohl für die Pubertät als auch für die Menopause zutrifft. Beiden Lebensabschnitten gemeinsam ist, dass es in eine unbekannte Zukunft geht. Gegen äußere Gefahren kann sich der Mensch durch Flucht entziehen, nicht aber gegen innerlich erlebte Gefahr.

In einer Analyse sah Freud die Möglichkeit, das Ich reifen und erstarken zu lassen, so dass es eine "Revision der alten Verdrängungen" vornehmen kann; einige Verdrängungen müssten abgetragen, andere anerkannt, aber aus soliderem Material neu aufgebaut werden. Diesen "Dämmen" sprach er eine ganz andere Haltbarkeit zu als den früheren, sie würden den "Hochfluten der Triebsteigerung" standhalten können.

Bis heute hält die Diskussion um die Mobilisierung des Kastrationskomplexes und den damit verbundenen Ängsten in den Wechseljahren in der psychoanalytischen Literatur an. Nur ein gereiftes Ich, ein zu inneren und äußeren Veränderungen bereiter Mensch, so war wohl die Auffassung von Freud, sei den Anforderungen der Wechseljahre gewachsen.

Es sei erwähnt, dass Freud diesen Lebensabschnitt auch für den Mann als problematisch angesehen haben muss. Jedenfalls heißt es in einem Brief vom 2.9.1907 an C. G. Jung:

> Auf Ihre Teilnahme an meinem leidenden Zustand brauche ich zum Glück noch nicht viel Anspruch zu erheben. Ich habe den Eintritt ins klimakterische Lebensalter mit einer Dyspepsie (nach Influenza) begangen, die ziemlich hartnäckig war, aber in diesen schönen Wochen der Ruhe bis auf leiseste Mahnungen zurückgegangen ist (Freud/Jung 1984, S. 35).

Helene Deutsch (1884-1982) war die erste Psychoanalytikerin, die diese wenigen Hinweise aufnahm und über die ganze Spannweite weiblicher Sexualfunktion und damit auch über das Klimakterium schrieb. Als sie 1918 als Analysandin zu Freud kam, war sie schon eine etablierte Psychiaterin. Sie war 41 Jahre alt, als sie mit *Psychoanalyse der weiblichen Sexualfunktion* (1925) ihre erste Monographie veröffentlichte. Das schmale Buch wurde sofort eine klassische Abhandlung innerhalb der psychoanalytischen Welt und wird bis heute weithin zitiert. Heute kennt man Helene Deutsch vor allem als Autorin des zweibändigen Werkes *Psychologie der Frau* (1948; dt. 1948), das mit vielen Fallgeschichten die Abhandlung von 1925 fortsetzt und vertieft. Laut Roazen (1989) war Deutsch eine der großartigsten Lehrerinnen der Psychoanalyse, Freud sehr verbunden, aber mit einem gewissen Maß an Unabhängigkeit.

In *Psychoanalyse der weiblichen Sexualfunktion* sieht Helene Deutsch das Klimakterium als eine Phase im Leben der Frau zwischen Mitte der vierziger und Mitte der fünfziger Jahre; beginnend allerdings schon um das dreißigste Jahr herum, wobei die innere Wahrnehmung des stattfindenden biologischen Prozesses früher eintritt als die organischen Veränderungen. Die Frau spürt aber bereits die drohende Entwertung ihrer Weiblichkeit. Wie Freud zieht auch Helene Deutsch einen Vergleich mit der Pubertät. In beiden Phasen sieht sie den ganzen psychischen Vorgang durch ein "biologisches Signal" in Gang gesetzt. Der Unterschied liegt allerdings darin, dass in der Pubertät das Signal im Sinne des Aufbaues, im Klimakterium hingegen im Sinne des Abbaues gegeben wird, "dort im Sinne des Hinauf, hier im Sinne des Hinunter" (Deutsch 1925, S. 94). Auf jeden Fall ist diese Phase gekennzeichnet durch bestimmte somatische Vorgänge, die in "sicherem Zusammenhang mit den Abbauschicksalen der genital gerichteten Libido stehen". Ihrer Meinung nach ist es in diesen Wechselbeziehungen schwer zu unterscheiden, was primär und was sekundär entsteht.

> Im Klimakterium wird von dem weiblichen Wesen alles das, was ihm die Pubertät gespendet hat, zurückgenommen. Gleichzeitig mit den genitalen Rückbildungsprozessen setzt die schönheitsspendende Tätigkeit der inneren Drüsensekretion aus, die sekundären Geschlechtscharaktere stehen unter dem Zeichen des Verlorengehens der Weiblichkeit (ebd., S. 92).

Sie vermeidet, Vergleiche und Parallelen zum männlichen Klimakterium aufzustellen, vermutet aber, dass der psychologische Vorgang bei der Frau stark von dem des Mannes divergiert. Schon allein deswegen, weil das biologische Geschehen vollkommen anders und komplizierter ist und an die Frau "im Organischen und Psychischen mehr Forderungen an die Leistungs- und Anpassungsfähigkeit" stellt (ebd., S. 93). Ein weiterer Punkt ist die unterschiedliche Sublimierungsmöglichkeit der Geschlechter.

Für Helene Deutsch ist das Klimakterium eine "Rückbildungsphase". Entsprechend dem somatischen Rückzug der Menstruation zieht sich auch die Libido auf infantile Positionen zurück (Regression), ohne allerdings an Kraft zu verlieren. Die "realen Versagungen" dieser Lebensperiode stehen im Kontrast zu den nach wie vor vorhandenen Liebesbedürfnissen und Interessen. Dieser Zwiespalt ist für die Frau nur schwer zu bewältigen. Die Libido findet kein Objekt mehr, wird "vom Genitale" abgezogen und ist nur noch vermindert sublimierungsfähig, da ja die Sublimierungsfähigkeit der Frau wesentlich von der Fortpflanzungsfunktion absorbiert gewesen ist. In diesem Sinne versteht Deutsch das Klimakterium als einen Abstieg, bei dem sich ihrer Meinung nach mit unerschütterlicher Gesetzmäßigkeit neurotische Symptome bilden. Als Hauptsymptomatik sieht sie die Verletzung des Selbstgefühls der Frau, die narzisstische Kränkung.

> Das letzte "traumatische Ereignis" des Weibes als Sexualwesen ... steht bereits unter dem Zeichen einer unkorrigierbaren "narzisstischen Kränkung" (ebd., S. 91).

Die Frau will ihre "Pubertätsprämien" wie Schönheit und Anmut durch Überkompensation irgendwie festhalten. In der Folge kommt es zu vermehrten sexuellen und inzestuösen Phantasien, vermehrter Masturbation, vermehrter Liebesbedürftigkeit. Entsprechend antiker und mittelalterlicher Vorstellungen erscheint das Genitale bei Deutsch als quasi eigenständiges Wesen, das einen vergeblichen Kampf um seine Vorherrschaft und gegen seine Nutzlosigkeit führt. Verstärkt wird dieses Verlusterlebnis noch dadurch, dass der Kastrationskomplex wieder mobilisiert wird, was Angst hervorruft.

Die Frau wendet sich in dieser Situation inzestuös dem eigenen Sohn zu, sucht in ihm ihr Ich-Ideal neu aufzurichten. Das Überwuchern des seelischen Lebens durch unbewusste Phantasien ruft Persönlichkeitsveränderungen und die zahlreichen organischen Symptome des Klimakteriums hervor: Reizbarkeit, Depression, Schwindel, Herzklopfen, Wallungen etc. Das Frühklimakterium, das sogenannte "gefährliche Alter", steht nach Helene Deutsch im Zeichen der Hysterie, die spätere Phase unter dem Zeichen der Zwangsneurose, Melancholie und Paranoia.

Zwei Möglichkeiten bleiben der Frau als Schutz vor der "Trostlosigkeit des Alters": "Die psychische Mutterschaft im Verhältnis zur Außenwelt" und "männlich gerichtete Beziehungen zum Leben" (ebd., S. 104f.). Deutsch betonte, dass ihre Erörterungen Ergebnisse darstellen, "die auf dem Wege langjähriger Beobachtungen entstanden sind". Das Fallmaterial wollte sie in einer späteren Publikation anführen.

Das erfolgte 1944/45 (dt. 1948) in ihrem zweibändigen Werk *Psychologie der Frau,* das die Summe der langjährigen Beschäftigung Helene Deutschs mit diesem Thema darstellt. In diesem Werk sucht sie das normale Seelenleben der Frau zu erhellen unter Beachtung der ständigen Wirksamkeit der sexuellen biologischen Faktoren einerseits und der sozialen Einflüsse andererseits. Das Thema Klimakterium wird in einem "Epilog" im zweiten Band abgehandelt (Deutsch 1948, Bd. 2, S. 310ff.).

Hatte Helene Deutsch 1925 die narzisstische Kränkung für die Frau durch das Klimakterium als "unkorrigierbar" bezeichnet, so geht sie in diesem Werk davon aus, dass sie "schwer korrigierbar" ist. Ihrer Meinung nach hängt der Verlauf des Klimakteriums entscheidend von der Persönlichkeit der Frau ab. Wie diese ihre Pubertät erlebt hat, ist dabei für die prognostische Einschätzung von Bedeutung. Deutsch bekräftigt und wiederholt die Parallele zwischen Pubertät und Wechseljahre. Hier wie dort deutet sich der körperliche Wechsel durch einen "Aktivitätsschub" an. Wünsche nach einer letzten Schwangerschaft, nach neuem gesellschaftlichem oder künstlerischem Schaffensdrang sind Ausdruck dafür.

Die Frau im Klimakterium fühlt sich wie ein junges, aufgeregtes Mädchen, nimmt neuen Anteil an der Welt und fällt unter Umständen durch unkonventionelles Verhalten auf, sei es in konstruktiver Weise, sei es in Krankheit und Depression. Diesen neuerlichen Überschwang im Verhalten der Frau führt Helene Deutsch nicht auf hormonale V orgänge zurück, sondern auf die verbesserten Lebenschancen der Frau in der Mitte des 20. Jahrhunderts. Die Frau wendet sich suchend oder verklärend der Vergangenheit zu, wird suggestibler, erkennt manchmal ihre Ehe als "entwürdigenden Irrtum".

> Alle diese Frauen, die nicht mehr imstande sind, ihre gesteigerten Triebbedürfnisse in Zügel zu halten, und zum Agieren ihrer Phantasien gedrängt sind, wiederholen ihre psychologische Pubertät (ebd., S. 317).

All das, was in den Jahren der Reife erfolgreich zurückgedrängt wurde, bricht jetzt durch. Das kann aber auch bedeuten, sich zurückzuziehen, mit dem Schicksal zu hadern, asketisch oder misanthropisch zu werden, aus unterschiedlichsten Gründen Freundschaften abzubrechen, depressiv um eine untergehende Welt zu trauern. Deutsch veranschaulicht das Dilemma der Frau, die sich im Klimakterium unter dem entgegengesetzten Vorzeichen der Pubertät befindet. Nicht das "Hinauf", sondern das "Hinunter" gibt ihrem Leben jetzt die Tönung. Einen breiten Raum nehmen bei Deutsch die Phantasien der Frauen ein, die vielfach um Inzest mit Vater oder Sohn und Homosexualität mit der Freundin kreisen. Ohne Frage sieht sie den Grund all dessen in einem "Ansteigen der genitalen Erregung". Wer vorher in der Sexualität wenig empfindsam war, wird es jetzt (oder umgekehrt). Fakt ist aber, dass die "sexuelle Erregbarkeit lange die Fähigkeit zur Fortpflanzung" überdauert (ebd., S. 323f.). Allerdings steht diese Fust unter dem sozialen Diktum des "zu spät". Und in diesem sozialen Einfluss, nicht in den hormonellen Veränderungen, sieht Helene Deutsch den Anstoß für die Verhaltens- und Charakteränderungen der Frau in diesem Lebensabschnitt.

Die Trauer um die Jugend und das Bewusstwerden um die Begrenzung des Lebens sind ursächlich für hypochondrische und depressive Reaktionen fast jeder Frau. Allerdings sieht Deutsch bei den weiblich-liebenden Frauentypen einen milderen Verlauf des Klimakteriums als bei den männlich-aggressiven. Wer bisher schon in einer glücklichen Ehe lebte, wer ein reiches Gefühlsleben hatte, wer sich schön und liebenswert erhalten konnte, wer jugendlich fühlt, erfreut sich weiterhin des Lebens und akzeptiert das Unvermeidliche mit Würde.

> Es ist sichtlich leichter, auf eine sich verdunkelnde Zukunft zu schauen, wenn man ihr eine glanz- und genussreiche Vergangenheit gegenüberstellen kann (ebd., 8. 327).

Wenn die "mütterliche Frau" ihren Kindern wirklich die Freiheit der Abnabelung ließe, würden sie sich zu ihr zurückwenden; sie könnte jung mit ihren Kindern bleiben. Deutsch sieht in den gefühlsmäßigen Familienbeziehungen zwischen konventioneller Gleichgültigkeit, unversöhnlichem Hass und liebevoller Großfamilie alle Möglichkeiten gegeben.

Es gibt dominierende, ehrgeizige, matriarchalische Frauen, die versuchen, Mann, Söhne oder Töchter in besitzergreifender Weise an sich zu binden, mit entsprechendem eifersüchtigem Kampf gegen Schwiegertöchter und -söhne. Einen besonderen Problemkreis stellen die kinderlosen Frauen dar, die im Angesicht versäumter Mutterschaft um das "zu spät" trauern oder gegen Kinder reizbar und ungerecht werden. Die Arten der Großmutterschaft variieren in ebenso vieler Hinsicht, wie es individuelle Typen und Charaktere gibt.

Helene Deutsch schließt das Werk mit der Voraussage, dass die Frau den Weg in die soziale Ebenbürtigkeit eingeschlagen hat, was für sie aber nur dann von Segen sein wird, wenn sie gleichzeitig die Möglichkeit zur Entwicklung ihrer Weiblichkeit und Mütterlichkeit bewahren wird. Obgleich Helene Deutsch in diesem Werk das Klimakterium der Frau in deutlich verständlicherer Weise beschreibt, bleibt ihr Grundton distanziert, abwertend und pessimistisch. Die Veränderungen erfolgen ihrer Sicht nach gezwungenermaßen, die Frau wird gedrängt, sich neu zu orientieren, ihre Emanzipation von Kindern und Mutterschaft erfolgt mehr oder weniger gegen ihren Willen, die Freisetzung schöpferischer Potenzen ist frustrierte Reaktion auf Enttäuschung und Kränkung und keine eigenständige Wahl, immer handelt es sich um eine "Flucht" aus bisherigen Lebensverhältnissen, selbst die Sublimierung ist ein Ausweichen. In leicht zu überlesenen Nebensätzen schreibt sie allerdings auch, dass es Frauen gebe, die wie befreit sich mit ganzem Herzen anderen Dingen zuwenden (ebd., S. 314) oder deren Leben in eine ruhige Abklärung übergeht (ebd., S. 327).

Therese Benedek schließt sich in ihrem Aufsatz "Climacterium: A Developmental Phase" (1950) im Wesentlichen an die Ausführungen von Helene Deutsch an. Sie begreift das Klimakterium als eine Entwicklungsphase, die mit der Menopause zusammenfällt oder ihr folgt, nicht aber unbedingt in einem kausalen Zusammenhang mit ihr steht. Dabei unterscheidet sie eine biologische und eine psychodynamische Sicht der Dinge. Von der Biologie her, so ist ihre Meinung, lässt sich nur schwer ein Konzept von Entwicklung vertreten, ist Älterwerden doch ein ungewollter und unwillkürlicher Prozess (Benedek 1950, S. 2). Unter dem Gesichtspunkt der Psychodynamik hingegen lässt sich durchaus von Entwicklung in diesem Lebensabschnitt sprechen. So kann die Anpassung an die veränderten Lebensumstände von Frauen auf regressive Art und Weise erfolgen, ebenso aber auch ein Voranschreiten beinhalten. Sie beruft sich auf empirische Studien und zitiert eine

Befragung, wonach 85 Prozent der Frauen das Klimakterium durchleben, ohne ihre tägliche Routine zu unterbrechen. In den restlichen 15 Prozent können die Symptome nicht als allein von der Menopause hervorgerufen betrachtet werden.

Wie Helene Deutsch ist auch Therese Benedek der Meinung, dass die in der Pubertät angelegte "Akzeptanz der weiblichen Rolle" herangezogen werden muss, um Antworten darauf zu bekommen, wie älter werdende Frauen mit dem Klimakterium umgehen. Diese Akzeptanz wiederum wird geprägt von der Mutter und deren emotionaler Haltung zur eigenen femininen Funktion und im Weiteren von den Meinungen und Vorstellungen der Gesellschaft, die im Patriarchat durch eine Mystifizierung der menstruierenden und der alten Frau beeinflusst sind. Je nachdem wie diese Prägung ausgefallen ist, verweist sie auf zukünftiges Erleben.

Dies gilt auch für die Sexualität. Wenn Frauen vorher empfindungsfähig waren, sind sie es auch während des Klimakteriums. Benedek betont, dass die Angst vor der Menopause kulturell bedingt ist (ebd., S. 6). Die diesbezüglichen Erwartungen von Frauen (und Männern gleichermaßen) sind hierbei entscheidend. Dabei sieht sie das Klimakterium des Mannes grundsätzlich verschieden durch die unterschiedlichen biologischen Funktionen der Geschlechter wie seiner kulturellen und gesellschaftlichen Stellung.

Benedek stellt folgende These auf: Der sexuelle Zyklus der Frau korreliert vollständig mit den unbewussten Emotionen, Bedürfnissen und Phantasien, allerdings ohne die Persönlichkeit bis in das Fetzte zu determinieren (ebd., S. 7). Das bedeutet, dass das Klimakterium nur *einen* Faktor zum übrigen Leben hinzufügt, es vermindert jenen Teil der personalen Integrität, der von den Geschlechtsdrüsenhormonen stimuliert wird. Das kann weitreichende Auswirkungen haben, wenn nämlich die Frau ihre diffuse Frustration nach außen gegen ihre Umwelt wendet.

Für diese gefühlte "innere" Frustration darf man aber nicht Veränderungen im Hormonzyklus verantwortlich machen, sondern muss sie auf eine mangelhafte Gefühlsentwicklung zurückführen. Wie Deutsch ist Benedek der Meinung, dass für die Frau eine tief eingeprägte Passivität und eine Tendenz zur Introversion charakteristisch sind. Ebenso dass die Rebellion der Pubertät sich noch einmal wiederholt, wenn die innere Frustration sich in aggressivem, feindseligem und regressivem Verhalten oder einer "reaktiven Depression" Bahn bricht.

Dieser Lebensabschnitt stellt neue Anforderungen an die Frau, die sie manchmal mit ihrem herkömmlichen Repertoire nicht meistern kann oder die ihrem Ich-Ideal entgegenstehen. Fang unterdrückte Wünsche drängen nach oben, Enttäuschungen und Verzweiflung können zunehmen. Anhand von zwei Fällen von klimakterischer Depression zeigt Benedek auf, wie die Anpassung an die von innen kommende Frustration fehlschlagen kann, wenn die

Anpassungsfähigkeit der Frau bereits vorher aufgebraucht und erschöpft ist, beispielsweise durch ein zu rigides Über-Ich.

Andererseits müssen pathologische Symptome nicht unbedingt auftreten. Durch den Rückgang der hormonellen Produktion werden emotionale Bedürfnisse desexualisiert, so dass Energien frei werden für Sublimierung und für die weitere Entwicklung der Persönlichkeit. Die Frauen wenden sich Dingen zu, für die sie früher keine Zeit hatten. Ihre Ängste, ihre Minderwertigkeitsgefühle und ihre Unsicherheit nehmen ab, die sexuellen Kämpfe mit dem anderen Geschlecht sind vorbei, sie können sich mit ihren Enkeln beschäftigen oder sozial-nachbarschaftlichen Aufgaben widmen. Die puritanische Frau ist für Amerika der "Heim-und-Mutter"-Typ schlechthin, so Benedek, mit einem unauslöschlichen Idealismus auch außerhalb der Familie in kommunalen und kulturellen Bereichen. Ein solches Leben verspricht hohe Befriedi- gung. Tatsächlich vervollständigt das Klimakterium die sexuelle Reife, betont Benedek. Sie beschließt ihren Aufsatz mit den Worten:

> Wenn die Frau erfolgreich die Anpassungsaufgabe ihres Klimakteriums absolviert hat, kann sie ein aktives Leben führen, das noch einiges an Ich-Befriedigung verspricht. Sie kann die Ernte ihrer früheren Arbeit einfahren, sie mag sich geliebt und als wichtig anerkannt fühlen in einer Familie, die nun als Teil ihrer selbst wächst, aber ohne Schmerz und Anstrengung; nebenbei gesagt, was immer sie mit ihren sublimierten Strebungen hervorbringt, es wird von ihr und anderen als 'Surplus', als Überschuss angesehen. Diese zusätzliche Genugtuung hält eine emotionale Zufriedenheit aufrecht und hilft, die regressiven Phänomene der bevorstehenden Erschöpfung vitaler Energien im Alterungsprozess auszubalancieren (ebd., S. 25; Übersetzung E.P.).

Wie weibliche Familienmitglieder, insbesondere die Mutter, als Vorbilder auf die Vorstellungen vom Älterwerden einwirken, wird anschaulich von einer 47-jährigen Frau beschrieben, die sich - durch eine Psychotherapie - neue Vorbilder gesucht hat. Sie lebt in einer Partnerschaft und ist berufstätig (Apothekerin).

> FALLVIGNETTE 4: Von den mütterlichen weiblichen Vorfahren her war meine Sicht auf das Älterwerden immer etwas belastet: Die Mutter meiner Mutter (1896-1971) baute sich - nach dem Tod des Ehemannes (1944), Ausbombung, Nervenzusammenbruch - mit gut 50 Jahren kein "eigenes" Leben mehr auf, sondern ging in ein Altersheim. Dort lebte sie noch über 20 Jahre.
>
> Meine Mutter sagte stets, ab ihrem 40. Lebensjahr sei es ihr "schlecht" gegangen, und ich - damals fünf, sechs Jahre alt - habe sie als oft kränkelnd in Erinnerung. Nachts lag sie lange wach, tagsüber öfter schon

vormittags auf dem Sofa im "guten" Wohnzimmer. Der Arzt kam immer wieder ins Haus. Sie ging zu längeren Erholungsaufenthalten, ohne dass je eine Besserung eintrat. Seit dieser Zeit nahm sie Psychopharmaka.

Gerne wäre sie wohl noch einmal arbeiten gegangen, später sagte sie öfter: "... und wenn nur als Verkäuferin beim Bäcker", denn sie hatte keine eigentliche Berufsausbildung. Aber sich für diesen Wunsch tatkräftig einzusetzen, fehlten ihr Mut und Unterstützung meines Vaters, der - entsprechend dem Zeitgeist - stolz darauf war, seine Familie alleine ernähren zu können. Er verstand es nicht, was sie so unzufrieden machte. Als Jugendliche wäre meine Mutter wohl gern Handarbeitslehrerin geworden. Das erlaubten aber ihre Eltern der ältesten Tochter nicht, stattdessen sollte sie nach kurzer Ausbildung im Hotelfach im elterlichen Ausflugsrestaurant mithelfen. Im Alter hat sie dann noch manchen "Bastelkurs" besucht. Ihr Haus war angefüllt und übervoll mit ihren kleinen Werken. Sie nahm immer Naturmaterialien, getrocknete Blumen, Früchte, so dass ihre Arbeiten nie kitschig aussahen. Obwohl ich sie immer bestärkte und tröstete, dass jedes Künstlers Atelier voll und übervoll mit seinen Werken sei, empfand ich selbst es doch als Ausdruck ihrer inneren Not, von Einsamkeit und ungelebtem Leben. Als junges Mädchen hatte sie anscheinend viel gelesen, später fand sie nicht mehr den Weg zum Lesen, sie habe keine Ruhe dazu, sagte sie immer.

Von den Frauen der väterlichen Linie kam nur die Mutter meines Vaters über das mittlere Lebensalter hinaus: Sie wurde 90 Jahre alt und starb, als ich etwa fünf Jahre alt war. Ich habe nur schemenhafte Erinnerungen an sie. Aber beeindruckt hat mich, dass sie bis zuletzt, schon fast blind und sehr schwerhörig, noch immer über das Radio versucht hat, am Geschehen in der Welt teilzunehmen. Sie hatte das Glück, im Hause meines Onkels, der Priester war, bis zuletzt mitversorgt werden zu können.

Mit heute 47 Jahren erlebe ich wohl seit etwa drei Jahren die ersten Vorboten der Wechseljahre. Es begann, dass ich öfter nachts einige Stunden vor Einsetzen der Periode heftige Kopfschmerzen bekam. Inzwischen gibt es auch immer wieder stechende Schmerzen in den Eierstöcken, hin und wieder verkürzte Zyklen und vor allem häufig Symptome des prämenstruellen Syndroms. Neu sind Schmerzen in den Händen, die das Zufassen erschweren. Manchmal überfällt mich - anscheinend grundlos - tiefe Zerschlagenheit und Schwermut, ich suche nach Auslösern, und erst zuallerletzt fällt mir ein, nach dem Stand des

Monatszyklus zu schauen, und tatsächlich: kurz vor der erwarteten Periode.

Diese Schwankungen in der körperlich-seelischen Befindlichkeit entlang dem Monatszyklus sind neu für mich. Ich hatte mein Leben lang keinerlei Einschränkungen im Zusammenhang mit dem Zyklus. Die Monatsblutung selbst habe ich oft vergessen, bis sichtbare Spuren mich an sie erinnerten. Aber noch zögere ich, diese Symptome eindeutig den bevorstehenden Wechseljahren zuzuordnen, denn ich kann auch stets Zusammenhänge zu genereller Lebensanspannung ausmachen. Sie treten auch nicht in jedem Zyklus auf. Manchmal denke ich, ob alle diese Symptome auch dadurch mitbedingt sind, dass der Körper insgesamt mehr Raum in meinem Leben einnimmt und ich mehr auf ihn achte. So spüre ich seit einiger Zeit ein großes Verlangen nach Zeit, Ruhe, genügend Schlaf und Besinnlichkeit. Im Berufs- und Freundeskreis gelingt es mir schon etwas besser, Angeboten gegenüber mutig auch einmal "Nein" zu sagen. In der langjährigen Partnerschaft fällt es mir noch schwer, zu emotional-körperlichen Schwächesituationen zu stehen. So traue ich mich erst seit kurzem, meinem Partner Wünsche nach Unternehmungen oder Miteinanderschlafen abzuschlagen und meine tatsächliche Befindlichkeit einzubringen. Ich ringe immer noch nach Formulierungen, die ihm nicht unbedingt die platte Assoziation "Frau in den Wechseljahren" suggerieren. So sage ich z.B.: "Ich habe heute keine rechte Kraft", oder: "Die Biologie ist heute dagegen, aber ein andermal gern".

Denke ich an meine Pubertät zurück, so war ich damals in eine große Krise geraten (Magersucht). Heute hoffe ich manchmal, gestützt durch Freunde, Partner, Beruf und Lektüre, dass ich diese nun bevorstehende neue Umstellung besser als damals bewältigen und mich möglicherweise sogar noch von manchen Fesseln befreien könnte - wie das Eintreten in eine "zweite Jugend".

Dafür, dass mit dem Älterwerden im Gegensatz zu den Bildern aus meiner engsten Familie doch auch manche neue Lebensmöglichkeit verbunden sein kann, steht mir z.B. immer Lou Andreas-Salome vor Augen, die mit 51 Jahren die Kraft und Energie hatte, sich einen ihr ganz neuen "Kontinent", die Psychoanalyse, zu erobern.

3.1.2 Revidierte Auffassungen zur Menopause

Karen Horney (1885-1952), in Hamburg geboren, eröffnete in den 20er Jahren in Berlin eine psychoanalytische Praxis und übersiedelte 1932 in die USA, wo sie das American Institute of Psychoanalysis in New York leitete.

Horney wird nicht dem engeren Kreis der Psychoanalyse zugerechnet, sondern der Neopsychoanalyse.

In ihrer Praxis hatte sie viel mit Frauen zu tun, so dass sie bereits früh die Freudschen Behauptungen über die weibliche Psychologie überprüfen konnte. In dem Sammelband *Die Psychologie der Frau* (dt. 1977) sind ihre diesbezüglichen Vorträge und Aufsätze aus den Jahren 1922 bis 1936 vereint. Schon 1922 stellte sie die Bedeutung des Penisneids als ausschlaggebend für die Unzufriedenheit der Frau mit ihrer weiblichen Rolle in Frage; 1926 wies sie auf die Tragweite der "männlichen Kultur" für die psychosexuelle Entwicklung der Frau hin und nannte den Kastrationskomplex eine sekundäre Reaktion auf die gesellschaftliche Überbewertung des Mannes; 1930 erklärte sie das Misstrauen zwischen den Geschlechtern nicht allein aus der psychosexuellen Entwicklung, sondern gleichermaßen aus natürlichen Selbstbehauptungswünschen, die durch schmerzliche und kränkende Erfahrungen übergroß wurden. Ihr Bestreben war, die kulturellen und sozialen Einflüsse ebenso zur Klärung der Neurose heranzuziehen wie biologische Wirkungen.

Zum Thema Menopause und Klimakterium äußert sich Horney in diesem Band nicht, so dass hier nicht weiter auf sie eingegangen werden muss. Sie ist aber interessant und wichtig, weil sie mit freundlicher Unerbittlichkeit nach Beweisen für die psychoanalytischen Behauptungen und Hypothesen verlangte. Ihr Vorgehen ist - neben ihren tiefenpsychologischen Intentionen - im Wesentlichen soziologisch, wobei sie das gesamte Spektrum der Möglichkeiten und Reaktionen im Auge hat.

Ihrer Meinung nach werden den Frauen ihre Befriedigungsmöglichkeiten häufig erschwert, ihre Lust und Freude werden gehemmt, ihr Ehrgeiz und Wunsch nach Selbstbehauptung verdrängt. Diese Schwierigkeiten spitzen sich mit zunehmendem Alter zu. Ab 30 Jahren wird anhaltender Misserfolg in der Liebe als fatal empfunden, weil eine befriedigende Beziehung schleichend immer unwahrscheinlicher wird. Auch die ökonomische Abhängigkeit vom Mann wird mit den Jahren zur Last, wie die Leere im Arbeits- und Leistungsbereich immer stärker empfunden wird. Der Glaube an die eigenen Fähigkeiten ist damit erschüttert.

Eigentlich sind ältere Frauen verpflichtet, den jüngeren Frauen ihre Lebenserfahrung mitzuteilen, zitiert Germaine Greer Karen Horney. Vor allem müssten sie dies aussprechen:

> Erstens: Ich (und kein anderer) bin für mein Leben, für mein Reifen als menschliches Wesen und für die Entwicklung meiner Begabung verantwortlich. Es nützt nichts, sich einzubilden, dass andere mich unterdrücken. Wenn sie es wirklich tun, dann ist es an mir, dagegen anzugehen.

> Zweitens: Ich (und kein anderer) bin für das verantwortlich, was ich denke, fühle, sage, entscheide. Es ist Schwäche, andere dafür verantwortlich zu machen, und es macht mich schwächer. Es ist zwecklos, anderen die Schuld zu geben, denn ich (und kein anderer) muss die Konsequenzen für mein Leben und mein Handeln tragen (Horney zit. in Greer 1991, S. 439).

In ihrem Aufsatz *A Revised Psychoanalytic View of Menopause* (1996) diskutiert die amerikanische Psychoanalytikerin Sandra Bemesderfer die Grundannahmen der Psychoanalyse zur Menopause, wie sie durch Sigmund Freud, Helene Deutsch und Therese Benedek dargelegt wurden. Zu ihnen zählt sie auch R. Lax, die psychologische Größen wie das Selbstbild, das Ich und deren Interessen heranzieht, um die psychologischen Reaktionen der Frau auf physiologische Symptome wie Hitzewallungen und Herzrasen zu verstehen:

> Die Art und Weise, wie die Frau auf das Klimakterium reagiert, hängt ab von der Schwere ihrer physiologischen Symptome, ihren früheren Erfahrungen, ihren internalisierten Objektbeziehungen, ihrer psychischen Struktur, der Stärke ihres libidinösen Engagements, der Größe ihrer konfliktfreien Ich-Sphäre, der Beschaffenheit und Stärke ihrer Ich-Interessen, dem Ausmaß ihres gesundheitlichen Narzissmus, der Ausgestaltung ihrer aktuellen Objektbeziehungen und ihrer familiären und sozialen Umgebung (Lax zit. in Bemesderfer 1996, S. 354; Übersetzung E.P.).

Obwohl jede Frau unterschiedlich reagiert, erscheinen auch Lax negative psychische Reaktionen als unvermeidbar, so dass vor allem Depression zu erwarten sei. Die meisten Frauen würden das Klimakterium als einen "narzisstischen Überfall" erleben, auf den sie mit Scham und Verlegenheit reagieren. Die in der Jugend narzisstisch angestrebten Ziele und Erwartungen würden oftmals mit dem kontrastieren, was tatsächlich erreicht wurde, und zu einem inneren Ungleichgewicht führen. Die Diskrepanz zwischen dem gewünschten Selbstbild und dem tatsächlichen Status sei der Hauptgrund für Depression. Je nach sozioökonomischem Milieu kann sich Lax allerdings auch einen guten Ausgang der schwierigen Zeit vorstellen. Wenn die Frau in einem Prozess der Trauer Abschied nimmt von dem gewünschten Selbstbild ihrer Jugend, kann ein sinnvolles Leben zurückerobert werden. Vielleicht schafft sie es, sich mit einer Vorstellung von Matriarchat zu identifizieren, das von Generativität, Generosität und Mitgefühl geprägt ist (ebd.)

Bemesderfer wendet sich vor allem gegen die Sicht, dass das Klimakterium notwendigerweise mit Depression einhergeht. Da Klimakterium und der Prozess des Alterns nur schwer auseinander zu halten seien, käme es hier vielleicht zu einer Vermischung. Neuere empirische Untersuchungen würden jedenfalls die Grundannahmen einer depressiven Reaktion widerlegen. Diese

Untersuchungen belegen, dass weit mehr Frauen zwischen 20 und 30 Jahren unter Depressionen leiden als Frauen in der Menopause. Es seien nicht mehr als ungefähr zehn Prozent, die diese Zeit als außerordentlich belastend empfinden würden (ebd., S. 351f.).

Für Bemesderfer ist die Menopause eine Entwicklungsphase, in der physiologische Veränderungen zusammenfallen mit Veränderungen des bewussten und unbewussten Selbstbildes und Phantasien. Zu dem von Helene Deutsch propagierten klassischen phallischen Kastrationskomplex muss ihrer Meinung nach noch die weibliche Kastrationsfurcht hinzugefügt werden, die Teil der normalen weiblichen Entwicklung sei. Sie beruft sich auf neuere Untersuchungen über die Entstehung von Geschlechteridentität (Harris 1990), die nahe legen, Freuds Vorstellungen vom Beginn der weiblichen Entwicklung mit Entdeckung der Penislosigkeit zurückzuweisen.

Die neue Sicht einer primären weiblichen Entwicklung geht von einer Identifikation des Mädchens mit der Mutter aus, die in der Pubertät noch verstärkt wird. Die erste Menstruation ist ein positives Erlebnis, weil die junge Frau von den vorpubertären Erwartungen oder Befürchtungen erlöst wird, ob sie wohl eine erwachsene Frau wie ihre Mutter werden wird. Auch wenn die Analogie Pubertät und Menopause nicht überstrapaziert werden darf, geht nach Bemesderfer die Frau in der Menopause durch eine ähnliche Selbstprüfung hindurch. Beiden Phasen gemeinsam sind weiter die ungleichmäßige Hormonproduktion, labile Gefühlszustände, Gewichtszunahme, Veränderungen der Brüste, Hüften und Gesäß sowie der äußeren Erscheinung überhaupt, und intensives Träumen. Vorrangig werden die beiden Phasen von diesen Symptomen her diskutiert (ebd., S. 356). In ihnen werden Phantasien über das sexuelle Funktionieren angestoßen, in der Pubertät über den Beginn, in der Menopause über das Sistieren der Menstruation und damit der Gebärfähigkeit.

Die erste Menstruation ist für die junge Frau die Gewähr dafür, dass ihr Körper arbeitet, wie er soll, und dass ihre Furcht, asexuell oder unweiblich zu sein, grundlos ist. Der Frau in der Menopause kommen Phantasien einer Leere in ihrem Körper, wo einst die Eierstöcke arbeiteten. Bemesderfer will das in dem Sinne verstanden wissen, dass Frauen sich im Verlaufe ihres Lebens an den biologischen Rhythmus der monatlichen Blutung, die jeweils einen Anfang, eine Mitte und ein Ende hatte, gewöhnt haben, an ein "Füllen" und "Leeren". Die Menopause erzeugt nun einen Zustand der permanenten Leere ohne Aussicht des Füllens für die Zukunft. Hier ordnet sie die Schwangerschaftsträume einer kinderlosen Frau ein. Konfrontiert mit der Realität, dass die Menstruation zu Ende war, begann sie Phantasien zu entwickeln, wie sie diesen Innenraum durch neue Interessen und Arbeiten füllen könnte (ebd., S. 357f.).

Als weitere Gemeinsamkeit von Pubertät und Menopause wird im Allgemeinen die verstärkte Identifikation mit der Mutter genannt. Beim Durcharbeiten der Erinnerungen an die Mutter und der unbewussten Identifikation mit ihr wird den meisten Frauen bewusst, dass die Menopause und die Menstruation ein zentraler Teil dessen sind, was es heißt, eine Frau zu sein. So gesehen sind Menopause und Menarche Bestätigung des weiblichen Identitätsgefühls. Mit dieser Auffassung wird eine Frau das Aufhören der Blutungen als Teil ihres Lebens begreifen, und es unnatürlich und störend empfinden, wenn dieser Wechsel nicht erfolgen würde (ebd., S. 358). Frauen gewinnen, so ist die Auffassung von Bemesderfer, in der Menopause an Kreativität und Gefühlsreichtum (ebd., S. 352).

Die Psychoanalytikerinnen Claudia Sies und Veronica Nestler kritisieren in ihrem Aufsatz *Soll und Haben. Die Wechseljährigen zwischen Illusion und Wirklichkeit* (1992) die "etablierte männliche Psychoanalyse", die sich sträubt, neuere Überlegungen von Psychoanalytikerinnen zur Kenntnis zu nehmen oder gar als wertvoll anzusehen. Die alten, auf Freud zurückgehenden Theorien vom Penisneid, dem Kastrationskomplex und der moralischen Unterlegenheit der Frau empfinden Sies/Nestler als entwertend.

Die psychosoziale und physische Situation der Frau in den Wechseljahren sei zwar durch eine Vielzahl von inneren und äußeren Herausforderungen und Konflikten gekennzeichnet, zur Krise kommt es ihrer Meinung nach aber nur, wenn die Entwicklung zur Weiblichkeit steckengeblieben ist, d.h. wenn bestimmte "Triebreifungsschritte" in der oralen, analen oder ödipalen Erlebnisweise nicht erfolgt sind und die genitale Position nicht erreicht wurde (Sies/Nestler 1992, S. 367f.).

Sie rekapitulieren die (männlichen) Vorurteile, die die Menopause für ein Zeitalter des Verlustes und der Regression halten, und setzen dem die Relativierung entgegen, dass die Einstellung zu den menopausalen Phänomenen von der Interessenlage des Betrachters abhängig ist. Sie machen darauf aufmerksam, dass es in diesem Lebensabschnitt bei Mann und Frau gleichermaßen zu einer messbaren Abnahme geschlechtsspezifischer Hormone kommt. Das dadurch entstehende Ungleichgewicht von Sympathikus und Parasympathikus bewirkt kardiovaskuläre und vasomotorische Symptome, die bei Männern wie Frauen ähnliche körperliche Auswirkungen haben und seelische Konflikte verschärfen können. Wie Untersuchungen ergeben haben, klagen Männer sogar signifikant häufiger über Beschwerden aus dem klimakterischen Formenkreis (u.a. Hitzewallungen, rasche Erschöpfbarkeit, gesteigerte Reizbarkeit, Kreuzschmerzen) als Männer zwischen 35 und 44 bzw. 55 und 65 Jahren (ebd., S. 369). Während bei Frauen diese Symptome mit dem weiblichen Klimakterium und Krankheit in Verbindung gebracht werden, wird den Männer empfohlen, Sport zu treiben, Vitamine zu nehmen und sich gesund zu ernähren.

> Uns scheint es so, als hätten sich Frauen und Männer unter patriarchalen Strukturen auch für dieses Alter unbewusst darauf geeinigt, dass der Mann weiterhin seine lineare, aufwärtsstrebende Entwicklung verfolgen kann (er ist in den "besten Jahren"), die Frau daran partizipiert, selbst aber Container für Defizit, Verlust, Krankheit und Tod (gemessen an eigenem Idealzustand von Unversehrtheit und Lebendigkeit) bleibt (ebd.).

In der Auffassung des weiblichen Klimakteriums als defizitären und beschädigten Status, sehen Sies/Nestler die nicht zu unterschätzende Gefahr, dass Frauen zu "Objekten ärztlicher Fürsorge" werden. Ihrer Meinung nach sind Frauen durch die Erfahrungen mit Menstruation und Geburt geradezu prädestiniert, mit den klimakterischen Veränderungen besonders gut fertig zu werden. Gelingt es ihnen nicht, muss der Faktor der Rollenzuschreibung und gesellschaftlichen Erwartung von "seelischer, körperlicher, geistiger Irritation und Kränklichkeit" als Reaktion der Frau im Klimakterium mitberücksichtigt werden (ebd., S. 371). Zwecks "Wiederherstellung" suchen sie die Hilfe des Arztes, verbleiben damit aber oft in "schutzbietender Abhängigkeit" der gängigen Meinungen.

Sies/Nestler diskutieren speziell die Theorie von Melanie Klein, wonach die klimakterische Frau absolute Werte wie Unversehrtheit und Vollkommenheit wiederherstellen muss. Diese Auffassung lässt sich aber nicht halten, so Sies/Nestler, weil es keine absoluten stabilen und unveränderlichen Objekte gibt, so sehr man es sich auch wünschen möge.

Die Kleinsche Theorie sei nur eine Variante des Freudschen Defizit- Modells. Statt einem Ideal von (weiblicher) Vollkommenheit nachzujagen, sollte die Frau dieses Ideal in Frage stellen. Zur Realität gehöre nun einmal Beschädigtes, Verletztes, Altes und Krankes. Die Diskrepanz zwischen Ich- Ideal und Wirklichkeit könnte sogar ein "Spannungspotential für weitere Entwicklung" sein (ebd., S. 375). Frauen leiden im Klimakterium, weil sie an früheren Lebensphasen und den damit verbundenen Erwartungen und Ansprüchen festhalten. Sie können sich nicht auf die reale Situation einstellen. "Wäre es nicht besser, die *Ideale* in Frage zu stellen als die *Realität* der Wechseljährigen daran anpassen zu wollen?", ist die Frage, die Sies/Nestler stellen (ebd., S. 385). Sie geben gleichzeitig die Antwort: Wenn die Idealisie- rungen zurückgenommen werden, verringert sich auch die Entwertung der Frau im Klimakterium. Auf diese Weise könnten sich neue Entwicklungsmöglichkeiten eröffnen.

Die Schweizerinnen Andrea Hettlage-Varjas und Christina Kurz suchen in dem Aufsatz *Von der Schwierigkeit, Frau zu werden und Frau zu bleiben. Zur Problematik weiblicher Identität in den Wechseljahren* (1995) vor dem Hintergrund der bisherigen psychoanalytischen Debatte die Revision der Freudschen Weiblichkeitstheorie und neuere Weiblichkeitskonzepte in die psychoanalytische Konflikt- und Triebpsychologie zu integrieren. Dieser Ansatz soll Gewähr bieten, das Klimakterium weder zu pathologisieren noch es im Sinne der Verleugnung von Ängsten und Verlusten zur konfliktfreien Zone zu erklären. Wobei insbesondere das letztere ein Vorwurf ist, den sie den beiden Autorinnen Sies/Nestler in ihrem feministisch orientierten Diskurs machen. Sie verstehen die Wechseljahre (Klimakterium) als

> eine bedeutsame Entwicklungsphase im Leben der Frau, in der wegen einschneidender körperlicher, psychischer und sozialer Ereignisse ihre körperliche, psychische und soziale Identität durch eine Krise erschüttert wird. Diese Krise, die von intensiven, vielfältig widersprüchlichen Triebregungen, Vorstellungen, Erinnerungen, Gefühlen und Realerfahrungen begleitet ist, veranlasst die Frau, ihr bisheriges Selbstverständnis in Frage zu stellen und neu zu organisieren (Hettlage-Varjas/Kurz 1995, S. 906).

Insbesondere die Erschütterung der Geschlechtsidentität (vergleichbar der Adoleszenzkrise, ebd., S. 922) sehen die Autorinnen als Auslöser dieser Krise. Sie betonen aber, dass das Erleben der Sexualität ein wichtiger Organisator des Identitätsgefühls der Frau bleibt und die Wechseljahre kein Grund sind, die Sexualität aufzugeben. Noch bedeutsamer erscheint ihnen aber für die Belastungen im Klimakterium das partielle Zusammenfallen von "individuellen Befürchtungen" und von "sozialen Vorurteilen". Sie untersuchen speziell die Vater-Mutter-Kind-Dynamik (vorrangig auch die Rolle des Vaters als Identifikationsfigur), die in der Pubertät verdrängt wird und in den Wechseljahren wieder aufbricht.

Die Autorinnen entwerfen das Bild einer vom Mann abhängigen, in ihrer Entwicklung behinderten, entfremdeten, zwiespältigen und unter Anpassungsdruck stehenden Frau. Diese ihr von der Gesellschaft aufgezwungenen Eigenschaften verschärfen sich in den Wechseljahren; die Frau um 50 wird in die ödipalen und adoleszenten Situationen und ungelösten Konflikte zurück- geworfen. Sie kann nichts anderes als beschädigt sein, wenn Idealisierung des Vaters und Entwertung der Mutter nicht bewältigt wurden.

Die ganze Problematik der Weiblichkeit wird nach Hettlage-Varjas/Kurz vor dem Hintergrund der Wechseljahre transparent, entscheidende subjektive, kulturelle und soziale Fragen werden sichtbar. Dabei wird nicht nur die bisherige Identität in Frage gestellt, sondern ebenso die wichtigsten kulturellen Werte, nach denen Frauen ihr Leben leben und ihre Erfahrungen einordnen. Folgende Problemkreise sehen sie für die Wechseljahre als relevant an, die ihrer Übersichtlichkeit wegen im Ganzen zitiert werden sollen:

> a) Die spezifisch weiblich-biologischen Verluste

Das Aufhören der Menstruation und das Ende der möglichen Mutterschaft sowie andere körperliche Veränderungen (Symptome) haben vielfältige psychische und soziale Bedeutungsinhalte.

b) Die gehäuften realen Trennungen und Objektverluste

Der Auszug der Kinder aus dem Elternhaus, Krankheit und Tod der eigenen Eltern und anderer wichtiger Bezugspersonen werden häufig als existentielle Bedrohung erlebt.

c) Die Auseinandersetzung mit der Tatsache des Alterns

Das Ausgeliefertsein an die Conditio humana bekräftigt die Zeichen der eigenen Verletzlichkeit, des eigenen Zerfalls und der eigenen Sterblichkeit.

d) Die Veränderungen des sozialen Ortes und der sozialen Rolle

Der gesellschaftliche weibliche Lebensentwurf wird zu einem randständigen. Für die Frau ist von den Wechseljahren an keine eigenständige soziale Rolle, keine soziale Funktion mehr vorgesehen.

e) Die Wiederbelebung der kindlichen und adoleszenten Konflikte

Die frühen Erfahrungen der Individuations-, Ödipus- und Adoleszenzkonflikte werden thematisch wieder aufgegriffen und verlangen nach neuen Lösungen (ebd., S. 926).

Ohne Frage wird in diesen sich einander bedingenden Problemkreisen die Komplexität des Wechseljahrsgeschehens deutlich. Die gegenwärtige Kultur hat bislang kaum geeignete Mittel formuliert, der alternden Frau ihre konflikthafte Situation zu erleichtern. So wird sie in den Wechseljahren in ihrer Suche nach einer neuen Selbstdefinition mehr oder weniger allein gelassen.

In diesem Sinne sehen Hettlage-Varjas/Kurz die Wechseljahre als eine Übergangsphase weiblicher Selbst-Werdung. Die mannigfaltigen Veränderungen stellen die Frau vor die schwierige und zentrale Aufgabe, die "absteigende Lebenslinie" des Alterungsprozesses mit den "Entwicklungsmöglichkeiten" einer neuen Lebensphase zu verbinden (ebd., S. 934). Die aktuell veränderte Wirklichkeit bringt sie in eine Identitätskrise, die sie im optimalen Fall zwingt, ihre individuelle und kulturelle Lebensgeschichte aufzuarbeiten und neu zu deuten. Eine psychoanalytische Therapie kann helfen, einige Aspekte geheimer und unheimlicher Weiblichkeit aus der Verdrängung zu befreien. Spätestens in den Wechseljahren, so ist die Auffassung der Autorinnen, muss die Frau den sozialen Tod aushalten, will sie wirklich eine eigene Identität entwickeln.

Auf den konkreten Fall bezogen, beschreibt eine Frau (58 J. alt, verheiratet, als Therapeutin tätig) diese Zeit sehr treffend als ein "Umbauen ihres

Lebens und Körperbildes". Durch ihre Ausführungen wird deutlich, dass eine bewusste Auseinandersetzung Raum benötigt.

FALLVIGNETTE 5: Mein Erleben des Klimakteriums unterscheidet sich in eine Zeit vor und eine Zeit nach der Menopause. Die Menopause trat überraschend früh bei mir ein, mit 44 Jahren. Außerdem hörten die Menstruationen ziemlich abrupt auf, mit wenigen Pausen und vorherigen Veränderungen in der Stärke. Somit nahm ich in den Jahren zuvor nicht wahr, dass ich schon im Klimakterium sein könnte. Ein Vorbild für den Umgang mit dieser Umstellungszeit (z.B. aus der Familie) hatte ich nicht, da ich in meiner Jugend keine älter werdenden Frauen in meiner Umgebung erlebt habe. Auch starb meine Mutter schon mit 41 Jahren. Sie schien mir sehr zart und schön, während ich körperlich wie mein Vater wirkte, also robuster. Dazu passt vielleicht auch, dass ich keine klimakterischen Beschwerden bemerkte. Aber wer erwartet die schon mit Ende 30!

Ein Symptom, das allerdings schon einige Jahre vor der Menopause auftrat, war mein "Wattekopf". Das brachte ich aber noch nicht mit hormonellen Veränderungen in Zusammenhang, sondern mit Anforderungen im Beruf. Schweißausbrüche, wie viele Frauen sie hatten, habe ich dagegen nicht gehabt. Worunter ich aber sehr litt, waren Schmerzen bei der Sexualität. Die Scheidenschleimhaut entzündete sich leicht. Aufgrund dieser Symptomatik - Salben halfen nicht - und der Osteoporose-Gefahr bei derartig früher Menopause entschied ich mich dann nach Empfehlung durch den Gynäkologen, für einige Jahre Hormone zu nehmen. In den jeweiligen hormonfreien Tagen hatte ich nun ein Stimmungstief, was schon mit Beginn der Progesteron-Beigaben langsam begann und in der östrogenfreien Zeit am stärksten war. Am besten schien es mir stim- mungsmäßig zu gehen, wenn ich die Hormone eine Zeitlang absetzte.

Nach der Bestätigung, nun im Klimakterium zu sein, konnte ich diese Begleiterscheinungen zunehmend als körperlich bedingt akzeptieren. Das entlastete mich. Ich kannte nur in der Pubertät prämenstruelle Beschwerden, danach nicht mehr, musste mir daher während der Menstruation auch keinen Schonraum zugestehen. Nun musste ich mühsam entdecken, dass dicker Kopf und gedrückte Stimmung (die zunächst mit Selbstkritik und Selbstanklagen über Unfähigkeit einhergegangen waren, für die der Kopf oder die Ermüdung ein Beweis zu sein schienen) einen Rückzugs- und Erholungswunsch anzeigten, dem ich Folge leisten musste, um mich wieder ausgeglichener und stabiler zu fühlen.

Ich erinnere mich, dass ich, als ich ein Jahr nach der Menopause die Dissertation abgab, zunächst sehr erleichtert war und mir eine ruhigere

Zeit wünschte. Diesen Wunsch las ich später in der Literatur als legitimen Ausdruck der Frau im Klimakterium, um diese "Leitersprosse" bewusster bewältigen zu können. Aber es kam anders. Nach vier Monaten anstrengender Renovierungszeit zogen wir um. Mein Mann hatte einen schweren Unfall. Hinzu kamen Konflikte im Freundeskreis. Außerdem begann mein Mann eine weitere Ausbildung, hinter der ich lange Zeit nicht stand. Die Zukunft schien mir vernagelt und ich war oft verzweifelt. Ich phantasierte mich dann manchmal in eine andere Stadt, indem ich Stellenanzeigen las.

In dieser Zeit wurden mir Spaziergänge, Schwimmen, Wandern, Lektüre und Gedanken sehr wichtig. Während dieser Mußestunden ging es mir sehr gut. Auch neue Landschaften kennen zu lernen wie die von Hiddensee und Rügen und die kanarische Insel La Palma wirkte belebend in diesen Jahren. Und in der Partnerschaft und in Kontakten machte ich zunehmend die Erfahrung, unabhängiger und weniger verletzlich zu sein. Die Beziehung zu meinem Mann erwies sich als tragfähig, auch fachlich konnten wir wieder die Brücke schlagen.

Durch das frühe Klimakterium setzte eine schmerzliche Auseinandersetzung mit meiner Kinderlosigkeit ein. Mit 44 Jahren war ich nun endgültig damit konfrontiert, dass dies keine Möglichkeit mehr für mich sein würde. Das machte mich manchmal traurig. Seit einiger Zeit scheinen wir - auch mein Mann - damit abgeschlossen zu haben und sehen andere Formen des Engagements in unserem Leben. Die äußeren Anforderungen wichen währenddessen von der herkömmlichen Frauenrolle ab. Ich hatte mir meinem 50. Geburtstag als Ziel gesetzt, langjährige Verpflichtungen aufzugeben und Neues zu probieren. Das ist mir auch gelungen. Ich war froh über andere Formen der Generativität wie Vorträge, Supervisionen und Gruppentherapien.

Was sich im Klimakterium noch veränderte war mein Körpergefühl. Zeitweise lehnte ich meinen Körper ab. Ich empfand ihn dann als "the lumpy body of a middle-aged woman". (Dass ich hier gesellschaftliche Vorurteile gegenüber der älter werdenden Frau gegen mich selbst wendete, ist mir deutlich, und außerdem sah ich sicher nicht „lumpy = massig, schwerfällig“ aus). Aber ich hatte ohnehin eine längere Entwicklung absolvieren müssen, etwa bis Anfang 30, um meinen Körper gut anzunehmen. So fiel ich vorübergehend auf ein altes Selbsturteil, nämlich zu dick zu sein, zurück. Während ich aber zuvor dabei immer normalgewichtig war, nahm ich nun tatsächlich in den Jahren nach der Menopause 6 kg zu, obwohl ich nicht anders aß als zuvor und mehrmals wöchentlich Sport trieb. Offensichtlich hatte sich mein Stoffwechsel verändert, wie man ja inzwischen auch von dieser Lebensphase weiß.

Da ich mich im Klimakterium stark auf mich selbst zurückgeworfen fühlte, suchte ich nach Verbündeten in der Literatur. So suchte ich auch die Werdensgeschichte von Frauen und ihre gesellschaftliche Situation tiefergehend zu verstehen. Durch dieses persönliche Interesse und durch Patientinnen wurde ich auf das Thema "Ess-Störungen" als psychosoziales Problem aufmerksam und begann es gründlich, u.a. auch mit Kolleginnen zu erforschen. Dadurch lernte auch ich, Esssituationen sehr bewusst wahrzunehmen. Das half mir zu entscheiden, welche Nahrungsmittel ich brauchte und welche nicht. Dadurch habe ich ohne jegliche Diät (Diäten gelten ja als Auslöser für eine Ess-Störung) mein altes Gewicht wieder erreichen können. Seither fühle ich mich körperlich sehr viel wohler. Mein jetziger Körper passt einfach mehr zu mir. Wahrscheinlich brauchte ich die Gewichtszunahme auch, um die Lebensumstellung, die während des Klimakteriums von mir gefordert wurde, zu bewältigen.

3.1.3 Zusammenfassung

So unterschiedlich die psychoanalytischen Konzepte der Wechseljahre sind, betrachten sie doch alle diese Phase als ein wichtiges Stadium. Es versteht sich, dass die klassisch-psychoanalytische Argumentation der Menopause (Freud, Deutsch, Benedek) als „Rückbildungsphase", „Abstieg" oder Betonung des Verlust- und Abbau-Aspektes körperlicher und sozialer Potenzen heute einer differenzierteren Sichtweise gewichen ist. Vor dem Hintergrund einer biologistischen und im patriarchalischen Denken verhafteten Weiblichkeitstheorie mussten auch die Annahmen über die Wechseljahre in eine Schieflage geraten.

Über lange Zeit waren dabei die Annahmen von Helene Deutsch sowohl bestimmend als auch Gegenstand der Kritik. Nach Auffassung von Paul Roazen (1989) sind vielen Kritikerinnen aber die Unterschiede von Deutsch und Freud und die zwischen Deutschs Aufsätzen von 1925 und 1944/45 entgangen. „Im Laufe der Zeit und als kulturelle Veränderungen mehr und mehr zeigten, wie überholt viele ihrer früheren Vorstellungen waren, fuhr sie fort, ihre Denkweise dem Neuen anzupassen" (Roazen 1989, S. 345). In dem Buch *Freuds Liebling Helene Deutsch* arbeitet Roazen die feinen, oft unausgesprochenen Unterschiede zu Freud heraus und bemerkt, dass sich Deutsch mit der *Psychologie der Frau* (1944/45) von einer orthodoxen Position deutlich entfernt hat (ebd., S. 348).

Im Vergleich zu Karen Horney, die zur gleichen Zeit wie Helene Deutsch aktiv als Psychotherapeutin und Autorin tätig war, bleibt Deutsch jedoch in der psychoanalytischen Theorie mit all ihren Vorurteilen und unbewiesenen Hypothesen verhaftet, die Horney schon in den zwanziger Jahren souverän bloßgelegt und diskutiert hat. Horneys Gedanken haben bis heute nichts von ihrer Aktualität eingebüßt, dies auch, weil sie ein anderes, moderneres Wissenschaftsverständnis vertritt. Sie diskutiert nicht nur Ursachen, sondern auch Häufigkeiten und soziale Gegebenheiten und stellt psychoanalytische Annahmen grundsätzlich in Frage.

Mit dem Ansatz von Therese Benedek gewann innerhalb der Psychoanalyse die Auffassung von der Menopause als Entwicklungsphase an Bedeutung. Obgleich in den Bereich der Mythen verwiesen (Harris 1990), blieben dennoch die Themen (1) die Gleichheit von Pubertät und Menopause; (2) die Parallelität von Ende der Menopause und Ende der Sexualität bei gleichzeitigen unangemessenen sexuellen Wünschen (Inzestphantasien); (3) das Hervorrufen von Depression durch die Menopause; (4) der anhaltende Ruf der Frau nach einer Fortsetzung ihrer Reproduktionsfähigkeit weiter in der Diskussion - teils von den Autorinnen geteilt, teils in Frage gestellt oder durch neuere Untersuchungen widerlegt.

Neuere Gedanken modifizierten das traditionelle psychoanalytische Bild von der Menopause. Die Wandlungen im Selbstbild und im Selbstwerterleben der Frauen in diesem Lebensabschnitt wurden als Gegenstand der Forschung anerkannt. Das Selbstbild wurde als wichtige Variable in der Reaktion der Frau bewertet, wobei berücksichtigt wurde, dass es durch gesellschaftliche Zuschreibungen geprägt ist. Als Schwierigkeit wird allgemein hervorgehoben, zwischen den Reaktionen auf die Menopause und den Reaktionen auf das Älterwerden zu unterscheiden.

Ausgehend von einer neuen Weiblichkeitstheorie wird die Erschütterung des Identitätsgefühls in den Übergangszeiten Pubertät und Menopause als zentrales Moment gesehen. Die körperliche, psychische und soziale Identität der Frau wird durch eine Krise erschüttert, die durch eine Vielfalt von Ereignissen hervorgerufen werden kann. Nicht zuletzt durch das Gewahrwerden kultureller und sozialer Fragen kann die Problematik des Frauseins unter patriarchalischen Verhältnissen in einem neuen Licht erscheinen. Überzeugend werden Problemkreise aufgezeigt, die eine jede Frau in der einen oder anderen Weise zu gewärtigen hat. Die Perspektiven der spezifisch menopausalen Identitätskrise werden wie folgt benannt:

- Die spezifisch weiblich-biologischen Verluste sowie andere körperliche Veränderungen;

- die gehäuften realen Trennungen und Objektverluste, wie Auszug der Kinder, Krankheit und Tod der eigenen Eltern oder anderer wichtiger Bezugspersonen;
- die Auseinandersetzung mit der Tatsache des Alterns;
- die Veränderungen des sozialen Ortes und der sozialen Rolle;
- die Wiederbelebung der kindlichen und adoleszenten Konflikte (Hettlage-Varjas/Kurz).

Auf den Punkt gebracht, ist es die schwierige und zentrale Aufgabe der Frau in den Wechseljahren, die "absteigende Lebenslinie" des Alterungsprozesses mit den "Entwicklungsmöglichkeiten" einer neuen Lebensphase zu verbinden. So gesehen sind die Wechseljahre in psychoanalytischer Sicht eine Übergangsphase weiblicher Selbst-Werdung.

3.2 Individualpsychologie und Wechseljahre

In der individualpsychologischen Literatur wurde das Thema Wechseljahre wenig beachtet und erst in neuerer Zeit aufgegriffen. Gleichwohl finden sich in den Schriften von Alfred Adler (1870-1937) genügend Hinweise, die eine Einordnung dieser Thematik in seine Gedankenwelt erlauben.

Alfred Adler hat in der Geschlechterfrage von Anfang an eine andere Position als Sigmund Freud vertreten. Für ihn waren die Forderungen der Sozialisten - wie z.B. dargelegt in dem Buch von August Bebel *Die Frau und der Sozialismus* (1895) - wegweisend. Er stimmte mit ihrer Handhabung der Frauenfrage überein, die in der Aussage gipfelte: "Es gibt keine Befreiung der Menschheit ohne die soziale Unabhängigkeit und Gleichstellung der Geschlechter" (Bebel 1946, S. 47).

In diesem Sinne betrachtete Adler die männliche Vorherrschaft als eine "der tiefsten Wunden unseres Gesellschaftslebens", als "Krebsschaden unserer Kultur" (zit. in: Ansbacher 1989, S. 20). Tief eingeprägt sah er dieses kulturelle Vorurteil gegen die Frauen in der Sprache, im Schrifttum, im Verhalten und in den Köpfen der Männer und Frauen gleichermaßen. So heißt es 1914 bei ihm:

> Denn die Züge der natürlichen Weiblichkeit sind der Entwertung anheimgefallen und lassen sich nur bedingungsweise wiederherstellen. Was hochgelehrte Autoren als "angeborene weibliche Züge" im schlechten Sinne des Wortes gefunden zu haben glauben oder als weibliche Artung, die zur dauernden Minderwertigkeit verdamme, ist nichts anderes, ... das zustande kommen muss, weil das kleine Mädchen einen männlichen Aberglauben von der Aussichtslosigkeit ihres geistigen

Strebens in sich aufgenommen hat und nun dauernd mit männlicher Stimme zu reden versucht. ... Die menschliche Seele kann aber in einer solchen Selbstentwertung keinen Ruhepunkt finden. Der Schluss ist eine meist verborgene, aber leicht zu entziffernde, sonderbare Feindseligkeit gegen den scheinbar bevorzugten Mann. Dies ist die "tiefste Krankheit unseres gesellschaftlichen Organismus" (ebd., S. 21f.).

Adler kritisierte das Patriarchat, forderte die Frauen zu einem selbstbestimmten Leben und zum Einsatz und Verteidigung der Mitmenschlichkeit und Menschenwürde auf.

Vor diesem Hintergrund verwundert es nicht, Adler in seinem Buch *Menschenkenntnis* (1927) als Verteidiger der Frau um 50 Jahre zu finden. Die Entwertung der Frau verstärke sich noch in diesem Alter durch das Vorurteil, das generell gegenüber älteren Menschen vorherrsche. Ungerechterweise wird in einer leistungsorientierten Kultur vergessen, so ist seine Auffassung, was ein Mensch im Vollbesitz seiner Kraft und Wirkung geleistet hat. Dies sei ein falscher Bewertungsmaßstab, ein Menschenleben lasse sich nicht von einem Tag auf den anderen bemessen, man müsse es im Ganzen sehen (Adler 1983a, S. 134f.).

In der Individualpsychologie werden die Wechseljahre als eine Schwellensituation gesehen, durchaus vergleichbar der der Pubertät oder anderer (z.B. Geburt eines Geschwisters, Schuleintritt, Heirat, Geburt eigener Kinder etc.). Adler teilte jedoch nicht die Auffassung, diesen Übergängen oder Entwicklungsphasen als solche eine herausragende Bedeutung zuzuschreiben:

> Ganz allgemein überschätzt man die Bedeutung der einzelnen menschlichen Entwicklungsperioden, als ob in ihnen etwas völlig anders würde. So verhalten sich die meisten Menschen etwa auch zu den Wechseljahren der Frau. Aber diese Phasen verändern nichts von Grund auf. Sie sind nur Weiterführungen des Lebens, ihre Erscheinungen haben keinerlei entscheidende Bedeutung (Adler 1994a, S. 155).

Bedeutsam werden die Entwicklungsphasen in der Hinsicht, dass sich in Zeiten größerer Belastung - und das sind die Wechseljahre - die Gangart oder der Lebensstil eines Menschen zeigt, der in ruhigeren Zeiten unauffällig bleibt. Der Stil aber ist ein wichtiger Faktor, der den Verlauf der Übergangsphasen bestimmt. Nach Adler kommt es ganz entscheidend darauf an, was ein Mensch von einer solchen Phase erwartet, welche Bedeutung er ihr gibt, und wie er erzogen wurde, sich ihr zu stellen. Dem geschulten Blick würde dabei eine gewisse Kontinuität in der Bewältigung der Schwellensituationen von frühester Kindheit an nicht entgehen.

Wie individuell jeder einzelne Mensch eine bestimmte Gangart entwickelt und mit dieser sein Leben zu bewältigen sucht, zeigt sich eindrücklich an dem

Beispiel eines Mannes, 60 J. alt, Jurist, verheiratet und seit einem Jahr nicht mehr berufstätig. Aufgewachsen als ein Jüngster, bekam das Thema Älterwerden eine besondere Note für ihn.

FALLVIGNETTE 6: Das Gefühl, jung zu sein, hat bei mir eine tiefreichende Wurzel. In meiner Familie war ich der Jüngste. Meine Mutter kam mit meinem - sehr selbständigen - älteren Bruder nicht zurecht. Danach kam meine Schwester. Ich war ein ruhiger, gehorsamer Junge und hatte daher eine bevorzugte Stellung. Hinzu kam, dass ich in der gesamten Sippe meiner Eltern der Jüngste war, d. h. alle Söhne und Töchter der Geschwister meiner Eltern waren älter als ich, so dass ich bei den obligaten Treffen der Familie immer der Jüngste war. Selbst die Kinder der Freunde meiner Eltern waren - mit einer Ausnahme - älter als ich. Das hatte aber auch die Kehrseite, dass sich "das Leben" zunächst immer bei den anderen abspielte. Sie hatten eben vor mir Schulprobleme, Pubertätsprobleme, Berufsprobleme.

Auf der anderen Seite geriet ich durch den frühen Tod meines Vaters (als ich 15 Jahre alt war) früh in die Gefahr, das Leben eines alten Menschen zu führen. Und zwar als Partnerersatz für meine Mutter, ohne Sexualität und sonstige eigene Ziele und Möglichkeiten. Diese Gefahr war groß, da ich aufgrund meiner Schüchternheit außerhalb der Verwandtschaft kaum Beziehungen zu anderen, insbesondere zu Gleichaltrigen hatte (auch mit den Schulkameraden nur das Nötigste). Auch sonst war ich sehr passiv und ohne eigene Initiative. Jedenfalls kann ich mich noch gut erinnern, dass ich - wenn mich meine Mutter auf Reisen als "ihren erwachsenen Sohn" vorstellte - deutlich das Gefühl hatte: "Pass auf, dass du nicht im goldenen Käfig versauerst!"

Zwei Faktoren ließen mich diese Schranken überwinden, die Berufsausbildung (Jurastudium) und die Sexualnot. Es war mir von vornherein klar, dass ich nicht am Wohnort meiner Mutter studieren wollte. Mit dem Jurastudium ging es dann besser vorwärts als mit der Sexualität, die zunächst wegen Gehemmtheit und konventioneller Erziehung unerreichbar schien. Auch da - als Mitzwanziger ohne jegliche Erfahrung mit Sexualität - kam es häufig zu einem Gefühl des unzeitigen Alt-seins.

Die Unzufriedenheit damit ließ mich immer wieder Studien- bzw. Arbeitsorte wechseln, bis ich eine Psychotherapie machte. Dadurch erst erlebte ich meine eigentliche Jugend. Nach dem Abbau von Ängsten und Hemmungen gewann ich Freunde, Freundinnen und hatte endlich auch Sexualität. Es folgte die Zeit der Expansion: juristische Promotion, neben dem Beruf Aktivitäten mit Freunden, ich schrieb Aufsätze für Zeitschriften und Bücher.

Die Lebenswende bemerkte ich zum einen daran, dass von meinem Körper immer mehr Signale ausgingen, die mir anzeigten, dass die Belastung zu hoch sei. Hörstürze, Gastritiden, Ischias zwangen bzw. zwingen mich, nur noch zu machen, was der Körper toleriert. Das waren während der letzten Berufsjahre vor allem der Beruf und das Zusammensein mit Freunden. Zum anderen stelle ich seit etwa drei oder vier Jahren das rapide Zurückgehen von sexueller Lust und Drang fest (mein etwa gleichaltriger Urologe bestätigte mir, dass das nicht nur bei mir so ist). Es ist im Moment aber kein Problem für mich.

Ansonsten registriere ich nur am Rande des Bewusstseins ein Zurückgehen der Körperkräfte, etwa beim Schwimmen oder beim Koffertragen auf der Urlaubsreise. Dieser Rückgang spielt sich ja etwa seit dem 40. Lebensjahr so sachte ab, dass man das leicht vergisst. Insofern ist bei mir nie das Gefühl einer Wende entstanden, sondern das eines allmählichen Rückganges, den man als naturgegeben hinnimmt. Mein äußeres Erscheinungsbild (Falten, Kopfhaar, Körperfülle) bietet keinen Anlass, an die Lebenswende zu denken. Erst jüngst haben mir meine ehemaligen Klassenkameraden bestätigt, dass ich nahezu unverändert aussehe.

Ein letzter Punkt, an dem ich die Lebenswende erkennen kann, ist der Wechsel der Zukunftsperspektive. Nicht mehr Aufstieg im Beruf oder Überlegungen, den Beruf zu wechseln, wie noch in meinen mittleren Jahren, sondern Ruhestand - wenn auch mit dem Ausblick, dann endlich mehr Zeit für meine Interessen Psychologie und Philosophie zu haben. Durch diesen positiven Aspekt wird der Übergang in den letzten Lebensabschnitt gewissermaßen versüßt, jedenfalls nicht als abrupter Abschluss empfunden.

3.2.1 Die Frau in den Wechseljahren

Die Frau in den Wechseljahren, so die Auffassung von Adler, muss sich unter erschwerten Bedingungen neu anpassen. Verlief für sie - als Mädchen und Frau im Patriarchat - die seelische Entwicklung unter der Erschwerung, "nur eine Frau zu sein" (verstärktes Minderwertigkeitsgefühl), erfährt diese Einstellung mit Beginn des Klimakteriums noch eine Verschärfung (erneutes Minderwertigkeitsgefühl, hohe Empfindlichkeit aufgrund der "Vorimpfung" durch Minderwertigkeitsgefühle).

Noch eine Erscheinung soll ... erwähnt werden, weil auch sie vielfach zum Anlass einer herabsetzenden Kritik der Frau genommen wird, das *Gefährliche Alter,* dasselbe äußert sich um das 50. Lebens- jahr herum

> in Erscheinungen und Veränderungen der Psyche im Sinne einer Verschärfung gewisser Charakterzüge (Adler 1983a, S. 134).

Nach Adler sind es vor allem die physischen Veränderungen, die der Frau zu schaffen machen und um ihre oft mühsam behauptete Geltung fürchten lassen. Sie fühlt sich, und die Gesellschaft legt es seiner Meinung nach nahe, in ihrem Wert und Ansehen herabgesetzt und vom gesellschaftlichen Leben ausgeschlossen.

> Frauen fühlen sich, wenn sie älter werden oder im Klimakterium sind, verstoßen aus ihrer Rolle in der Gesellschaft oder vertrieben aus Liebesbeziehungen; dadurch empfinden sie sich als zutiefst erniedrigt (Adler 1994b, S. 118).

Um diesem Schicksal zu entgehen, suchen sie in einer Situation, die Einsicht und Umstellung erfordert, mit "erhöhtem Kraftaufwand" an einmal bewährten Lebensmustern festzuhalten. Da das Leben aber voranschreitet, ist dies ein untaugliches Mittel, das in dieser Zeit ohnehin prekäre Selbstwert- und Identitätsgefühl aufrechtzuerhalten.

Nach Adler besteht für die älter werdende Frau die Gefahr, sich mit einem "verlorenen Menschen" zu identifizieren. In seinem 1929 in London erschienenem Buch *Neurosen* skizziert er den Fall einer Frau, die unter Melancholie litt. Ausgeschlossen von Beruf und Liebe, fühlte sie sich angegriffen und gekränkt, weil die Kinder und Schwiegersöhne sich nicht genug um sie kümmerten. Sie war aber zu stolz, diese Vernachlässigung den anderen gegenüber einzugestehen.

Frauen, so Adler, rationalisieren ihre Hoffnungslosigkeit, indem sie alle Anschuldigungen gegen sich selbst richten. Sie sind nicht in der Lage, andere unmittelbar zu beschuldigen. Wut und Ärger, die in dieser Lebensphase zu erwarten sind, werden im Allgemeinen verdrängt. Allein auffällig ist die Melancholie.

Hat die Frau nicht genügend Gemeinschaftsgefühl entwickelt, d.h. ein starkes Interesse an ihrer eigenen Entwicklung und am Leben anderer, kann sie in wirkliche Schwierigkeiten und große Not geraten. Wenn sie keine eigenen Ziele hat, die ihr Anerkennung und Geltung verschaffen, kann sie leicht in die Rolle einer "hoffnungslosen Frau" geraten. Übernimmt sie dies als Selbstdefinition, kommt das einer vorweggenommenen Zerstörung ihrer Persönlichkeit gleich. Sie steht dann wieder im Mittelpunkt der Aufmerksamkeit und gewinnt - wenn auch auf unglückliche Art und Weise - Macht über die Gefühle anderer: sie steckt sie mit ihrem Trübsinn an (Adler 1981, S. 40f.).

Die allgemeine Meinung über die Wechseljahre wird oft mit einer End- und Untergangsstimmung gleichgesetzt. Die Gefahren werden überbewertet. Nicht nur die Frauen, sondern etwas später im Lebensalter auch die Männer fühlen Wert und Ansehen ihrer Person in Frage gestellt, ebenso ihr Recht auf nützliche Betätigung in irgendeiner Form. In diesen Empfindungen sieht Adler die Quelle, aus der die Schwierigkeiten der Wechseljahre erwachsen.

Es ist für ihn keine Frage, dass der Stand der Kultur den Männern und Frauen, die in dieses Lebensalter kommen, den ihnen gehörigen Raum noch nicht zubilligt. Sie hätten aber das Recht, diesen mindestens in sich selbst zu konstellieren. Leider, so betont er, wird bei vielen Menschen in dieser Zeit die Grenze ihres Willens zur Mitarbeit, zur Kooperation sichtbar. Sie übertreiben ihre Wichtigkeit, wollen alles besser verstehen, verharren im Gefühl der Verkürztheit, machen sich unbeliebt und schaffen damit erst jene Atmosphäre, die sie vielleicht vor langer Zeit fürchteten.

In seinem Alterswerk *Der Sinn des Lebens,* verfasst in den dreißiger Jahren, arbeitet Adler klar heraus, dass nur der Mensch Lebensfreude und Glück im zunehmenden Alter erfährt, dem die Sinnfindung im Dasein gelungen ist. Die Sinnfrage gewinnt in den Wechseljahren neue Bedeutung. Im Folgenden sollen die Gedanken Adlers zu diesem Themenkreis zur Darstellung kommen.

3.2.2 Über den Sinn des Lebens

In seinem 1931 in Amerika erschienenen Buch *Wozu leben wir?* und in seinem Spätwerk *Der Sinn des Lebens* von 1933 bekennt sich Adler eindeutig zu seinen philosophischen Ambitionen. Für ihn ist beinahe jeder Schritt in der Tiefenpsychologie mit philosophischen Problemen und Fragestellungen durchzogen. Die Philosophie hat sich von alters her mit dem Ganzen der Wirklichkeit beschäftigt. Dieses Ganze der Wirklichkeit hat nach Adler seine Grundlage in der Mitmenschlichkeit, darum kann hier eine klare Orientierung für das Leben gefunden werden. Insbesondere im zuletzt genannten Werk versuchte Adler, sein psychologisches und psychotherapeutisches Wissen in einer Art wissenschaftlicher Ethik zu verankern. Dabei scheute er sich nicht, die philosophische Frage nach dem Sinn des Lebens zu stellen.

Nach Adler ist der Mensch prinzipiell in allen Dimensionen seines Daseins auf Sinn verwiesen, in der Sprache, im Denken und Handeln. Von Geburt an lebt er "in einer Welt sinnvoller Beziehungen" (Adler 1994a, S. 13). Diese Welt, die man auch menschliche Kultur nennen kann, hüllt gewissermaßen jeden Gegenstand oder Sachverhalt so mit Bedeutung und Sinnhaftigkeit ein, dass man sie nie rein oder an sich erfahren kann. So bedeutet z.B. ein Gegenstand wie "Holz" "Holz in seiner Beziehung zum Menschen" oder "'Stein' bedeutet 'Stein, insofern er ein Faktor im menschlichen Leben sein kann'" (ebd.). Sucht ein Mensch diesen kulturellen Übereinkünften und Bedeutungen zu entfliehen, indem er sich nur für Sachverhalte an sich interessiert, wird er sich im Laufe der Zeit von seinen Mitmenschen isolieren, seine

Handlungen werden dann weder ihm noch anderen etwas nützen, sie werden sinnlos sein. Der Mensch kann aber ohne Sinnerfahrung nicht existieren. "Wir erfahren die Wirklichkeit immer durch den Sinn, den wir ihr geben; nicht an sich, sondern als etwas bereits Gedeutetes" (ebd.). So gesehen ist der Mensch durch und durch Sinnproduzent, und seine Kultur ist eine Sinnhülle in einem anscheinend sinnlosen Universum.

Auch wenn die Sinn-, Ziel- und Wertgerichtetheit das Sein des Menschen wesentlich bestimmt und ausmacht, so bewahrt ihn dies nicht vor Irrtümern und Sinnwidrigkeiten. Im Gegenteil: Gerade weil ihm die Wirklichkeit immer "als etwas bereits Gedeutetes" begegnet, ist es naheliegend,

> dass dieser Sinn immer mehr oder weniger unvollkommen, unvollendet ist, ja sogar, dass er niemals völlig richtig ist. Unsere Welt der sinnvollen Beziehungen ist eine Welt voller Fehler (ebd.).

Die Menschheit als Ganzes mache Fehler bei der Sinnsuche wie auch der Einzelne, dessen Irrtümer wiederum oft diejenigen der Gattung widerspiegeln. Adler spricht daher von einem "subjektiven" Sinn und einem "objektiven" Sinn des Lebens.

Der subjektive Lebenssinn

Obwohl die Frage nach dem Sinn des Lebens so alt ist wie die Menschheit, wird sie nach Adler vom einzelnen Menschen erst dann gestellt, wenn er in eine Situation gerät, in der er eine Niederlage einstecken muss: "Solange das Lebensschifflein glatt dahinsegelt und keine schwierigen Prüfungen bestanden werden müssen, fassen die Menschen die Frage nicht in Worte" (ebd.).

So gesehen, setzt die Sinnfrage gewöhnlich Enttäuschung und Verunsicherung voraus. Wenn jemand mit der Welt nicht mehr zurechtkommt und das, was er erlebt, nicht mehr in sein bisheriges Sinnkonzept einordnen kann, stellen sich Ratlosigkeit, Zweifel und Angst ein. Dies macht deutlich, warum die Sinnfrage in den Wechseljahren als dringlich erlebt werden kann. Nach Adler hat der subjektive Lebenssinn seine Wurzeln in der frühen Kindheit und wird vom Kind schon gelebt, bevor es zu einem Gefühl seiner selbst erwacht ist. Er wird in Auseinandersetzung mit und als Antwort auf die vorgefundenen Umwelteinflüsse gebildet. Im späteren Leben ist der individuelle Lebenssinn (Adler) weiter wirksam, jedoch nicht leicht erkennbar. Er verrät sich weniger in Worten und Gedanken, sondern eher durch die Handlungen eines Menschen, durch seine praktizierte Stellungnahme zum Leben, in den Ausdrucks- und Umgangsformen, in der Art, wie einer liebt, arbeitet und Sozialinteresse entfaltet. Jeder verhält sich so, "als ob er sich auf ein bestimmtes Verständnis des Lebens verlassen könnte" (ebd.), eine Art Abschätzung des Kräfteverhältnisses zwischen seiner körperlichen sowie seelisch-geistigen

Ausstattung einerseits und der vermuteten Schwere der Lebensaufgaben andererseits. Da diese Abschätzung ihren Ursprung in der frühesten Kindheit hat, ist es nachvollziehbar, dass sie recht "irrtümlich" ausfallen kann (vgl. Rattner 1974, S. 18f.). Bei Adler heißt es:

> Allen Handlungen eines Menschen liegt eine bestimmte vorgefasste Meinung von der Welt und von sich selbst zugrunde; ein Urteil: "So bin ich und so ist das Universum"; ein Sinn, den er sich selbst, und ein Sinn, den er dem Leben gibt (Adler 1994a, S. 13f.).

Ein wichtiges Merkmal des subjektiven Lebenssinns ist seine Ziel- und Zweckhaftigkeit, sein finaler Charakter. Jeder Lebenssinn enthält ein Lebensziel, eine Richtung, in der sich Erleben und Verhalten bewegen. Darum spricht Adler in diesem Zusammenhang auch von einem Bewegungsgesetz. Da man als Kind in der Wahl seiner Erlebens- und Verhaltensmuster eine wenn auch geringe Freiheit hat, gibt es so viele Varianten von persönlichem Lebenssinn, wie es Menschen gibt. Adler nimmt keine ausgefeilte Typologie vor. Er unterscheidet lediglich vier verschiedene Hauptrichtungen, in denen Menschen ihren Lebenssinn suchen (Adler 1983a, S. 70f.).

Ein erster Typus, den Adler beschreibt, zielt auf "Dominanz und Herrschaft". So wird ein verwöhntes "Kind, dem man frühzeitig Gelegenheit gibt, seinen Willen den Eltern aufzuzwingen, ... die Meinung erraten lassen, dass es stets im Leben die anderen beherrschen möchte" (Adler 1973, S. 31). Da es mit einem solchen Verhalten in der Außenwelt nicht durchkommt, wird es außerhalb der Familie eine "zögernde Attitüde" an den Tag legen und sich mit seinen Wünschen auf die Familie zurückziehen. Die individuelle Sinngebung weist im Allgemeinen eine große Konstanz oder Dauerhaftigkeit auf. Noch der Erwachsene hält an dem einmal gewählten Lebenssinn fest, selbst wenn er ihm objektiv schadet. Adler begründet dies damit, dass er unbewusst resp. unverstanden sei, "daher unangreifbar für Kritik, auch der Kritik der Erfahrung entzogen" (ebd., S. 25).

Ein zweiter Typus zielt auf das "Nehmen". Ein mit diesem Lebensziel ausgerüsteter Charakter erwartet alles von anderen. Ein solcher Mensch erwartet gewohnheitsmäßig, dass seine Wünsche als Gesetze betrachtet werden. Er genießt seine bevorzugte Stellung, ohne etwas dafür zu tun.

> Er wurde dazu erzogen, zu nehmen, nicht, zu geben. Eine andere Weise der Bewältigung von Schwierigkeiten ist ihm unbekannt. Die anderen haben ihn schon als Kind in jeder Hinsicht bedient, so dass er seine Selbständigkeit verloren hat und nicht weiß, dass er selbst etwas tun kann (Adler 1994a, S. 23).

Der dritte Lebenssinntyp ist der des "Vermeidens". Diese Menschen gehen anstehenden Problemen regelmäßig aus dem Weg. Nach Adler sind viele von ihnen wiederum verwöhnte Kinder, die in ihrer Mutlosigkeit aus vereinzelten

Misserfolgen generell die Lebensstrategie des Rückzugs ableiteten. Andere waren in ihrer Kindheit häufigen Unfällen oder Krankheiten ausgesetzt, so dass sie ihren unglücklichen Kindheitserfahrungen den Sinn beilegten: "Die Welt ist voll von Gefahren, und ich muss daher sehr vorsichtig sein." Infolge der Kontinuität des Lebenssinnes werden solche Menschen auch als Erwachsene ihr Betätigungsfeld entsprechend einschränken.

Als vierte und letzte allgemeine Variante beschrieb Adler den "sozial nützlichen" Lebenssinntypus, der auf Kooperation und konstruktive Beitragsleistung gerichtet ist. Ist ein Mensch auf dieses Lebensziel hin orientiert, weil er unter Umständen schon in seiner Kindheit gleichberechtigte Mitarbeit kennen- und schätzen gelernt hat, dann wird er gut mitarbeiten können und das Leben als schöpferische Aufgabe ansehen. Auch wenn er Niederlagen erleidet, wird er nicht aufgeben, er wird sich Hilfe holen und gemeinsam Auswege suchen. Adler nennt einen solchen Menschen mutig.

> Sein Mut bei der Bewältigung der Lebensaufgaben könnte in der Feststellung zusammengefasst werden: "Leben heißt, Anteil zu nehmen an den Mitmenschen. Teil des Ganzen zu sein, nach Kräften zum Wohle der Menschheit beizutragen" (ebd., S. 16).

Der letztere ist ein, auch unter traditionellen ethischen Gesichtspunkten, hochstehender subjektiver Lebenssinn, während die ersten drei Lebenssinntypen nach Adler geringer einzuschätzen sind. Bei ihnen zielt alles auf Sicherheit, Angstvermeidung, Fehlerlosigkeit durch Nichtstun, Herrschen durch Schwächedemonstration usw. Wegen ihrer Ichbezogenheit führen sie nicht selten zu jenen Fehlschlägen des Individuums, die als Neurosen, Psychosen oder andere Fehlanpassungen bekannt sind. Der Sinn, den diese Menschen ihrem Leben gäben, sei ein

> privater Sinn: Niemand außer ihnen selbst hat einen Vorteil, wenn sie ihre Ziele erreichen, ihr Interesse richtet sich nur auf die eigene Person. Das Ziel ihres Erfolgsstrebens ist ein Ziel bloßer fiktiver persönlicher Überlegenheit, und ihre Triumphe bedeuten nur ihnen selbst etwas (Adler 1994a, S. 17).

Adler beschreibt hier die Selbstbezogenheit des gestörten Menschen, was Psychoanalytiker "Narzissmus" nennen.

Ein rein privater Lebenssinn ist nach Adler überhaupt kein Sinn. Sinn sei nur möglich im Umgang mit anderen, z.B. wäre ein Wort, das nur für eine Person Sinn hätte, sinnlos. Ebenso verhalte es sich mit den Zielen und Handlungen eines Menschen:

> Ihr einziger Sinn ist der Sinn für andere. Jeder Mensch strebt nach Bedeutsamkeit; aber es ist ein Fehler, nicht zu sehen, dass unsere ganze Bedeutsamkeit in unseren Leistungen für andere besteht (ebd.).

Dies ist nach Adler der "allgemeine Maßstab für die ... Richtigkeit der Vorstellungen vom 'Sinn des Lebens'" (ebd., S. 16).

Der objektive Lebenssinn

In seinem Spätwerk *Der Sinn des Lebens* beruft sich Adler auf die Evolutionstheorie. Er knüpft an die Gedanken von Darwin und Lamarck an und betrachtet die Lebensprobleme der Individuen und Gemeinschaften im Zusammenhang mit der Entwicklung des Lebens auf der Erde und den daraus resultierenden Anforderungen. Leben bedeutet evolutionsgeschichtlich: Überwindung von Schwierigkeiten, aktive Anpassung an die Bedingungen des Kosmos. Es kommt aber auch im gemeinschaftlichen Handeln und in einer sozialen Orientierung zum Ausdruck. In den Lebewesen und vor allem im Menschen findet sich ein scheinbar nie zur Ruhe kommendes Perfektionsbedürfnis oder Vollkommenheitsstreben, das seine Erfüllung nur in gemeinschaftsbezogenen Zielsetzungen finden kann. Vor dem Hintergrund seines Verständnisses von Evolution kann nach Adler der objektive Lebenssinn als allmähliche Aufwärtsentwicklung nur in einer (wie auch immer konkret aussehenden) Beitragsleistung zur menschlichen Gemeinschaft bestehen, wodurch diese sich erhält und fortentwickelt.

Dies entspricht der Variante von subjektivem Lebenssinn, die weiter oben als sozial nützlich bezeichnet wurde. Zwar besitzt niemand den absolut richtigen Lebenssinn, aber man kann doch "solche unterscheiden, die bessere, und andere, die schlechtere Antworten geben: Bei manchen ist der Eehler gering, bei anderen beträchtlich" (Adler 1994a, 8. 14). Wenn der Lebenssinn eines Menschen darauf zielt, "über andere herrschen zu wollen" (dominierender Typ), "sich auf andere zu stützen" (nehmender Typ), oder "die Aufgaben des Lebens ungelöst zu lassen" (vermeidender Typ), dann würde er in Widerspruch zur Evolution geraten, die eine aktive Anpassung fordert (Adler 1973, S. 165).

Nach Adler basiert die Fortdauer des menschlichen Geschlechtes erstens auf Kindern und zweitens auf dem Geist der Vorfahren. In Kindern und/oder kulturellen Beiträgen kann der Einzelne nach seinem Tod gewissermaßen weiterleben. Sein Beitrag geht dann ein in den Bestand der Kultur oder, wenn er Kinder hat, in das Weiterleben der Gattung. Er soll Werte schaffen "für die Ewigkeit", sich "für die Höherentwicklung der gesamten Menschheit" einsetzen. Dies ist nach Adler der "rechte Weg", wobei wir, was die konkrete Ausführung anbelangt, "oft im Dunkeln tappen". Adler sieht sich nicht im Besitz der Wahrheit, er betont, dass wir nur danach streben können (vgl. ebd., S. 168f.).

Wie ein gangbarer Weg der Sinnfindung und -Verwirklichung konkret aussehen kann, ist allerdings in Adlers Konzept von den Lebensaufgaben und -Problemen enthalten. Als erstes nennt Adler "Arbeit und Beruf". Arbeitend fügt sich der Einzelne in die schaffende und strebende Menschheit ein. Werkzeuge und Arbeitstechniken hat er sich nicht selbst ausgedacht, sondern werden ihm zur Verfügung gestellt - als Ergebnis der Kulturentwicklung. Das Produkt der Arbeit wird meist eingetauscht gegen die Arbeit anderer oder durch Geld entlohnt, das materialisierte Arbeit darstellt. Adler meint zutreffend, dass der Arbeitende sich (ohne dass es ihm bewusst wäre) zur Mitmenschlichkeit bekennt. Die Bewertung liegt bei Adler auf Beitragsleistung, mit der ein Mensch zur Erhaltung und Entwicklung der Gesamtheit beiträgt. Nicht das Wie, sondern dass er beiträgt, zählt. Dadurch kommt Sinn- und Ganzheitserfahrung, die über das eigene Ich hinausweist, zustande.

In Liebe und Sexualität, der zweiten Lebensaufgabe, vor die jeder Mensch gestellt ist, zeigt sich die Möglichkeit, ja Notwendigkeit sozialer Ganzheitserfahrungen als Basis für Sinnerleben noch eindrücklicher. Die Liebe ist nach Adler insofern eine besondere Herausforderung, weil es eine Aufgabe ist, die von zwei Personen gelöst werden muss. Soll sie auf Dauer Befriedigung und Sinn bringen, bedarf es dreier Voraussetzungen: 1. Beide müssen kooperieren können; 2. sie müssen ein Bewusstsein von Gleichwertigkeit haben; 3. die Fähigkeit zur Hingabe besitzen.

Die dritte sinnstiftende Lebensaufgabe umgreift die anderen beiden Lebensbereiche und besteht in menschlichen Beziehungen allgemein oder der sozialen Einfügung. Damit sind Fragen der Freundschaft und der Teilhabe an sozialen, kulturellen und politischen Problemen gemeint.

In seinen Spätwerken fügte Adler diesen drei großen Lebensaufgaben noch eine vierte hinzu, die er als die Stellung zu Kunst und schöpferischer Gestaltung bezeichnete. Er verstand darunter die Lebenskunst wie auch die Künste generell. Der Künstler als der Schöpfer schöner Dinge vereinigt die Menschen zu gemeinsamer Hochschätzung und Sinnerfahrung.

Der objektive oder "wahre Lebenssinn", wie Adler ihn auch nennt, ist in zwei Richtungen zu finden, die komplementär gedacht werden müssen: Hingabe an die Gemeinschaft in Form nützlicher Beitragsleistungen einerseits und Selbstvervollkommnung des Individuums andererseits (vgl. Rattner 1991, S. 50). Anders ausgedrückt ließe sich sagen, dass das menschliche Leben ein unendlicher Lernprozess ist. Nach Adler gibt es einen überzeugenden Hinweis dafür, dass der objektive, "wahre Lebenssinn in der Leistung für andere besteht" (Adler 1994a, S. 18). Wenn der Mensch das Erbe betrachtet, das er von den Vorfahren übernommen hat, wird er feststellen, dass es ihre nützlichen und schöpferischen Leistungen waren, die die kulturelle Evolution vorangetrieben haben.

> Wir sehen kultivierten Boden; wir sehen Eisenbahnen und Gebäude; wir sehen die allgemein verbreiteten Ergebnisse ihrer Lebenserfahrung - in Überlieferungen, in philosophischen Systemen, in den Naturwissenschaften, den Künsten, in der Technik des Umgangs mit unserer

> Situation als Menschen. All dies haben wir von Leuten übernommen, die für das Wohl der Menschheit gearbeitet haben (ebd., S. 19).

Heute können die Menschen von einer geradezu unendlichen Vorarbeit ausgehen, die all ihr Tun erleichtert.

3.2.3 Wechseljahre und Sinnerfahrung

Adlers Konzept vom Sinn des Lebens darf auch als ethisches Konzept zur Orientierung im Labyrinth allgemein menschlicher Verstrickungen verstanden werden. In den Wechseljahren ist der Mensch in einer von vielerlei Seiten bedrängenden Situation, so dass in ihm die Frage nach dem Sinn des Lebens dringlich wird. Zwar besitzt niemand den absolut richtigen Lebenssinn, aber man kann doch "solche unterscheiden, die bessere, und andere, die schlechtere Antworten geben: Bei manchen ist der Fehler gering, bei anderen beträchtlich" (Adler 1994a, S. 14).

Hier darf eine der Ursachen vermutet werden, warum dieser Lebensabschnitt von Mensch zu Mensch so unterschiedlich erlebt wird. Wenn der Lebenssinn eines Menschen darauf zielt, so Adler, "über andere herrschen zu wollen" (dominierender Typ), "sich auf andere zu stützen" (nehmender Typ) oder "die Aufgaben des Lebens ungelöst zu lassen" (vermeidender Typ), dann gerät er in Widerspruch zum objektiven Lebenssinn, der eine aktive Anpassung fordert (Adler 1973, 8. 165).

> Die irrige Meinung eines Menschen über sich und über die Aufgaben des Lebens stößt früher oder später auf den geharnischten Einspruch der Realität, die Lösungen im Sinne des Gemeinschaftsgefühls verlangt (ebd., S. 32).

Besonders die Schwellensituationen sind geeignet, die Dissonanz zwischen einer subjektiven Sinngebung und dem objektiven Lebenssinn sichtbar werden zu lassen. In den Wechseljahren ist es nach Adler die Aufgabe des Älterwerdens, vor die jeder Mensch gestellt ist und zu der er eine Antwort finden muss. Unterliegen die Lebensaufgaben der Liebe, der Arbeit und der Gemeinschaft in der ersten Lebenshälfte dem Diktum des Aufbaus, ist die Betonung in der zweiten Lebenshälfte eher auf Wandel und Neuorientierung gerichtet. Die Schwierigkeiten und Probleme, die in diesem Lebensabschnitt auftreten, müssen im Zusammenhang damit gesehen werden, wie sich jemand zu dieser Tatsache des Lebens einstellt.

> Bei einem 50jährigen Mann oder einer Frau wird man unschwer erraten, dass es das Problem des Alterns ist, das der Betreffende glaubt nicht lösen zu können oder tatsächlich nicht lösen kann (Adler 1994a, S. 113).

Zielt der subjektive Lebenssinn auf Sicherheit um jeden Preis, Angstvermeidung, Fehlerlosigkeit, Dominieren durch Schwächedemonstration oder Ausnützung der Hilfestellung anderer, wie es Adler für die ersten drei Lebenssinn-Typen aufgezeigt hat, dann wird die Aufgabe des Älterwerdens zu einer schweren Belastungsprobe. In diesem Fall kommt es zu einem Zusammenstoß zwischen subjektivem und objektivem Lebenssinn, der für den Einzelnen eine Erschütterung bedeutet, die, wenn sie anhält, mit einer "Schockwirkung" verglichen werden kann.

> Die Schockwirkung aber äußert sich seelisch und körperlich, entwertet den letzten Rest von Gemeinschaftsgefühl und erzeugt alle möglichen Fehlschläge im Leben, indem sie das Individuum zwingt, einen Rückzug anzutreten, wie in der Neurose, oder mit noch vorhandener Aktivität, die keinesfalls Mut bedeutet, auf die Bahn des Antisozialen hinüberzugleiten (Adler 1973, S. 32).

Im Erscheinungsbild werden dann seelische oder körperliche Krankheiten, Süchte aller Art, Nihilismus, Pessimismus und anderes mehr vorherrschen.

Am ehesten wird es denjenigen Menschen gelingen, die mit dem Altern verbundenen Probleme zu lösen, deren subjektiver Lebenssinn auf Beitragsleistung zielt. Es ist der Typ, den Adler als den "sozial nützlichen" beschrieben hat. Er kann seinem Leben eine sozial tragfähige Richtung geben und wird auf diesem Wege Lebensfreude und Zufriedenheit empfinden.

3.2.4 Zusammenfassung

Alfred Adler sieht die Wechseljahre der Frau im Patriarchat als erschwerte Lebenssituation an, in der jedoch der individuelle Faktor eine nicht zu unterschätzende Rolle spielt. Das sog. "gefährliche Alter" bringt physische, psychische und soziale Veränderungen, die vor dem Hintergrund eines gelebten Lebens gesehen werden müssen.

Die größte Herausforderung in diesem Lebensabschnitt sieht Adler als die Konfrontation mit dem Alter an. "Älter werden", so sagt es schon Goethe, "heißt ein neues Geschäft beginnen". Alle drei Lebensaufgaben wie die Liebe, die Arbeit und die Gemeinschaft unterliegen jetzt einem starken Wandel und bedürfen der Neuorientierung.

Dabei verhehlt Adler nicht, dass das Vorurteil gegenüber älteren Menschen in unserer Kultur die Probleme und Schwierigkeiten des Einzelnen beträchtlich erhöht. Er zeigt auf, dass der Mensch im Laufe seines Lebens mit seiner subjektiven Sinngebung in Widerspruch zum objektiven Lebenssinn geraten kann. Dies ist dann der Fall, wenn er sich nicht auf die objektive Aufgabe des Älterwerdens einstellen und die notwendigen Wandlungsschritte vollziehen kann.

Sowohl für den "dominierenden", den "nehmenden" als auch den "vermeidenden" Typ besteht die Gefahr, dieser Anpassungs- und Umstellungsaufgabe nicht gerecht werden zu können. Sie verfehlen damit die "Sinnerfahrung" dieses Lebensabschnitts. Es kann dann zu einer "Schockwirkung" kommen, die einen vorzeitigen Rückzug einleiten und den Menschen um seine Entwicklungsmöglichkeiten bringen kann. Adler macht deutlich, dass diese Aufgabe keine leichte und eine für Mann und Frau gleichermaßen schwierige ist. Am ehesten sah er die Gewähr, Lebensfreude und Glück bis ins hohe Alter zu erreichen, für den Menschen gegeben, der sich sozial ausrichtet und die Kooperation mit den Mitmenschen auch unter erschwerten Bedingungen nicht aufgibt. Das Leben ist ein mächtiges Gegenüber und der Mensch wird niemals Herr über seine Abläufe; er kann sie aber günstig beeinflussen, wenn er sich mit den inneren und äußeren Gegebenheiten der Realität arrangiert.

In den Publikationen und Zeitschriften der Individualpsychologie wurde die Thematik der Wechseljahre weder in den frühen 1920er Jahren noch nach dem Zweiten Weltkrieg aufgegriffen. Erst Ende der 1980er Jahre erschien ein Buch der Schweizer Individualpsychologin Irene Kummer mit dem Titel *Wendezeiten im Leben der Frau* (1993). Zu den Wendezeiten zählt sie die Geburt und Geschlechtsreife, die erste Liebesvereinigung, Schwangerschaft und Gebären, Wechseljahre und schließlich das Sterben. "Schwellen und Wendezeiten", so betont sie, "leibhaft zu vollziehen ist Ausdruck innerer Lebendigkeit und der Fähigkeit, eine persönliche Lebensform zu gestalten."

Dabei sieht sie in den Krisen und Irritationen einen fruchtbaren Kern. Im bewussten Erleben des Wandlungsprozesses erkennt sie die Chance für Frauen, eine neue Identität zu gewinnen. Hierbei können die physischen und psychischen Symptome als Orientierung dienen. Die Frau muss im Umgang mit sich selbst, ihrem Körper, ihren zwischenmenschlichen Beziehungen neue Formen finden und sie auf eine ihr eigene Art gestalten lernen. Dies wird ihrer Meinung nach jenseits von dem liegen, was allgemein von Frauen erwartet und angenommen wird, sie wird sich ernst nehmen lernen und ihre Persönlichkeit entwickeln.

3.3 Analytische Psychologie und Wechseljahre

Die Psychologie des Schweizer Psychiaters und Psychologen Carl Gustav Jung (1875-1961) wird allgemein als die "Psychologie der zweiten Lebenshälfte" bezeichnet. Insbesondere sein Konzept der Individuation legt es nahe, sich mit diesem Autor zu beschäftigen. Er verstand darunter einen Reifungs- und Selbstwerdungsprozess, der für Männer und Frauen gleichermaßen Gültigkeit besitzt. Neben Sigmund Freud und Alfred Adler gilt er als der dritte Begründer der Tiefenpsychologie.

Aus dem Aufsatz *Die Frau in Europa* (1927) geht hervor, dass Jung die

Emanzipation der Frau zwar begrüßte, eine Gleichstellung von Mann und Frau jedoch nicht unbedingt intendierte. Er plädierte dafür, dass Mann und Frau ihre überholte starre Fixierung auf Eogos einerseits und Eros andererseits aufgeben sollten. Die Frauen, so war seine Meinung, sollten "ein Stück Männlichkeit" und die Männer "ein Stück Weiblichkeit" erwerben. Dies sei schon aus dem Grunde wichtig, um der Welt des jeweils anderen nicht völlig blind gegenüberzustehen (Jung 1927, S. 148).

Der Entwurf einer Androgynität des Menschen beinhaltete aber nicht ein Gleichgewicht der jeweils gewünschten weiblichen und männlichen Eigenschaften im Menschen. Jung verstand darunter eher ein natürliches "Abschleifen" extremer männlicher oder weiblicher Eigenschaften im Laufe der Lebensjahrzehnte, wenn Erwachsene langsam rundlicher und fülliger werden und innerlich zur Ruhe kommen. Auch das Ineinanderaufgehen in einer geistigen Androgynie war nicht das, was er sich vorstellte: "Ein Mann sollte als Mann leben und eine Frau als Frau" (ebd., S. 140). Alles andere sei wider die Natur und verursache Störungen des seelischen Gleichgewichts. Zu den erhaltenswerten weiblichen Anteilen zählte er das Bewahren, Geborgenheit geben, Güte, Besonnenheit und Lebenswissen.

Zum Thema Wechseljahre der Frau vertritt Jung in diesem Aufsatz die Auffassung, dass die Frau in der zweiten Lebenshälfte einen Mangel an Selbstvertrauen sowie einen Trägheitswiderstand zu überwinden hat. Wenn sie zuvor die Werte Emotionalität und Zärtlichkeit gelebt habe, wirke die Veränderung ihrer weiblich-körperlichen Funktionen wie ein Schock. Andererseits sah er den Vorteil dieses Alters darin, dass die ständige physiologische Bereitschaft für eine Schwangerschaft sowie die Sorge um eine sich vermehrende Kinderzahl wegfallen würde.

> Diese Befreiung von der Naturgebundenheit bedeutet die Auslösung beträchtlicher psychischer Kräfte, welche unvermeidlicherweise Verwendung suchen. Immer wenn ein solcher Energiebetrag kein ihm zusagendes Ziel findet, verursacht er eine Störung des seelischen Gleichgewichts (ebd., S. 145).

Die Befreiung aus der Naturgebundenheit muss nach Jung demnach mit einer neuen Zielsetzung verbunden sein, will die Frau nicht in Apathie und Selbstmitleid verfallen. Diese neue Zielsetzung sah er in der Erzeugung von Kultur gegeben.

> Was ich hier sage, gilt nicht dem jungen Menschen ... sondern dem reiferen Menschen, dem durch die Lebenserfahrung weiteres Bewusstsein ermöglicht ist. Man hat die Gegenwart nicht von vornherein, sondern man wächst erst langsam in sie hinein, denn ohne Vergangenheit gibt es keine Gegenwart. Der junge Mensch hat noch keine Vergangenheit und darum auch keine Gegenwart. Darum schafft er noch keine

> Kultur, sondern bloß Existenz. Es ist der Vorzug und die Aufgabe des reiferen Alters, das die Mittagshöhe des Lebens überschritten hat, Kultur zu erzeugen (ebd., 8. 155).

Dieser Gedanke wurde jedoch nicht weiter ausgeführt. Wesentlich und erhellend für den Lebensabschnitt der Wechseljahre ist das Konzept der Individuation. Hierauf soll im Folgenden eingegangen werden.

3.3.1 Zum Begriff der Individuation

Unter Individuation, der ein Schlüsselbegriff in der Analytischen Psychologie und Therapie ist, verstand Jung einen Reifungsprozess, der zu einer größeren Vollständigkeit und Abrundung des menschlichen Wesens verhelfen soll. In *Die Beziehung zwischen dem Ich und dem Unbewussten* (1928a) heißt es:

> Individuation bedeutet: zum Einzelwesen werden und, insofern wir unter Individualität unsere innerste, letzte und unvergleichbare Einzigartigkeit verstehen, zum *eigenen Selbst* werden. Man könnte "Individuation" darum auch als "Verselbstung" oder "Selbstverwirklichung" übersetzen (Jung 1928a, S. 183).

Diese Aufgabe fällt für ihn in die Lebensmitte, weil der bürgerliche Mensch dann die ihm von Kultur und Gesellschaft auferlegte "Initiation in die äußere Wirklichkeit" erfüllt hat und nun endlich Zeit und Muße haben sollte, sich um seine "Initiation in die innere Wirklichkeit" zu bemühen. Diese Lebensmitte sah Jung zwischen dem 35. und 40. Lebensjahr kommen (Jung 1931, S. 434).

Während in der ersten Lebenshälfte Berufs- und Partnerwahl, Kampf um eine gesellschaftliche Position und anderes mehr im Vordergrund stehen, soll der Mensch in der zweiten Hälfte anfangen, sich mit sich selbst zu beschäftigen, nach dem Sinn des Lebens zu fragen, die Stellung in der Natur und Menschenwelt genauer zu erfassen. Jung hat damit eine Aufgabe für die Lebenswende formuliert, die um die 40 beginnt, nicht aber mit 50 abgeschlossen ist.

Obgleich die Aufgabe der Selbstwerdung zu jedem Zeitpunkt akut ist, spielt sie in den Wechseljahren nochmals eine besondere Rolle. Den Mangel an Selbstsein, den Jung auch mit dem Begriff der Selbstentfremdung belegt, sah er nicht als Einzelschicksal des Menschen an, sondern vielmehr als Schicksal eines großen Teils der Menschheit.

In der Analytischen oder Komplexen Psychologie hängt die Selbstwerdung des Menschen von der Bewältigung verschiedener Ebenen ab, die der Betreffende sich in einem Individuationsprozess erobern muss. Die zu absolvierenden Schritte sind so allgemein gehalten, dass sie als übergreifende Prinzipien formuliert werden können. Jung spricht von seelischen Instanzen oder

Ebenen, die nacheinander angetroffen werden, wenn man schichtweise von der Peripherie zum Kern der Persönlichkeit vorstößt. Er versteht darunter die Persona, den Schatten, Animus und Anima, das persönliche sowie das kollektive Unbewusste, die Archetypen. Sie sind dargestellt in zwei Abschnitten von *Die Beziehung zwischen dem Ich und dem Unbewussten* (1928a, 1928b). Sie sollen kurz vorgestellt werden.

3.3.2 Struktur des Seelenlebens

Die *Persona* ist jener Teil der Persönlichkeit, der durch Amt, Beruf, Titel und soziale Rolle gekennzeichnet ist. Die Persona ist Außendarstellung, Fassade oder Maske, Rolle, Anpassung, Gewohnheit. Sie ist für das Leben in der Gesellschaft unabdingbar und hat ihre positive Bedeutung darin, dass sie eine Zusammenarbeit mit der Außenwelt ermöglicht. Eine gut funktionierende Persona ist nach Jung durchlässig und elastisch; sie ist ein Schutz nach außen, aber fähig zum Austausch mit der Umwelt. Eine negative Wirkung erhält sie dann, wenn sie undurchlässig und wie ein Panzer ist, der zwar die Individualität schützt, aber auch abkapselt und durch Interaktionsmangel verkümmern lässt (Jung 1928b, S. 165ff.). Die erste Lebenshälfte ist seiner Meinung nach im Wesentlichen der Entwicklung und Konsolidierung der Persona gewidmet. Unter *Schatten* subsumierte Jung alle diejenigen Ereignisse, Vorstellungen, Wünsche, Impulse und Phantasien, die vom Individuum aufgrund seiner Moralvorstellungen sowie aufgrund von kollektiv wirksamer Tabuisierung verleugnet und verdrängt werden. Dieses verdrängte Material, zu dem der Einzelne keinen direkten oder willentlich modifizierbaren Zugang besitzt, meldet sich in Form von Träumen, Fehlleistungen, neurotischen, psychotischen und psychosomatischen Symptomen.

Im Grunde sah Jung den Schatten als Sammelstelle für alles Nichtangenommene und Abgewiesene an: unsoziale Eigenschaften, Schwächen, Unterlassungen, irrationale Gefühle, Vorurteile, Projektionen etc. Da die Persönlichkeit durch Verdrängungen verarmt, bedeutet Bewusstwerdung dieser "Schattenseite" Ausweitung und Kräftigung des Ich. Die Integration des Schattens ist für die Selbstwerdung von entscheidender Bedeutung.

Animus und *Anima* sind weitere "Unterpersönlichkeiten" des Einzelnen. Jung verstand darunter die gegengeschlechtlichen Seelenbilder; bei der Frau ist es der Animus, beim Mann die Anima. Jeder Mensch trägt ein Bild von Mann und Frau in sich, das normalerweise - ähnlich wie der Schatten - nicht oder kaum bewusst ist (Jung 1950, S. 45Iff. und S. 510). Es sind "Elterngeister", gleichzeitig auch Vorurteile und Meinungen, die jeder über das eigene und das andere Geschlecht verinnerlicht hat.

Nicht selten wehrt der Einzelne die gegengeschlechtlichen Eigenarten ab und bekämpft sie in sich wie auch im konkreten Gegenüber (Jung 1928b, S.

197ff.). Mann und Frau leiden unter dieser Vereinseitigung. Nur derjenige, der bei sich erkennt, dass er männliche und weibliche Qualitäten, Fähigkeiten und Eigenarten aufweist, dass er also über "Animus" und "Anima" verfügt, kann diese oftmals antagonistisch wirkenden Kräfte, Energien und Strebens Richtungen einigermaßen zum Ausgleich bringen. Ganzheit und Vollendung der Person waren für Jung offenbar das Ideal eines androgynen Wesens, welches die jeweils positiven Eigenschaften von Mann und Frau in sich vereint.

Als letzte und gleichzeitig schwer zu erreichende Ebene des Individuationsprozesses stellt sich der Zugang zu den und die Bewusstwerdung der sogenannten *Archetypen* dar. C. G. Jung war der Auffassung, dass es neben dem individuellen Unbewussten auch das *kollektive Unbewusste* gibt, an dem alle Menschen partizipieren. Im persönlichen Unbewussten finden sich unter anderem nicht erkannte persönliche Motive, übersehene Begebenheiten während des Tages, nicht gezogene Schlüsse und fehlende Konsequenzen sowie Affekte und Kritik, die wir uns verbieten oder die uns verboten wurden (Jung 1921, S. 527).

Das kollektive Unbewusste hingegen reicht bis in die Anfänge des Menschseins zurück. Wir tragen die stammesgeschichtlichen Erfahrungen unserer Ahnen, die charakteristischen Wesenszüge der Art Mensch, die Stimme einer unbeeinflussten Urnatur des Menschen in uns, die nach Ganzwerdung ruft (Jacobi 1977, S. 44). Aus dieser tiefsten Schicht des kollektiven Unbewussten sah Jung die symbolischen Archetypen aufsteigen, die sich in Märchen und Mythen, in den Träumen, in Religionen, in der Dichtung, in neurotischem und psychotischem Erleben ausdrücken. Er verstand darunter beispielsweise das Gottesbild, die Wandlung, die Drei- und Vierzahl, die Große Mutter, den ewigen Jüngling, den alten Weisen, die Bilder von Vater und Mutter, Mann und Frau und vieles mehr.

Die Assimilation dieses rätselhaften und eindringlichen Bilderreichtums ist nach Jung ein unabdingbares Erfordernis für menschliche Reife und Selbstverwirklichung. Der mehr als fragwürdige Gedanke, dass für Jung die Seele "natürlicherweise christlich" und Psychotherapie zu einer Konfrontation mit dem Gottes-Erlebnis als tiefste Sinnerfüllung hinführen soll, soll an dieser Stelle erwähnt, nicht aber weiter verfolgt werden (Jung 1932, S. 362; Jacobi 1971).

Neben diesen Antagonismen hat C. G. Jung noch weitere Polaritäten im Seelenleben der Menschen ausgemacht. So postulierte er, dass ein jedes Individuum sich zwischen den Polen *Extraversion* und *Introversion* bewege und darüber hinaus rationale und irrationale seelische Funktionen aufweise. Zu den rationalen seelischen Funktionen zählte er das *Denken* und *Fühlen,* zu den irrationalen das *Intuieren* und *Empfinden.* In der Psychotherapie soll ein Ausgleich zwischen diesen diversen Polaritäten stattfinden. Jung hatte nämlich bemerkt, dass sich beinahe alle psychischen Störungen und Erkrankungen durch ein Übermaß entweder von Extraversion oder Introversion oder aber auch durch eine einseitige Betonung von Denken, Fühlen, Empfinden oder Intuieren auszeichnen. Seelische Gesundheit und damit auch Selbstwerdung kann nach Jung nur dann erreicht werden, wenn alle Einstellungen und Funktionen irgendwie übereinstimmen, d.h. wenn die antagonistische Dynamik erkannt, verstanden und abgemildert wird.

Insbesondere die Lebensmitte stellt für Jung eine Krise in der Biographie vieler Menschen dar, in welcher sie auf die eben beschriebenen Ebenen ihres Unbewussten stoßen. Nicht selten nämlich werden sie angesichts der sog. "midlife crisis" oder der Wechseljahre auf den Grad und das Ausmaß ihrer Selbstentfremdung mit relativer Wucht aufmerksam gemacht. Angesichts dieser Erschütterung können manche der Betroffenen einer Auseinandersetzung mit ihrem Schatten, ihrer Anima und ihrem Animus, ihrer einseitigen Ausprägung seelischer Funktionen oder auch ihrem Verhältnis zu den Archetypen und zum kollektiven Unbewussten dann nicht mehr ausweichen.

3.3.3 Introversion und Selbstwerdung

Die Einstiegspforte zur Individuation ist die Introversion. Die Introversion wird von Jung, wie oben erwähnt, in einem dynamischen Gegensatz zur Extraversion gesehen. Er ging davon aus, dass die grundsätzliche Affinität zu einer der beiden Hauptarten, mit der Welt in Beziehung zu treten, angeboren ist (Jung 1921, S. 360).

Für den Einzelnen bedeutet *Extraversion* in seiner einseitigen Ausrichtung Identifikation mit der Außenwelt, Anpassung an das kollektive "Man" und die Modeströmungen sowie das Ausgerichtetsein auf Beruf, Prestige und Einkommen. Diese Phase wird von Jung zwiespältig gesehen, für den jungen Menschen hält er sie allerdings für notwendig. Positiv wirken bei der Extraversion die Tatkraft, das Streben, das Vollbringen von Aufgaben, das Erfahrungen-Sammeln und überhaupt das pulsierende Leben. Der junge Mensch muss in Beruf, Ehe und Gesellschaft hineinwachsen.

Hierbei können aber nicht alle Anlagen, die die Natur dem Menschen mitgibt, zum Tragen kommen. Alles, was abgespaltet werden muss, wird ins Unbewusste verdrängt. Das steht im Gegensatz zu dem naturhaften "unbewussten Lebensplan", der auf Entwicklung, Reifung und Selbstverwirklichung aus ist. Anpassung an die Gesellschaft, für den Einzelnen nicht immer befriedigend und mit der Gefahr verbunden, vom kollektiven Bewusstsein aufgesogen zu werden, ist nach Jung jedoch Bedingung für die höhere Stufe der Selbstwerdung. Die Anpassung an kollektive Forderungen, die Jung als biologisch-instinktive Verwirklichung der menschlichen Natur zur Kinderaufzucht ansah, soll seiner Meinung nach deshalb spätestens zur Zeit der

Lebensmitte durch eine "geistige Ausweitung der Persönlichkeit" vervollständigt werden (Jung 1931, S. 425ff.).

In der *Introversion* zieht sich der Einzelne zurück, er reflektiert und meidet Außenkontakte; er zieht seine Libido vorrangig von den Objekten ab, d.h. es soll eine grundsätzliche Verlagerung von äußeren auf innere Werte stattfinden. Die aktive Weltbewältigung soll zugunsten der Meditation und Kontemplation zurücktreten. Der Wandel von der Extraversion zur Introversion bedeutet im Jungschen Sinne eine Umkehr des Libidoflusses von der Progression zur Regression, vom Bewussten zum Unbewussten. Jungs Libidobegriff ist physikalisch wie der von Freud und meint einen unspezifischen Antrieb, einen Lebensdrang, eine Werdelust.

Unter Regression versteht Jung kein neurotisches Zurückkehren zu kindlichen oder pubertären Verhaltensweisen (wie bei Freud), sondern eine immer wieder notwendige Beschäftigung mit dem Unbewussten. Das Unbewusste steht nach Jung in einem energetischen Gegensatz zum Bewusstsein. Das heißt, je unbekannter das Unbewusste ist, desto stärker wirkt es hinterrücks auf das Bewusstsein ein. Während die Psychoanalyse das Unbewusste als Rumpelkammer und unaufgeräumten Keller der Psyche ansah, glaubte Jung, das Unbewusste halte Schätze bereit. Je mehr man sich mit seinem Unbewussten bekannt mache, desto mehr kann das bewusste Ich vernünftig steuernd eingreifen (Jung 1921, S. 406ff.).

Das Ziel der Introversion ist nach Jung die *Selbstwerdung.* Das Selbst sind die von Geburt mitgegebenen Anlagen und Neigungen, des Weiteren ein unbedingter Entwicklungsantrieb (eine physische Energie) und ein ethisches Streben, überdies ein Ich mit Wahrnehmungen, Erinnerungen, Stimmungen und konkreten Wünschen. Das Selbst ist umfangreicher als das Ich. Im unbewussten Selbst lagern die archetypischen Symbole und Handlungsmuster, die kollektiv vererbt werden. Selbstwerdung heißt demnach bei Jung, seine eigene seelische Mitte zu finden. Dabei schränkte er ein, dass das Ziel der vollkommenen Persönlichkeit nicht erreicht werden kann.

Der zentrale Aspekt in Jungs Individuationstheorie ist, dass man minderwertige Anteile des Selbst in sich erkennen und tolerieren soll. Dazu gehört es, sich mit seinen Mängeln auseinanderzusetzen, um sich in seiner Ganzheit (einschließlich des Schattens und der anderen Anteile) verstehen zu lernen und sie als harmlosen Gast aufzunehmen. Die "Schattenanalyse" ist wesentlicher Teil der Selbstwerdung in der Lebensmitte und Kernstück der Individuation. Sie dient nicht nur der Selbsterkenntnis, sondern hat zugleich eine psychohygienische Funktion.

> Wenn die Menschen aber dazu erzogen werden, die Schattenseite ihrer Natur deutlich zu sehen, so ist zu hoffen, dass sie auf diesem Wege auch ihre Mitmenschen besser verstehen und lieben lernen. Eine Abnahme der Heuchelei und eine Zunahme der Selbsterkenntnis können

> nur gute Folgen haben für die Berücksichtigung des Nächsten; denn nur allzu leicht ist man geneigt, die Unbilligkeit und Vergewaltigung, die man der eigenen Natur antut, auch auf die Mitmenschen zu übertragen (Jung 1931, S. 29).

Seelisch-geistige Ausweitung der Persönlichkeit im Sinne Jungs ist hauptsächlich ein Bewusstwerden des eigenen Wesens im Sinne des bislang Verwirklichten und der größeren Vollständigkeit und Verfeinerung in der Zukunft. Das Individuum kann Anima oder Animus und die anderen Archetypen so gestalten, dass sie ihm zu einer Quelle der Weisheit, Inspiration und Kreativität werden. Der Mensch findet erst eine annähernd ruhige Einstellung zu sich selbst, wenn er sich von allen Extremen abwendet. Gute Anteile des Selbst sollen fortgesetzt und zur Wirkung gebracht, negative ohne Groll ruhen gelassen werden. Es gilt, sich mit dem bisher Erreichten auszusöhnen. Als Ziel einer Psychotherapie formulierte Jung, den Menschen in der Realität, auch der Realität des Unbewussten zu verankern.

Die Altersphase verlangt aus naturgegebenen Gründen einen Rückzug von der Außenwelt und eine Besinnung auf das eigene Innenleben. Auf diese Umstellung, die oftmals in den Wechseljahren durch Krankheit erzwungen wird, sind selbst kluge und gebildete Menschen nicht vorbereitet. Schon Jung betonte, dass es an Schulen für Erwachsene fehlt, die Selbst- und Menschenkenntnis vermitteln und auf das kommende Leben vorbereiten (Jung 1931, S. 438f.; Jung 1954, S. 419). Er klagte darüber, dass das 20. Jahrhundert keine weltlichen Klöster für jene habe, die des leeren Betriebs der Alltäglichkeit müde seien und ihrer Introspektion leben wollen.

Das Entwicklungsdefizit und die Stagnation, die Jung bei seinen Patienten aus der Schweiz, den USA und England erkannte, nannte er auch ein "Ausweichen vor der Erweiterung des Lebens", das heißt in der zweiten Lebenshälfte ein Zurückweichen vor der Erweiterung des geistigen Lebens und der inneren Lebendigkeit. Der Sinn des Lebens besteht in der Jungschen Psychologie in einer kontinuierlichen Persönlichkeitsentwicklung, die niemals als abgeschlossen betrachtet werden kann. Sie ist es, die den unverlierbaren, unvergleichlichen Wert bringt und damit den inneren Frieden und die höchste Art von Glück (Jacobi 1971, S. 72).

Individuation als Gebot der Stunde ist der Wunsch vieler Menschen, der Weg dorthin jedoch ist oft steinig. Eine Frau, 52 Jahre alt, Therapeutin, verheiratet, ohne Kinder, schildert ihr Erleben der Wechseljahre und ihr Ringen um Selbstwerdung.

> FALLVIGNETTE 7: Wann meine Wechseljahre begonnen haben, kann ich gar nicht richtig sagen, weil sie mit anderen Krisen einhergegangen sind. Ich stand kurz vor Abschluss meiner Dissertation und litt unter Konflikten, die im Zusammenhang mit meiner Therapeutenausbildung

standen. Die Zeit der Dissertation war eine Zeit höchster Anspannung. Angst vor Versagen und die Notwendigkeit zu dem zu stehen, was ich schrieb, sozusagen Ich zu sagen, hielten mich jahrelang in Atem. Die Folgen waren depressive Verstimmungen, Überforderungsgefühle, Selbstwertprobleme, Gefühle des Abgelehntseins, Rückzugstendenzen, Einsamkeitsgefühle. Die Verarbeitung dieser Krise brachte mir aber einen Zuwachs an Selbstverantwortung und an Selbstbewusstsein. Ich bin erwachsener geworden. Irgendwann in dieser Entwicklungsphase kam ich in den Wechsel. Seit vier Jahren (ich bin jetzt 52 Jahre alt) beobachte ich, dass die Menstruation kürzer und sehr unregelmäßig geworden ist. Es stellte sich ein unablässiger, mehr oder minder starker Kopfdruck ein, der sich zu Kopfschmerz verdichten kann. Andere Schmerzen tauchen auf und verschwinden wieder (Schulter, Zehenballen, Rücken, Eierstock); ich schwitze und friere leicht. Müdigkeit, Erschöpfung mit einem starken Wunsch nach Ruhe, Schwächeanfälle machen mir zu schaffen, traurige Verstimmungen und Weinanfälle überkommen mich, Gedächtnis- und Wortfindungsprobleme stören, der Tinnitus hat zugenommen. Obwohl ich mit diesen Phänomenen mal besser, mal schlechter lebe, bin ich zeitweise doch beunruhigt und frage mich, ob ich irgendwie krank bin. Dann muss ich mir in Erinnerung rufen, dass ich im Wechsel bin. Dabei helfen mir Gespräche mit Leidensgenossinnen und vor allem die Lektüre von Büchern über die Wechseljahre.

Eine wichtige Erfahrung in den letzten Jahren ist die Sexualität. Ich war sexuell sehr bedürftig und habe die Begegnungen mit meinem Mann sehr genossen. Es gelang mir stärker als früher, Begehren und Lust zu erleben und zum Ausdruck zu bringen. Zum ersten Mal erlebte ich mich als zutiefst sexuelles Wesen, was mein Selbstbewusstsein als Frau außerordentlich stärkte. Vielleicht könnte man sagen: Ich erlebe die Wechseljahre als eine zweite Pubertät. Genaugenommen hatte ich kaum eine erste, da ich die Sexualität verdrängen musste.

Beruflich habe ich mich in den letzten Jahren viel stärker verankert. Ich habe ein Selbstverständnis als Psychotherapeutin erworben. Darüber bin ich sehr froh. Ich finde, dass ich einen sehr schönen, sehr anregenden und sehr schwierigen Beruf habe. Deswegen geht es mir zurzeit vorrangig darum, meine Kompetenz als Therapeutin auszubauen. Wenn ich dann noch über Zeit und Kraft verfüge, würde ich schreiben, um mein Wissen und meine Erfahrungen in eine Form zu bringen, zu gestalten und mitzuteilen. Aber vielleicht muss ich damit auf den postklimakterischen Elan warten.

Trotz dieser unverkennbar positiven Erfahrungen finde ich den Wechsel, in dem ich mittendrin stecke, sehr mühsam. Ich frage mich, wann diese Müdigkeit, diese Schwächegefühle, diese Niedergeschlagenheit, dieser Kopfdruck oder -schmerz, dieser Tinnitus endlich nachlassen. Physiologisch ist es ja so, dass die Hormone in ein neues Gleichgewicht kommen müssen. Das braucht Zeit. Aber auch ich muss mich neu orientieren. Dabei spielt das Älterwerden zumindest bewusst keine große Rolle. Auch nicht der Verlust der Gebärfähigkeit, die ich ja nicht erlebt habe.

Vielleicht ist es doch eher der Verlust von Illusionen, der mir zu schaffen macht, und die Aufgabe der Selbstwerdung. Ich frage mich, wer ich bin und wer ich sein möchte, was ich kann und was ich lernen muss. Bei der Lektüre von Christa Wolfs *Der geteilte Himmel* fiel mir auf, dass Wolf immer irgendwie ungewöhnliche Frauen schildert. Die Protagonistin in dieser Erzählung ist eine Frau, die auffällt, die trotz aller Unsicherheit, Nöte und Ängste sicher ist, in sich ruht, intuitiv das Richtige macht - sozusagen unanfechtbar wirkt. Ich kam mir demgegenüber ganz gewöhnlich vor. Dies löste eine tiefe Trauer aus. Ich sehe an mir keine besonderen Fähigkeiten oder Talente, finde nichts Außerordentliches, bin unsicher und ängstlich. Aber ich sollte wohl etwas Besonderes sein. Ein Weg, um dies zu erreichen, war die Beziehung zu bewunderten Frauen und Männern, die mich auch „groß" machte. Natürlich hat sich dieses Beziehungsmuster deutlich abgeschwächt. Mir ist klar, dass mich nur eigene Aktivität weiterbringt und zufrieden macht, dass es gilt, dem Leben meinen Stempel aufzudrücken, ihm meine Form zu geben - auch wenn sie unspektakulär ist. Und doch ist es so, als ob immer noch in einem versteckten Winkel meiner Seele die Sehnsucht lauert, der andere könne mir zu Bedeutung verhelfen.

Ein Mann, 58 Jahre alt, verheiratet, Handwerksmeister, Psychologe, beschreibt seine Umstellung folgendermaßen:

FALLVIGNETTE 8: Ich bin als Jüngster aufgewachsen und war von frühester Kindheit an hellwach und scharfsichtig auf der einen, naiv, verträumt und gutgläubig auf der anderen Seite. In der Schule und im Beruf war ich gut, konnte aber meine Fähigkeiten nicht so ausbauen, sehr zum Leidwesen meines Vaters, zu dem ich ein trotzig-ängstliches Verhältnis hatte. Bis Mitte vierzig hatte ich kein eigentliches Gefühl für mein Älterwerden. Konkret hatte ich in all diesen Jahren viel damit zu tun, den Lebensunterhalt zu verdienen und Anforderungen nachzukommen, die ich nicht immer als die meinen erlebte. Zu meinem Beruf als Handwerksmeister war ich nur durch familiäre Rücksichten gekommen, er entsprach keineswegs meinen inneren Vorstellungen. Ich erledigte das Nötigste, um unsere materielle Existenz zu sichern. Auch beim Studium machte ich nur das Nötigste, warf mich aber stets mit meinem ganzen emotionalen Gewicht auf Nebenaufgaben, von denen die Beschäftigung mit Goethe eine zwar große, aber beileibe nicht die einzige war. Bei der Breite der von mir kaum bewusst angesteuerten Existenz hätte ich, um daraus etwas Sinnvolles zu machen, gewiss zweihundert Jahre leben müssen. Doch darüber machte ich mir wenig Gedanken. Meine Leistungsfähigkeit und geistige Aufnahmebereitschaft waren sehr gut, meine Gesundheit ebenso, und beides projizierte ich unbedenklich in die Zukunft hinaus.

Erste Einbrüche in dieses zeitlich unbegrenzte Dasein erlebte ich in der Sexualität. Unsere Partnerschaft war lange Jahre immer wieder einmal sehr schwierig. Ich selbst war außerordentlich beständig, wohl weniger aus Tugend, eher aus Gehemmtheit gegenüber erotischen Abenteuern. Meine Frau neigte, wohl aufgrund ihrer eigenen Werdensgeschichte und unter dem Einfluss meiner Unbeweglichkeit und Selbstbezogenheit, zu einigen Ausbrüchen aus der Ehe. Das verunsicherte mich sehr und traf mich tief. Unsere Sexualität war stets schwierig. Dies veränderte sich, weil mein sexuelles Verlangen, auch durch gelegentlicher Erektionsschwäche, ungefähr ab Ende 40 weniger wurde. Auch in anderen Bereichen bemerkte ich eine Verlangsamung und ein Vorsichtigerwerden, sei es beim Autofahren, beim Straßenüberqueren, wie mich körperliche Arbeit überhaupt mehr anstrengte.

Mit 49 Jahren leitete ich meine ersten Volkshochschul-Kurse. Ich bewältigte sie mit großer innerer Anspannung nach außen hin gut. Nach zwei Jahren, da war ich Anfang fünfzig, traten im Unterricht starke Schweißausbrüche auf. Ich schwitzte mitunter eine halbe Stunde und länger so stark, dass mir das Wasser über die Stirn in die Augen und von meiner Oberlippe in den Mund lief. Ebenso waren die Hände und Achselhöhlen schweißnass, was ich allerdings auch schon von früher Jugend an kannte. Ich war innerlich sehr verdrossen über diese sichtbaren Schwitzanfälle, hielt aber tapfer stand und präsentierte mich den Hörern, indem ich, scheinlocker mit meinem Taschentuch die Stirn abwischend, den Unterricht fortführte. Ich stand meinem Schwitzen völlig hilflos gegenüber und erlebte es wie ein Unglück. Ich empfand eine deutliche Diskrepanz zwischen meinem bewussten Erleben, das keineswegs ängstlich war, und meiner entgleisten Körperfunktion. Natürlich kamen mir da auch Gedanken an Wechseljahre, zumal ja auch mein sexuelles Verlangen abge- nommen hatte. Nach etwa fünf Jahren gingen die Schwitzattacken auf ein Maß zurück, wie ich es auch vorher schon an mir kannte.

Als weitere Veränderung fiel mir auf, dass ich viele Rücksichten aufgab, ohne deshalb als rücksichtslos angesehen zu werden. Insgesamt war diese Entwicklung gut, ich fühlte mich im zwischenmenschlichen Umgang zunehmend sicherer und souveräner. Auch in der Partnerschaft bin ich und sind wir zunehmend souveräner geworden und gehen (meist) freundlich und vernünftig miteinander um.

Krankheitsanfällig, besonders im Bereich der oberen Luftwege, war ich von früh an. Die Krankheitshäufigkeit ist geblieben, die Tiefe der Erkrankung scheint mir jedoch in den letzten zehn Jahren bedrohlich zugenommen zu haben. Gelernt habe ich bislang wenig daraus, da ich nach wie vor nicht sonderlich sorgfältig mit meinem Körper umgehe. Mein inneres Gefühlserleben ist reicher und solidarischer geworden. Innerlich bin ich verstärkt von einer Hast getrieben und möchte noch möglichst viel aus meinem Leben machen, da ich glaube, viel Zeit verschlafen zu haben. Ich habe immer noch die Hoffnung, dass ich zu einer Aufgabe vordringen kann, die ganz zu mir passt, nur zu mir. Ich habe viele angefangene Projekte, die ihrer Ausarbeitung harren. Ich sehe darin auch ein erahntes Gefühl meiner Möglichkeiten.

Weltanschaulich neige ich verstärkt zur Resignation und zum Pessimismus. Das hängt gewiss mit meiner Sympathie mit dem Sozialismus zusammen, dessen Scheitern in seiner Zerrform ich zwar bewusst nicht allzu sehr bedauert habe, was aber emotional eine tiefe Trauer in mir hinterlassen hat.

3.3.4 Zusammenfassung

Mit dem Konzept der Individuation legt C. G. Jung ein Schichtenmodell der Persönlichkeit vor, aus dem hervorgeht, dass er in den Wechseljahren eine Zeit sah, in der dem Menschen noch einmal die Gelegenheit gegeben ist, aus einem Dasein des Man-Selbst zu einem Dasein des Ich-Selbst zu gelangen. Nach einer Phase der Extraversion, der Bewältigung des Aufbaues des Lebens, ist es dem Menschen in einer Phase der Introversion zumindest möglich, zu einem vertieften Wissen seiner Selbst und der Gesellschaft zu gelangen. Ein insgesamt komplizierter Prozess, der nur unter der Bedingung des Zugangs zu den eigenen Selbstanteilen gelingen kann.

Nur derjenige, der bei sich erkennt, dass er männliche und weibliche Qualitäten, Fähigkeiten und Eigenarten aufweist, der seine Schattenseiten anerkennen und integrieren kann und der eine lebendige Beziehung zu den unvermeidlichen Archetypen und dem kollektiven Unbewussten hat, kann eine authentische Individualität kraftvoll aufbauen.

Um in diesem Sinne ein ganzer Mensch werden zu können, bedarf es einer Zeit der Kontemplation und Introspektion. Aufgabe des Menschen in der "zweiten Lebenshälfte" ist es also, sich über all diese Seelenbestandteile klar zu werden, um zu einem selbstbestimmten und überindividuell wertvollen Leben zu gelangen. In diesem Sinne ist die nicht unproblematische Psychologie C. G. Jungs für das Thema der Wechseljahre dennoch von hohem Interesse.

In den 90er Jahren hat die Jungianerin Ann Mankowitz ein Buch vorgelegt, in dem sie den Therapieverlauf einer Frau in den Wechseljahren schildert. *Auf neue Weise fruchtbar. Der seelische Prozess der Wechseljahre* (dt. 1994) ist ein Buch, das vielfach zitiert und beachtet wurde. Es ist die Geschichte einer 51-jährigen Frau, die verheiratet und berufstätig ist (Ehetherapeutin), und deren drei Kinder das Haus verlassen haben. Obwohl sie gut angepasst lebt, gesund ist und eine befriedigende Ehe führt, hat sie ein Gefühl der Leere, der Bedrohung ihrer Weiblichkeit. Mankowitz beschreibt die Veränderungen dieser Frau während der fast dreijährigen Therapie anhand der Assoziationen und Emotionen, die sich nach einem großen, eindrücklichen Traum einstellen. Dieser Traum hat mehrere Teile und wird in dem Buch ausführlich und detailliert erörtert.

Mankowitz empfindet den Begriff "narzisstische Kränkung" zutreffend für die psychologische Reaktion auf die Rückbildung körperlicher Vorgänge (Mankowitz 1994, 8. 52). Für sie sind das Identitätsgefühl und das Selbstbild der Frau wirklich bedroht. Schilderungen von Frauen geben ein Bewusstwerden der Veränderungen fast übereinstimmend wieder. Dabei handelt es sich um Fragen der Kleiderwahl, der veränderten Beziehungen zu Männern, Trauer um "ungelebtes Leben" ebenso wie Hoffnungslosigkeit bezüglich der Zukunft. Auch das Erleben der Sexualität erhält eine andere Wertigkeit.

Der von Mankowitz geschilderten Frau gelingt es, ihrem Schmerz und ihrer Wut, die sie wegen der scheinbaren Ungerechtigkeit im Zusammenhang mit dem weiblichen Alterungsprozess empfindet, Ausdruck zu verleihen. Weder kann sie ihren Neid auf die Zeugungsfähigkeit der Männer im hohen Alter verhehlen noch ihre Eifersucht auf ihre Tochter wegen ihrer zunehmenden "weiblichen Macht".

Die Wende in der Therapie wird eingeleitet durch zwei Traumbilder, einem Bild aus der Zeit der Renaissance und einem "Phönix aus der Asche", die beide Erinnerungen an Wiedergeburt hervorrufen. Im Verlaufe der Analyse kann sie die traurigen Traumbilder hinter sich lassen und sich an der "Offenbarung der Freiheit" freuen. Sie fühlt sich traurig wegen des Endes der Fruchtbarkeit, zugleich aber auch erleichtert.

> Jede Frau wird in der Menopause eine andere Erfahrung machen, aber wenn wir den Schatten der Vergangenheit assimilieren und die Tatsache des Alterns akzeptieren können, kann sich die Menopause zwar als

eine schwierige und anspruchsvolle Übergangsphase im Erwachsenenleben erweisen, aber auch als eine Zeitspanne der psychischen Integration und des psychischen Wachstums, der vermehrten inneren Stärke und insbesondere der *weiblichen* Weisheit (ebd., S. 134).

3.4 Zusammenfassung

Die Erkenntnisse der Tiefenpsychologie, die das unbewusste Seelenleben in ihre Forschungen mit einbezieht, ermöglichen ein umfassenderes Verstehen des klimakterischen Lebensabschnitts, der für Männer und Frauen gleichermaßen kompliziert geschildert wird. Vor dem Hintergrund der biologischen und hormonellen Veränderungen, die bei der Frau früher und komplexer angenommen werden dürfen, wird die seelisch-geistige Dimension dieses Prozesses ans Licht gehoben.

Bei aller Verschiedenheit der Ansätze wird übereinstimmend von einer "Schockwirkung" gesprochen, die aufgrund der vielfältigen bio-physischen, psychischen und sozialen Veränderungen eine Störung des seelischen Gleichgewichts hervorrufen kann. Dieses wird als Identitäts- und Selbstwertkrise bezeichnet, die mehr oder minder heftig ausfallen kann, und die zu bewältigen zentrales Thema dieses Lebensabschnitts ist.

Folgt man den Ausführungen der Autoren, so scheint in den Wechseljahren die Konfrontation mit dem gegenwärtigen, dem gelebten und dem zukünftigen Leben eine der Hauptschwierigkeiten zu sein. Die Integration und Aussöhnung mit dem Verdrängten oder dem "Schatten" wird als Bedingung formuliert, um aus der Selbstentfremdung zu einem wahren und authentischen Leben zu finden. Es gilt, die "absteigende Lebenslinie" des Alterungsprozesses mit den Entwicklungsmöglichkeiten einer neuen Lebensphase in Übereinstimmung zu bringen.

4. Wechseljahre als psychosoziales Phänomen

Die Kultur, in der wir leben, formt und begrenzt unvermeidbar unsere Vorstellungen und unser Erleben. Dieser Grundgedanke der amerikanischen Ethnologin und Kulturanthropologin Margaret Mead verweist auf die psychosoziale Verflochtenheit des Menschen mit seiner nahen und ferneren Umwelt und Gesellschaft. Sie thematisiert in ihrem Buch *Mann und Weib,* das 1949 in USA erschienen ist, das Verhältnis der Geschlechter in einer sich wandelnden Welt, dem einige wertvolle Hinweise zum Thema Wechseljahre zu entnehmen sind.

Zeitgleich wurde in Frankreich das Buch von Simone de Beauvoir *Das andere Geschlecht* (1949) veröffentlicht, das die gesellschaftliche Bedingtheit des Erlebens der Wechseljahre explizit behandelt. In dem Aufsatz *Konflikte und Krankheiten der Frau* (1973) hat Horst Eberhard Richter ebenfalls die psychosoziale Seite der Wechseljahre beleuchtet. Diese drei Autoren sollen im Folgenden zur Darstellung kommen.

4.1 Der kulturelle Aspekt - Margaret Mead

Nach Margaret Mead (1901-1978) gewöhnen sich Menschen innerhalb eines kulturellen Kontextes daran, auf bestimmte Art zu handeln, zu denken und zu fühlen. Diese Gewöhnung macht es ihnen fast unmöglich, sich anders als in den vorgegebenen Bahnen zu bewegen. Diese Denk- oder Gefühlswege werden ihnen schon vom ersten Lebenstag an durch die wichtigsten Beziehungspersonen weitergegeben. Neben diesen kulturellen Grenzen sah sie in der Biologie und dem Geschlecht weitere Begrenzungen.

Biologisch gesehen ist der Mensch ein Säugetier. Dieser männlichen bzw. weiblichen "Säugetiernatur" muss er Rechnung tragen, d.h. er muss ihre Grenzen kennen. Diese sind unterschiedlich für Mann und Frau. Beim Zeugen, Empfangen, Austragen und Ernähren der nachfolgenden Generation spielen sie unterschiedliche Rollen. Das ganze Leben lang bleibt aber die Tatsache,

> dass wir Kreaturen sind, die nicht nur zu Individuen bestimmt sind, sondern die die menschliche Rasse fortpflanzen sollen, eine anhaltende, unaufhebbare Bedingung, der wir uns stellen müssen (Mead 1971, 8. 20).

Ein Ignorieren dieses Faktes bleibt ihrer Meinung nach nicht ohne Folgen. Sie sah dadurch die Gefahr vielfältiger seelischer wie körperlicher Erkrankungsmöglichkeiten gegeben.

4.1.1 Die Unterschiede der Geschlechter

Mann und Frau unterliegen unterschiedlichen physiologischen Rhythmen. Diese Tatsache sollte weder verschleiert noch einseitig idealisiert, noch losgelöst aus ihrem sozialen Kontext gesehen werden. Das Leben der Frau ist durch die Folge von Menarche, Defloration, Menstruation, Schwangerschaft, Geburt und Menopause bestimmt. Unermüdlich bereitet sich der weibliche Körper in monatlichen Zyklen darauf vor, menschliches Leben zu zeugen und auszutragen. Der männliche Körper unterliegt solch ausgeprägten Formen nicht. Das Leben des Mannes geht eher unmerklich von Kindheit zu Jugend, von Jugend zu Mannesalter über. Diese Tatsache sollte anerkannt werden.

Der Eintritt in die Pubertät ist beim Mädchen klar und eindeutig. Durch die beginnende Menstruation gibt es ein Ereignis, das keine Zweifel an ihrer vollen Geschlechtszugehörigkeit zulässt. Beim Jungen sind die Anzeichen seiner Pubertät, auf die er reagiert, weit weniger sicher und eindeutig.

Als junge Erwachsene dann zu einer vollen Sexualbeziehung fähig, unterliegen beide den daraus folgenden Konsequenzen, auch hier ist die Frau stärker in Anspruch genommen. Sie muss die Verpflichtung auf sich nehmen und willig sein, ein Körper zu werden, der ein neues Leben einschließend schützt. Hat sie einmal ein Kind geboren, so steht ihre Fähigkeit zu gebären ein für alle Male fest und kann ihr nie wieder abgesprochen werden. Für die Fähigkeit des Mannes, Kinder zu zeugen, gibt es diese volle Sicherheit nicht. Er muss seine Männlichkeit durch stetige Potenz immer von neuem bewähren. Allerdings ist die Frau radikaler als der Mann mit dem Aufhören dieser Fähigkeit konfrontiert.

> Mit fortschreitenden Jahren steht die Frau einem Augenblick gegenüber, in dem das Versagen ihrer produktiven Mütterlichkeit genauso unwiderruflich und unmissverständlich eintritt, wie einst deren Beginn mit der Menarche angezeigt wurde (ebd., S. 238).

Auch dieses Ereignis, die Menopause, stellt sich für Mann und Frau unterschiedlich dar. Für die Frau kann es zu unterschiedlichstem Erleben kommen. Dieses reicht von einem einmaligen, verheerenden Ereignis bis hin zu einem friedlichen Annehmen einer durchlebten Stufe des Lebens. Beim Mann erfolgt der Verlust der potentiellen Vaterschaft wie das Nachlassen seiner Potenz schrittweise, undeutlich und reversibel. Für ihn ist die Spannweite des Erlebens weit weniger dramatisch. Sie bringt alle Vorteile wie auch psychischen Gefahren mit sich, die mit einem weniger scharf akzentuierten Alterungsprozess Hand in Hand gehen.

In allen Kulturen, in denen sich Mann und Frau die Arbeit teilen, müssen sie irgendwie einen Kompromiss zwischen der rhythmischen Periodizität des Mannes und der der Frau finden. Die Frau scheint durch Empfängnis und Geburt, die Mead als ebenso unerbittliche Lebenszustände ansieht wie den

Tod, stärker an ihre biologische Erbschaft gebunden zu sein.

> Sich mit den Rhythmen des weiblichen Lebens in Einklang setzen, heißt, sich mit dem Leben selbst in Einklang setzen, heißt, lieber die Befehle des Körpers annehmen als die Befehle einer künstlichen, von Menschen gemachten, vielleicht transzendental herrlichen Kultur (ebd., S. 143).

Die Betonung des männlichen Arbeitsrhythmus ist eine Betonung unendlicher Möglichkeiten; die Betonung des weiblichen Rhythmus ist Betonung einer klar festgelegten Prägung, ist Betonung der Begrenzung. In diesem Sinne kann die weniger fest geprägte Physiologie des Mannes als offene Herausforderung für Menschen empfunden werden.

> Es ist nicht überraschend, dass das Zeitalter, das sah, wie Kontinente erschlossen wurden, die Erde durch Schächte eröffnet und der Himmel in geordnete Verkehrswege verwandelt wurde, den Rhythmus der Frau vor allem als etwas Lästiges, als ein Hindernis ansah, das verkleinert, übergangen und ignoriert werden sollte (ebd.).

Es überrascht nicht, dass solch ein Zeitalter, so meint Mead, sich auf die schmerzlose Geburt für die junge Mutter, auf Pillen, durch die "du selbst in diesen Tagen glänzend aussiehst", auf Fernseh-Säuglingspflege, künstliche Ernährung und ein "Aussehen wie ein junges Mädchen selbst als Großmutter" konzentriert hat.

> Solange menschliche Wesen durch die Betrachtung ihrer eigenen Herzschläge im Innersten ergriffen wurden, ist der verwickeltem, biologische Lebenslauf der Frau ein Modell für den Künstler, den Mystiker und den Heiligen gewesen. Wenn sich die Menschheit statt dessen dem, was in der äußeren Welt getan, verändert, gebaut und erfunden werden kann, zuwendet, werden alle natürlichen Eigenschaften der Menschen, Tiere oder Metalle eher zu Hindernissen, die umgeändert werden müssen, als zu Fingerzeigen, denen man folgen sollte (ebd., S. 144).

Es ist Aufgabe von Mann und Frau, so sieht es Mead, einen Weg zu finden zwischen ihrem biologischen Selbst und den vermeintlichen Anforderungen einer Welt, die sie selbst erbaut haben. Diese Wege sind unterschiedlich von Kultur zu Kultur.

4.1.2 Wechseljahre als Krise

Die Situation der amerikanischen Frau mittleren Alters, die sich der Menopause nähert, bezeichnete Margaret Mead als eine große Umbruchphase, in der nicht nur sie, sondern die ganze Familie involviert ist. Hierbei spielt die Intensität, mit der sie ihre Aufgabe als Hausfrau und Mutter wahrgenommen hat, eine große Rolle.

Der Bruch kommt dann, wenn die Kinder das Haus verlassen und diese Aufgabe erfüllt ist. Der gesellschaftliche Druck, dem die Frau ausgesetzt ist, belehrt sie, dass sie nun ihren Kindern Unabhängigkeit und Selbständigkeit gewähren muss, damit sie ihr eigenes Leben führen können. In dem Maße, wie sie diesen Geboten nachkommt, untergräbt sie ihren eigenen "Beruf". Noch relativ jung, findet sie sich nun allein mit ihrem Mann, zwar nicht beschäftigungslos, aber ohne Aufgabe.

Ihre wichtigste Rechtfertigung, die "Arbeit der Reproduktion", für die sie "alles aufgegeben" hat, ist vorbei. Sie ist nicht gänzlich aus ihrer Arbeit verdrängt, aber sie ist halb ausrangiert, auf ein Abstellgleis geschoben, vergleichbar jenen Arbeitsplätzen, die Unternehmen solchen Angestellten zuweisen, die noch zu jung sind, um sich pensionieren zu lassen. Solche Ereignisse künden den Beginn der Umbruchphase an, in der sich nun die Frau mit ihren eigenen körperlichen und seelischen Umstellungen befindet.

> Diese häusliche Krisis wird natürlich noch schwieriger, wenn sie gleichzeitig mit den hormonalen Störungen und den emotionalen Ängsten eintritt, die die Menopause begleiten und in denen eine ungerechtfertigte Furcht, das physische Begehren zu verlieren, mit der notwendigen Einsicht in das Ende der Fortpflanzungsfähigkeit Zusammengehen (ebd., S. 223). Die Furcht, die Anziehungskraft zu verlieren und ein unberechenbarer Mensch zu werden, spielt bei der amerikanischen Frau die größere Rolle, sagt Mead. Ihr Kummer über den Verlust der Fortpflanzungsfähigkeit ist sekundär. Durch die Kinder ist ihre Ehe gerechtfertigt und sie wünscht sich, wenigstens bewusst, keine weiteren.

Mead weist darauf hin, dass zu eben derselben Zeit auch der Mann in einer kritischen Lebensphase ist. Indem er seinen Kindern bei der Emanzipation von der Mutter hilft, können Phantasien aufkommen, die das eigene Leben betreffen und Gefühle des "Nicht-richtig-gelebt-zu-Habens" aufkommen lassen. Ein weiterer beruflicher Aufstieg ist mehr als unwahrscheinlich.

> Da steht er nun, erst in den mittleren Lebensjahren, und schon ist sein Leben vorbei - keine neue Liebe mehr, keine neuen Gebiete zu erobern, nur Leere liegt vor ihm. So fühlt er sich, während er noch keineswegs aus dem Erwerbsleben ausgeschaltet ist - tatsächlich steht er sehr häufig auf der Höhe seiner Arbeitskraft-, schon wie ein alter Mann; gerade das eigentliche Wesen des Lebenszyklus in Amerika führt dazu. Er kann recht schwer zu kämpfen haben, um dem Trieb zu widerstehen,

> mit allem zu brechen, aber er kann ernsthafte gesundheitliche Störungen entwickeln und vorzeitig sterben (ebd., S. 224).

Die Schwierigkeit, der sich Paare in mittleren Jahren gegenübersehen, sieht Mead folgendermaßen: Die Hauptlebensaufgabe der Prau ist erfüllt, während sie noch jung und kräftig ist. Sie muss nun für ihre Energien neue Kanäle ausfindig machen und gleichzeitig ihre Gewohnheiten und Bedürfnisse an einen Mann angepasst halten, mit dem sie schon über so lange Zeit zusammenlebt. Die Lebensaufgabe des Ehemannes hingegen verläuft ungestört weiter.

Dennoch stehen beide vor einer "Krise tiefer Enttäuschung", und zwar aus zweierlei Gründen. Zum einen durch die einseitige Betonung der Jugend, wie sie in Amerika praktiziert wird. Die Jugend ist aber für beide Vergangenheit, eine Zeit, auf die sie nun gemeinsam zurückschauen. Zum anderen weil der Blick in die Zukunft, das Alter, so wenig Lohn enthält. Verschärft wird diese Krisis noch durch Krankheit oder Todesfälle alter Eltern und den damit verbundenen Komplikationen. Dadurch wird der Konflikt, der im Älterwerden liegt, noch schärfer ins Licht gerückt.

Jede Phase dieses Verlaufs wird durch die Isolierung der Paare noch verstärkt. Der Ideologie gemäß sollten sie sich selber genug sein. Sie wissen aber kaum, wie man das macht. Sie können nicht darauf rechnen, mit ihren verheirateten Kindern oder verwitweten oder unverheirateten Geschwistern in einem gemeinsamen Haushalt zu leben. In vielerlei Hinsicht sind sie voneinander abhängig. In einer langen Ehe sind beide so sehr zu einer einzigen Person geworden, dass sie, wie die meisten Menschen in Amerika, der Bestätigung durch andere Menschen bedürfen, um nicht einer Vereinsamung anheim zu fallen.

In den fünfziger Jahren ging die Tendenz von Paaren mittleren Alters zunehmend in die Richtung, diesen Lebensabschnitt ernsthaft ins Auge zu fassen, ihre persönlichen und materiellen Mittel zu prüfen und ihre Pläne nicht auf eine ungewisse Zeit zu richten. Ganz konkret fassten sie die nächsten zwanzig Jahre ins Auge. Eine Tendenz, die Mead als Fortschritt bezeichnet.

> Im Umfang, in dem beide fähig sind, ihr Leben zusammen neu zu planen, machen sie die Krise zu einem Schritt nach vorn anstatt zu einem Rückschritt (ebd., S. 225).

Ihrer Meinung nach ist für diesen Abschnitt des Lebens ebenso eine berufsmäßige Beratung nötig wie für die der Adoleszenz. Paare, so fand sie, die meist isoliert leben, sind Druckwirkungen und Schwierigkeiten ausgesetzt, die in anders organisierten Gesellschaften unbekannt sind.

Nach Mead erreicht ein Viertel aller amerikanischen Frauen die Menopause, ohne ein Kind geboren zu haben. Der Kinderwunsch ist kein instinktives, sondern allein ein soziales Geschehen, abhängig von den in einer Gesellschaft herrschenden Sitten und Gebräuchen. Sie weist Auffassungen amerikanischer Mediziner zurück, dass für Frauen, die nicht geboren haben, das Klimakterium beschwerlicher sei. Keine Theorie kann ihrer Meinung nach diese Auffassung stützen. Schon gar nicht würde sich der weibliche Körper selbst für das Nicht-Ausnutzen der mütterlichen Funktionen rächen. Wichtig allein hierbei sei, ob Frauen gelernt hätten, ihren Lebensweg zu bejahen und mit Verzieht und Unabänderlichkeit umzugehen.

Die kulturelle Bedingtheit des Erlebens des Klimakteriums wird deutlich in einigen Hinweisen, die Mead an dieser Stelle allerdings nicht weiter ausführt oder erläutert. So findet sich der Satz über einen Stamm in Afrika, wo sich die Frauen nach der Menopause gerade im rechten Alter glauben, um anzufangen zu lernen, sich wirklich an der Sexualität zu freuen (ebd., S. 42). Oder von einem anderen Stamm auf Bali, wo die Frauen nach dem Klimakterium und die vorpubertären Mädchen bei Zeremonien Zusammenwirken, von denen Frauen im gebärfähigen Alter ausgeschlossen sind, weil die Fortpflanzung dort als etwas Unreines betrachtet wird. Oder in einem anderen Falle, wo von den Frauen Bescheidenheit in der Sprache und im Auftreten verlangt wird, die älteren Frauen aber von einem solchen Benehmen dispensiert sind. Sie können sich ebenso obszön, wenn nicht noch freier als die Männer ausdrücken (ebd., S. 142f.).

Ein anderes Beispiel, beschrieben von Maya Nadig, sind die Otomi-Frauen in Mexiko.

4.1.3 Die Otomi-Frauen

In ihrem Buch *Die verborgene Kultur der Frau* (1997) berichtet die Ethnologin und Psychoanalytikerin Maya Nadig, die sich auf die Arbeiten von Paul Parin, Fritz Morgenthaler und Goldy Parin-Matthey beruft und die mit Mario Erdheim zusammengearbeitet hat, über das Leben von Frauen in einem kleinen Otomi-Bauerndorf in Mexiko, in dem sie 1975 für mehrere Monate lebte. Sie kommt darin zu der Feststellung, dass die Frauen sich über die Arbeit eine "unsichtbare Kultur" schaffen, die ihnen ein Stück Unabhängigkeit innerhalb der patriarchalisch strukturierten Bauerngesellschaft sichert. Dies gilt insbesondere auch für die ältere Frau, die in der Dorfgemeinschaft eine besondere Stellung einnimmt.

Zu jeder Lebensphase der Frau - Kindheit, Adoleszenz, Ehe, Mutterschaft, frühes und spätes Alter - gehören nach ihrer Aussage geschlechtsspezifische Normen und Werte. Aus Gründen der Erbfolge wird die Geburt eines Knaben freudiger begrüßt als die eines Mädchens. Schon die kleinen Mädchen werden früh in ihrer Körperlichkeit eingeschränkt und auf ihre Weiblichkeit verwiesen. Von der Pubertät an, dem Beginn der potentiellen Reproduktionsfähigkeit der Frau, bis zur Menopause unterliegen die Frauen besonderen Zwängen und Kontrollen.

Je nach Verlauf von Pubertät und Adoleszenz gestaltet sich das Verhalten der erwachsenen Frau. Wenn sie sehr früh heiratet, wird sie direkt aus der Kinderrolle in die der Erwachsenen gestoßen, ohne dass sie genügend Raum hatte, sich als eigenständiges Wesen zu erleben. Die Ehe ist dann oft eine Enttäuschung, der sie ohnmächtig ausgeliefert ist, getrennt von ihrer eigenen Familie und ohne Schutz des oft abwesenden und in der Stadt arbeitenden Mannes. Die ersten Ehejahre sind wohl die schwerste Zeit mit den größten Einschränkungen im Leben einer Otomi-Frau. Verlässt sie hingegen in den Adoleszenzjahren das Dorf und geht in die Stadt, um eine Berufsausbildung zu machen oder dort eine gute Stellung zu finden, hat sie Schwierigkeiten bei der Rückkehr in die traditionelle Frauenrolle.

Durch das Leben in der städtischen Kultur hat sie eine kritische Distanz zur Familie und der Ethnie erworben. Eine Distanz, in der sie eigene Ideen und Wertungen über ein Frauenleben entwickelt, eigene Utopien und Entwürfe erarbeitet hat, die die Identifikation mit ihrer Tradition erschweren. Allerdings gewinnt sie dadurch auch eine gewisse Unabhängigkeit gegenüber den Regeln ihres Dorfes, die ihr einen leichteren Umgang mit ihnen erlauben. Weder wird sie in zwanghafter Opposition zur Außenseiterin, noch erstickt sie in einer distanzlosen Unterwerfung. Sie kann spielerisch mit den Regeln umgehen, so dass ihre eigenen Interessen befriedigt und der Kontakt zur Umwelt nicht gestört werden.

Nach Maya Nadig beginnt die beste Zeit für die Frau, wenn die Kinder erwachsen sind und sie vierzig bis fünfzig Jahre alt ist. Oft ist sie ohne Mann, weil dieser gestorben, verschollen oder bei einer anderen Familie ist. In diesem Alter nimmt die Kontrolle ihres Verhaltens ab, sie wird zunehmend frei, ihre Position gleicht sich zum Teil der des Mannes an.

> Nach der Menopause oder als Witwe ist die Frau von vielen Zwängen befreit, sie kann sich sozial entfalten, sich frei bewegen und sogar eine gewisse offizielle Autorität erwerben (Nadig 1997, 8. 158).

Die Mehrheit der älteren Frauen ist sehr aktiv. Schwere körperliche Arbeiten auf dem Acker lassen sie gegen Bezahlung von Verwandten oder Nachbarn ausführen. Sie betreiben Handwerke oder Handelsgeschäfte, sind als Zwischenhändlerinnen tätig auf verschiedenen Märkten, um die Produkte anderer Frauen, die noch ans Haus gebunden sind, zu verkaufen, oder sie helfen im Haushalt ihrer Kinder. Die ganz alten Frauen leben im Haushalt eines Kindes und übernehmen als Hilfskräfte einfachere Arbeiten.

> Ältere Frauen sind oft Ratgeberinnen der jüngeren, sie genießen allgemein Respekt und Achtung, außer sie sind Trinkerinnen und "Herumtreiberinnen" (ebd.).

Nadig berichtet von einem ausgelassenen Erntefest, das vier fünfzig- bis sechzigjährige grauhaarige Frauen außerhalb des Dorfes veranstalteten und an dem sie teilnehmen durfte. Dabei wurde sie auf die "verborgene Kultur" aufmerksam und gewann eine Sicht, die durch das "öffentliche" Leben verdeckt ist.

Sie erlebte eine unbändige Lebensfreude. Die Frauen hüpften herum und kicherten wie junge Mädchen oder sie fluchten, brüllten und lachten schallend wie Männer. Sie ließen sich ausgiebig über die Trottel von Männer aus, indem sie sich gegenseitig Geschichten über diesen oder jenen erzählten, der meinen würde, er sei jemand, aber nicht merkt, wie lächerlich er ist. Mit diesem Erlebnis wurde sie in die unsichtbaren Welten der älteren Frauen eingeführt:

> gemeinsame Solidarität, Genuss, Selbstbewusstsein und ein Gefühl der Überlegenheit wurden da in einer geheimen Nische des Alltagslebens zelebriert (ebd., S. 160).

Alle vier Frauen hatten keinen Mann mehr, ihre Kinder waren groß, sie lebten von ihren Feldern oder von Hilfsdiensten, die sie für andere leisteten. In der Öffentlichkeit der Versammlungen traten sie nie in Erscheinung.

> Sie scheinen äußerlich zurückgezogen, aber auf der informellen Ebene reiches Sozialleben mit vielfältigen Bezügen, Freuden, Geschäftchen und Machenschaften zu führen (ebd.).

4.1.4 Mann und Frau als Kulturträger

Wenn Margaret Mead die Unterschiede zwischen Mann und Frau betont und deren Berücksichtigung fordert, darf das nicht als Biologismus missverstanden werden. Sie kritisiert aber die vorherrschende Tendenz, die Unterschiede zu verwischen. Für sie sind Mann und Frau nur gemeinsam zu einem höheren Menschentum befähigt. Erst durch die Anerkennung der Unterschiede könne es zu einer wahrhaften Ergänzung kommen. Hierzu würde auch gehören, sich in schwierigen Zeiten solidarisch wechselseitig zu stützen.

> Wir müssen jedes Geschlecht in seinen anfälligen Augenblicken bewachen, es durch die Krisen hindurch schützen und pflegen, die zu gewissen Zeiten für das eine Geschlecht genauso schwierig sind wie für das andere. Wenn wir sie aber bewachen, dann können wir auch die Unterschiede bewahren. Ein einfacher Ausgleich der Differenzen ist im Grunde nichts anderes als deren Verleugnung (Mead 1971, 8. 238).

Damit aber würden die besten Kräfte und unterschiedlichen Begabungen von Mann und Frau verloren gehen. Indem beide zu einer "farblosen Abart" menschlichen Lebens herabgemindert würden, würde ihnen die "Ganzheit des Menschseins" abgesprochen, die sie "der Möglichkeit nach in sich haben".

Als Hauptkritikpunkt sieht Mead die Tatsache, dass die Frau in der Geschichte der Menschheit, bis zum heutigen Tag, am Aufbau der Kultur nur marginal beteiligt wurde. Im Rahmen der Arbeitsteilung wurde sie einseitig auf die Rolle des Rindergebärens festgelegt. Soll ein wirklicher Fortschritt zustande kommen, müsse es darum gehen, dass die Frauen gleichviel zur Kultur beitragen können, wie sie bislang zur Erhaltung der Gattung beigetragen haben.

Niemals in der Geschichte zuvor wurde auf die Fähigkeit des Mannes nur in einfacher Form zurückgegriffen. Immer wurde von ihm mehr verlangt, als allein Ehemann und Vater zu sein. Man erwartete von ihm,

> dass er mitschafft an dem Bau, in dessen Rahmen die Kinder erzogen werden, dass er höhere Türme, breitere Straßen baut, neue Träume träumt, neue Ausblicke sieht, tiefer in die Geheimnisse der Natur eindringt und sich stets bemüht, neue Wege zu finden, um das Leben menschlicher und lebenswerter zu machen (ebd., S. 241).

Auf diese Weise schuf er die großen Errungenschaften der Kultur: Recht und Politik, Religion, Kunst und Wissenschaft. Diese Entwicklung ist etwas, das um ihrer selbst willen hoch bewertet wird. Die Kultur wurde insgesamt bereichert und diente nicht nur der Fortpflanzung der Gattung. In den Händen der Männer wurde sie zum Zeichen männlichen Menschentums. In dem Maße, in dem die Frauen von ihnen ausgeschlossen blieben, verlor ihr Menschentum an Bedeutung. Als Folge zeigt sich der ewige "Kampf der Geschlechter", der sich über Jahrhunderte entweder in Form heimlich verzerrter menschlicher Beziehungen oder offener Rebellion gegen die Beschränkungen hinzieht.

> Welche Ausgleiche innerhalb der Gesellschaft aber auch entwickelt werden, der Glaube der Frauen, aus eigener Kraft unmittelbar zur menschlichen Kultur beitragen zu können, wird heimlich und tief verletzt. Die Isolation der Männer, die entweder versteckt bedroht oder offen angegriffen wird, wächst in einer Welt, die sie allein aufgebaut haben (ebd., 8. 242).

Vor diesem Hintergrund wird die Krise in den Wechseljahren verständlicher. In noch relativ jungen Jahren ihrer von der Gesellschaft als Hauptaufgabe definierten Rolle als Ehefrau und Mutter beraubt, sieht die Frau der amerikanisch-westlichen Kultur jetzt noch weniger als je zuvor in ihrem Leben die

Möglichkeit, am Aufbau der Kultur teilzunehmen. Ihre Begabungen bzw. Fähigkeiten, die sie über Jahrzehnte gelernt hat, werden ihr von der Gesellschaft nicht abverlangt. Diese Fähigkeiten sieht Mead insbesondere im Mitdenken und Mitfühlen, in ihrer Intuition. Man kann diese spezielle Erfahrung im privaten Bereich belassen, man kann sie aber auch zu einem ausdrücklichen Teil der Kultur machen.

Beide Arten, die männliche und die weibliche, sind nötig, um sich zu ergänzen. Das Können jedes einzelnen Geschlechts gibt immer nur eine Teilantwort.

> Wir können nur dann eine vollkommene Welt aufbauen, wenn wir die besonderen Gaben beider Geschlechter sowie auch die ihnen gemeinsamen benutzen und so die Begabungen der ganzen Menschheit nutzen (ebd., 8. 244).

Mead macht auch auf die Gefahr aufmerksam, dass Formen kulturellen Verhaltens verloren gehen können. Unsere Menschlichkeit beruht auf einer Reihe angelernter Verhaltensweisen, die zu zerbrechlichen und niemals direkt ererbten Vorbildern verwoben sind. Die Menschen wissen das, meint Mead, und sie wissen, wie leicht alle Formen kulturellen Verhaltens verloren gehen können, dass sie teuer erkauft sind und treu bewahrt werden müssen. Die Furcht vor dem Verlust von Kultur wird in primitiven Völkern durch Rituale ausgedrückt (Bali z.B.). Diese Rituale sind Wege, immer wieder festzustellen, dass die Menschen nur gemeinsam menschlich sein können, dass ihr Menschentum nicht vom Instinkt des Individuums, sondern von der traditionellen Weisheit ihrer Gesellschaft abhängt.

> Wenn die Menschen das Gefühl verlieren, dass sie sich auf diese Weisheit stützen können, sei es, weil sie unter solche geraten sind, deren Verhalten keine Garantie für den Fortbestand der Kultur bildet, sei es, weil sie die Symbole ihrer eigenen Gesellschaft nicht mehr benutzen können, werden sie verrückt, ziehen sich langsam zurück und führen verzweifelte Rückzugsgefechte, wenn sie Stück für Stück der kulturellen Erbschaft aufgeben, die mit so großer Schwierigkeit erlernt wurde, doch niemals so erlernt, dass die nächste Generation sicher ist (ebd., S. 147).

Auch dies ein Hinweis, warum die Verzweiflung in den Wechseljahren durchaus dramatische Wirkung zeigen kann. Beide Geschlechter, Frau und Mann, sind durch die Übergangszeit gleichermaßen gefordert. Statt Resignation und Verzweiflung könnten sie Kulturträger werden und damit echte Vorbilder für menschliches Wachstum und Entwicklung.

Wenn Mead also die Unterschiede der Geschlechter hervorhebt, geht es ihr darum, die Möglichkeiten kultureller Weiterentwicklung auszuloten und die "oberen" und "unteren" Grenzen deutlich zu machen. Eine einseitige Betonung der einen wie der anderen Seite würde dem Wesen des Menschen nicht gerecht werden. Der unheilvolle Kreislauf der Über- bzw. der Unterschätzung des einen wie des anderen Geschlechts stellt eine echte Bedrohung des teuer errungenen Menschentums dar. Das Wissen um einen notwendigen Wandel könne die Herzen der Menschen zu jener Geduld schulen, die allein in der Lage ist, wahrhaft und gut aufzubauen. Hierzu bedarf es nicht nur der Erforschung der zerstörerischen Kräfte im Menschen, sondern auch der Kräfte, die die Menschen befähigen, Gutes und Richtiges, Konstruktives und Schönes zu tun.

> Wir wollen den Glauben an unser volles Menschentum stärken, das in unserer biologischen Ahnenschaft wurzelt, die wir nicht missachten dürfen - das aber auch fähig ist, sich zu Höhen aufzuschwingen, von denen jede lebende Generation beim Aufwärtssteigen nur die nächste Stufe zu erblicken vermag (ebd., S. 21).

Margret Mead propagierte für die Frauen nach den Wechseljahren eine zunehmende Lebenslust. Sie selbst hat mit etwa 50 Jahren eine große Blüte erlebt, nachdem sie in den Jahren zuvor eine Reihe von erschütternden Schicksalsschlägen hinnehmen musste.

Als die Bombe in Hiroshima explodierte (1945), zerriss Mead Seite für Seite eines Buches, das sie fast fertiggeschrieben hatte. Sie schreibt in ihrer Autobiographie *Brombeerblüten im Winter* (1978): "Kein Satz stimmte mehr. Ein neues Zeitalter hatte begonnen. Meine Jahre als arbeitende Ehefrau ... waren ebenfalls zu Ende" (Mead 1978, S. 221). Sie war 43 Jahre alt. Der Mann, den sie liebte, ließ sich scheiden, ihr engster Kollege starb. Sie verbrachte Jahre damit, eine Methode zu entwerfen, wie sie ohne die beiden arbeiten konnte, während sie gleichzeitig ihr Leben als geschiedene, berufstätige Frau mit einem kleinen Kind improvisierte.

Die Tochter, Mary Catherine Bateson, schreibt über ihre Mutter, dass sie zwischen 45 und 55 Jahren schöner wurde; sie kaufte sich zum ersten Mal Designerkleider und begann eine neue, romantische Beziehung. Und ohne Frage erlebte sie eine vollständige berufliche Renaissance. Mit 51 Jahren entschied sie sich, in die Feldforschung zurückzukehren. Sie büffelte Sprachen, die sie zwanzig Jahre vorher gelernt hatte, und ging nach Neu-Guinea zurück; sie erarbeitete sich einen bedeutenden intellektuellen Anfang mit bahnbrechenden Forschungen (Bateson 1988).

4.2 Patriarchale Strukturen - Simone de Beauvoir

In dem Buch *Das andere Geschlecht* von Simone de Beauvoir (1908-1986), erschienen 1949, wird die Thematik der Wechseljahre im Rahmen der Situation der Frau im Patriarchat abgehandelt. Das Kapitel "Von der Reife zum Alter" ist auf wenige Seiten beschränkt und in einem sehr kritischen Tenor gehalten. Sie sieht die Wechseljahre als eine schwierige Zeit. Selbständigkeit und Unabhängigkeit, so ist ihre Auffassung, muss man ein Leben lang lernen und praktizieren, will man diese Eigenschaften auch im Alter leben können. Sie sieht viel Pseudo-Aktivität und Langeweile statt echtem Engagement.

4.2.1 Die Krise des Jungseinwollens

Nach Beauvoir sind die Wechseljahre die Zeit, in der die Frau die "Krise des Jungseinwollens" bewältigen muss. Diese Krise ist ihrer Meinung nach durch die patriarchalische Gesellschaftsform geprägt. Für die Frau geht es vor allem darum, die ihr von der Gesellschaft auferlegte Definition als ein in erster Linie sexuelles Wesen zu überwinden und den Mut zum Selbstsein aufzubringen. Beauvoir meint, dass dies den meisten Frauen nicht gelingt, höchstens einzelnen. Sie schildert anschaulich, welche Wechselbäder der Gefühle bzw. der Verwirrtheit und Desorientiertheit eine Frau in diesem Lebensabschnitt durchmachen kann. Für den weiteren Verlauf des Lebens entscheidend ist ihrer Meinung nach die Fähigkeit, Illusionen aufgeben zu können. Kann eine Frau das nicht, können die Beschwerden des Klimakteriums oftmals bis zum Tod andauern (Beauvoir 1991, S. 556).

In dem Moment aber, wenn die Frau der Tatsache des Alterns ins Auge blickt, verändert sich auch ihre Situation. Der Kampf gegen ein unsichtbares Übel erübrigt sich. Ihrer Pflichten entledigt, entdeckt sie - vielleicht sogar erstmalig - ihre Freiheit. Dies entbehrt nach Beauvoir aber nicht einer gewissen Tragik, denn die Frau entdeckt diese Freiheit "gerade in dem Augenblick, wo sie nichts mehr mit ihr anzufangen weiß" (ebd., S. 557).

Sie weiß nicht, welche Lebensziele sie jetzt noch ansteuern soll. Sie hat keine Perspektive. Als Nachteil stellt sich jetzt heraus, dass sie ihr Leben lang gelernt hat, nur über den Mann (als Mittler) auf die Welt einzuwirken. Jetzt - so Beauvoir - fehlt ihr "der Schwung", "das Vertrauen", "die Hoffnung", "die Empörung", die nötig wären, um neue Ziele zu entdecken.

> Mit 50 Jahren ist sie (die Frau) im Vollbesitz ihrer Kräfte, fühlt sie sich reich an Erfahrungen. In diesem Alter gelangt der Mann zu den höchsten Stellungen, den wichtigsten Posten: Sie aber wird abgedankt. Man hat sie nur Hingabe gelehrt, und nun will niemand mehr etwas von ihrer Hingabe wissen (ebd., S. 557f.).

Das Gefühl des Nicht-mehr-gebraucht-Werdens, die Hoffnungslosigkeit in Bezug auf die Zukunft und das Gewahrwerden der Begrenztheit des Lebens machen die eigentliche Krise der Wechseljahre aus. Die Versuche, diesem Dilemma zu entgehen, liegen auf der Linie, die die Gesellschaft für die ältere Frau parat hat. Beauvoir kritisiert diese Lösungsversuche, die manche Frauen als "Freiheit" und als "Selbstbestimmung" verstehen. Sie sieht in einer übermäßigen Hinwendung zu den Kindern und Enkelkindern oder ähnlicher Ersatzpersonen keine adäquate Zielsetzung. Nur selten, so meint sie, findet die Frau in ihrer - natürlichen oder gewählten - Nachkommenschaft eine Rechtfertigung ihres im Umbruch befindlichen Lebens.

Viele Tätigkeiten und Aktivitäten fallen in dieselbe Rubrik. Sie dienen in erster Linie der Vertreibung der Langeweile, sie sind keine "richtige Arbeit". Es ist absurde Zerstreuung, kaum ein Alibi, da der Geist dabei unbeschäftigt bleibt.

> Die beschäftigungslose Frau versucht dabei nicht, ihren Zugriff auf die Welt zu erweitern ... Eine Tätigkeit, die keinen Weg in die Zukunft eröffnet, fällt in die Eitelkeit der Immanenz zurück (ebd., S. 564).

In Aquarellieren, Musizieren, Lesen etc. fehlt nach Beauvoir der wirkliche Zugriff auf die Welt. Auch die Rolle, die die Frau auf kulturellem Gebiet spielen kann, sieht sie begrenzt:

> Die Literatur erhält ihren Sinn und ihre Würde, wenn sie sich an Persönlichkeiten wendet, die sich für etwas einsetzen, wenn sie ihnen hilft, ihren Horizont über sich hinaus zu erweitern. Sie muss in die Bewegung der menschlichen Transzendenz mit eingeschaltet werden (ebd.).

Stattdessen verschlingt die Frau Bücher und Kunstwerke, so Beauvoir, und lässt sie in ihrer Immanenz versinken. "Das Gemälde wird bagatellisiert, die Musik wird zum Schlager, der Roman zu einem Traumgespinst, das ebenso nichtig ist wie ein gehäkeltes Babyhäubchen" (ebd.).

Da die Frauen (zu Beauvoirs Zeiten) weder in Politik noch Wirtschaft vertreten sind, ist ihr wirklicher Einfluss auf die Gesellschaft begrenzt. Sie können nicht wirklich neue Situationen schaffen. Sie greifen das Vorhandene an, sind gegen etwas (Alkohol, Prostitution, Pornographie), um das Böse daraus zu entfernen. Sie sprechen Verbote aus, statt Wege des Fortschritts zu weisen. Ein rein negatives Streben muss aber scheitern. Die Frau kann auf diese Weise nicht wirklich am Zustandekommen einer neuen Welt mitwirken.

Simone de Beauvoirs Kritik am Patriarchat ist grundsätzlicher Natur. Es ist eine Gesellschaftsform, die die Frau von Kindheit an bis ins hohe Alter vom gesellschaftlichen Mitsein ausschließt.

4.2.2 Frausein im Patriarchat

Der Mensch ist keine starre Realität, sondern eine historische Idee, heißt es bei Simone de Beauvoir. Der Mensch wächst und entwickelt sich unter bestimmten gesellschaftlichen Bedingungen und lebt immer bezogen auf diese. Sie sind der Hintergrund, auf dem die Situation der Frau (und des Mannes) um 50 deutlich wird.

In dem oben erwähnten Buch *Das andere Geschlecht* klärt Simone de Beauvoir über die Geschichte der Frau auf und analysiert die Bedingungen, unter denen sie zur Frau wird. Jenseits von Vorurteil und Polemik sucht sie Klarheit in der Frage: Was ist eine Frau? Sie macht deutlich, dass man nicht einfach sagen kann, dass Männer und Frauen Menschen sind.

Nach Auffassung der Existenzphilosophie ist der konkrete Mensch immer in eine bestimmte Situation hineingestellt, in die Situation als Mann oder Frau, Weißer oder Farbiger usw. Tatsache ist, dass die Menschheit sich in zwei Kategorien von Individuen teilt: in männliche und weibliche. Sie unterscheiden sich deutlich in Gesicht, Körper, Ausdruck, Kleidung, Interessen etc. Was also ist eine Frau? Es ist schon bezeichnend, so Beauvoir, dass nur über die Frau eine solche Frage gestellt wird.

Der Mann beschäftigt sich nicht auf diese Weise mit sich selbst. Dass er ein Mann ist, versteht sich von selbst. Er sieht sich als den positiven Pol der geschlechtlichen Zweiheit (Dualität), er ist sogar das Ganze: der Mensch heute ist Mann, Weißer, Christ und Bürger. Als solcher ist er im Recht und braucht sich nicht zu rechtfertigen. Auch der Körper des Mannes hat Sinn durch sich selbst. Der Mann denkt sich ohne die Frau, er ist das Wesentliche, das Subjekt, das Absolute.

Die Frau aber, und das charakterisiert ihre Situation von Grund auf, ist innerhalb dieser Zweiheit "die Andere" (Beauvoir 1991, S. 11). Sie ist das Unwesentliche, das Objekt, das Relative, der negative Pol. Schon Aristoteles und Thomas von Aquino haben die Frau als ein Mängelwesen definiert. Weltweit wird noch heute die Frau als relativ angesehen; ihr Körper, ihr Dasein haben nur einen Sinn in der Beziehung zum Mann. Die Frauen unterziehen sich dem männlichen Gesichtspunkt und lassen sich als das "andere Geschlecht" definieren. Sie sagen nicht "Wir", um den Mann zu relativieren.

Dies liegt nach Beauvoir an der eigenartigen Situation der Frauen. Sie haben nicht nur keine eigene Geschichte, sie stellen auch keine Arbeits- und Interessengemeinschaft dar wie die Arbeiter in den Fabriken oder die Schwarzen in den Gettos. Die Frauen "leben verstreut unter den Männern, durch Wohnung, Arbeit, wirtschaftliche Interessen, soziale Stellung" (ebd., S. 13) mit dem einzelnen Mann, sei es Vater oder Ehemann, enger verbunden als mit anderen Frauen. Den Gedanken, gemeinsam um die Wechselseitigkeit zu kämpfen, kennen Frauen nicht. Während die Abhängigkeit der Frau ganz offenkundig ist, ist es die des Mannes nicht, weil er im Besitz der Macht in

Industrie, Politik, Kirche, Bildungswesen ist.

Die Frau willigt fast notwendigerweise aufgrund ihrer Erziehung und ihrer geschichtlichen Gewordenheit in diese Situation ein. Damit unterliegt sie der Versuchung, "vor ihrer Freiheit zu fliehen und sich als Sache zu fühlen" (ebd., S. 15). Jeder Mensch trägt aber den Anspruch in sich, "seine Zwecke selbständig" zu finden und "sich selbst als Subjekt zu setzen" (ebd., S. 14). Das ist aber mit Angst verbunden. Man kann diese Angst vermeiden und sich einem fremden Willen unterordnen: ein schlechter Weg, denn er bringt Passivität, Verzicht, Selbstverlorenheit, Drangabe der Würde etc. mit sich - und zwar auf eine sehr verdeckte Weise, denn es handelt sich ja um Macht und Unterwerfung.

Indem die Frau sich über den Mann definiert, ihr Leben innerhalb der von ihm gesetzten Grenzen lebt, keinen eigenen, selbständigen Entwurf wagt, geht sie der Angst und Spannung einer wirklich bejahten Existenz aus dem Wege (ebd., S. 15). Nach Auffassung des Existentialismus ist dies ein großes Übel, wenn die gesellschaftlichen Bedingungen der Frau ein solches Verhalten aufzwingen, sowie ein moralisches Versagen, wenn die Frau selbst diesen Weg wählt (ebd., S. 21).

Jede Frau wird in eine auf eigenartige Weise begrenzte Situation geboren. Und obwohl sie wie jedes menschliche Wesen Freiheit ist, Freiheit, die sich entdeckt, geschieht dies in einer Situation, in der "die Männer ihr auferlegen, sich als das Andere zu sehen: man bemüht sich, sie zu einem Ding erstarren zu lassen" (ebd.) und sie in die Selbstbeschränkung zu drängen. Als Mensch hat sie den Anspruch, sich als das Wesentliche zu sehen, als Frau soll sie sich als unwesentlich auffassen.

Die Frage ist nun, wie sich ein menschliches Wesen in der Lage der Frau erfüllen kann. Wie kann sie die Unabhängigkeit inmitten der Abhängigkeit wiederfinden? Um die Aufgabe deutlich zu machen, wählt Beauvoir die Perspektive der existentialistischen Ethik. In einfachen Worten ausgedrückt besagt sie: Der Mensch schafft sich selbst. Seine Vergangenheit mit sich nehmend, entwirft er sich als ein Wesen mit einer unendlich geöffneten Zukunft. Er will sich ausweiten, sich gestalten, das Jetzt überschreiten. Wo immer ihm das misslingt, stürzt er in einen dinglichen Zustand, der unendlich bedrückend ist. Der Mensch verliert seine Freiheit, sein Selbstgefühl, seine Spontaneität.

> Das Drama der Frau besteht in dem Konflikt zwischen dem fundamentalen Anspruch jedes Subjekts, das sich immer als das Wesentliche setzt, und den Anforderungen einer Situation, die sie als unwesentlich konstituiert (ebd.).

Die Prägung der Frau durch die Männergesellschaft bringt es mit sich, dass sie Eigenständigkeit fürchtet und zu vermeiden sucht. Ihr ganzes Wesen wird von "Selbstflucht" durchdrungen.

Um zu zeigen, wie im Einzelfall das Thema Attraktivität im Leben einer Frau eine Rolle gespielt hat, soll folgender Bericht zur Darstellung kommen:

> FALLVIGNETTE 9: Ich bin jetzt 55 Jahre alt, seit 30 Jahren verheiratet, wir haben keine Kinder. Beruflich habe ich mit meinem Bruder ein Geschäft betrieben, später habe ich noch studiert. Einen gewissen Wechsel bzw. körperliche Veränderungen und Beeinträchtigungen spürte ich mit etwa 47 Jahren. Es traten heftige Schwitzanfälle und aufsteigende Hitze auf, worunter ich sehr gelitten habe. Dadurch wurde ich im Umgang mit Menschen unsicherer. Ich besprach das mit meiner Frauenärztin, und sie verschrieb mir ein Hormonpräparat (Presomen Comp.) Die Beschwerden hörten schlagartig auf. Das Mittel nahm ich etwa vier Jahre lang. Weil ich Nebenwirkungen befürchtete, setzte ich es wieder ab. Ich fing wieder an, physisch zu leiden und den Zustand zu ertragen (bis heute). Zurzeit nehme ich ein pflanzliches Mittel, ob es etwas nützt, kann ich nicht sagen. Gesundheitlich geht es mir jetzt besser als in den letzten Jahren, besonders als zu der Zeit, als ich meine Mutter über drei Jahre intensiv gepflegt habe. Damals hatte ich viele Kopfschmerzen und Schlafstörungen und über drei Jahre lang eine schmerzhafte Ringbandentzündung um beide Daumen herum.
>
> Als Kind, später als junges Mädchen und Frau, galt ich immer als hübsch. Das empfand ich zwar auch selbst so, hielt aber oft andere Mädchen in mancherlei Hinsicht für attraktiver. In meinem Wesen war ich beliebt und überall gern gesehen. Dieses Gefühl hielt sich lange, auch auf meinen Körper als Frau bezogen. Ich war schlank und elastisch, wog bis zum 48. Lebensjahr etwa 59 kg (jetzt 62 kg). Ich ging kurze Strecken gerne zu Fuß. Ab etwa 50 ließ das nach, ich stieg rascher in den Bus und wurde rundlicher. Sei dem fühle ich mich stets (2 kg) etwas zu rund. Auch besah ich manchmal meine Hände und bemerkte einen einsetzenden Alterungsprozess. Nach und nach verschwand auch das Gefühl der eigenen Attraktivität - ich kam bald gar nicht mehr darauf, dass ich es noch sein könnte. Fotos von mir erschienen mir als enttäuschend. In U-Bahnen oder Bussen setzte ich mich möglichst immer so, dass ich kein Vis-à-vis hatte, wegen der Hitzewellen.
>
> In der Partnerschaft wurden mir andere Dinge wichtiger, z.B. die Beständigkeit, Geborgenheit, Vertrautheit, gemeinsame Interessen und Ansichten sowie kleine kulturelle Ausflüge. Es entstand aber auch eine gewisse Gereiztheit gegenüber manchen Charaktereigenschaften und Schwächen meines Partners sowie eine gewisse Intoleranz ihm gegenüber. Das Thema Sexualität ist in den Hintergrund getreten. Ich selbst

empfinde mich nach und nach als menschlich reifer geworden und genieße es, zu Situationen und Begebenheiten sicherer Stellung nehmen zu können (innerlich und nach außen).

> Resignation empfinde ich manchmal auf meinen beruflichen Status bezogen - ich fühle mich oft relativ bedeutungslos, "der Zug ist abgefahren". Hier meine ich, etwas verpasst und viel Zeit vertrödelt zu haben. Eine Neu- und Umorientierung ist mir noch nicht so recht gelungen, wodurch ich oftmals schlecht gelaunt bin und manchmal morgens schwer aus dem Bett komme.

> Inzwischen lese ich sehr gern Romane und habe dabei tiefe und ernste Empfindungen und auch heitere, auch erzähle ich anderen davon. Seit etwa zwei Jahren mache ich kleine kulturelle Tagesausflüge allein. Mein Wunsch ist auch, mir andere Städte anzusehen und Kulturstätten zu besichtigen und dann meinem Partner davon zu berichten. Was sich ziemlich stark gesteigert hat, ist, dass ich mehr Ausdauer in Tätigkeiten und zu bewältigenden Aufgaben entwickelt habe. Auch bin ich, wie mein Partner mir sagt, gefälliger im Umgang und bei gemeinsamen Unternehmungen geworden. An technische Dinge traue ich mich, obwohl ich aus einer Handwerkerfamilie komme, manchmal nicht so recht heran (z.B. Fotografieren, PC), weil ich mich zu blamieren glaube. In gesellschaftlichen Bereichen ist mein Interesse gewachsen, und ich konfrontiere mich bewusst sowohl mit menschlich tragischen als auch tüchtigen Schicksalen. Dadurch empfinde ich mitunter eine Relativierung meiner eigenen Lage, eine gewisse Genügsamkeit und auch einen Ansporn für weitere Entwicklung.

Und Simone de Beauvoir selbst? Sich seine Vitalität, seinen Frohsinn, seine geistige Frische bewahren, das heißt jung bleiben - schreibt sie und bekennt die Schwierigkeit, die sie mit der Umstellung hatte. "Als ich 50 war", sagt sie in einem Interview mit Alice Schwarzer, "da war es ein Schock für mich, zu hören, wie junge Frauen sagten: 'Ach, ist die Beauvoir schon so alt...?'" Und sie fährt fort: "Jetzt bin ich 70 und seit zwanzig Jahren daran gewöhnt, nicht mehr jung zu sein und mich nicht mehr als jung zu begreifen" (Schwarzer 1991, S. 80). Man kann diesen Worten entnehmen, dass ihr der Prozess des Älterwerdens nicht leicht gefallen ist. Sie litt unter Bluthochdruck und Schwindelanfällen, unter Ängsten und einer Traurigkeit und Melancholie, die "wider ihre Natur" waren. Sie grübelte über das Leben nach und speziell über das eigene.

> Mein Leben, mir zugleich vertraut und fremd, bestimmt über mich; ich selbst befinde mich außerhalb davon. Worin besteht nun in Wirklichkeit dieses seltsame Phänomen? (Beauvoir 1990b, S. 9f.).

"Mein Leben ... dieses seltsame Phänomen" - diese Frage beschäftigte sie. Sie begann 1957 ihre vierbändige Autobiographie zu schreiben. Die Rückschau und Besinnung auf ihr Leben wurden ihr zu einem drängenden Bedürfnis, das Schreiben wird ihr geholfen haben, ihr Ich zu sammeln und zu stabilisieren. Durch das Zurückgehen eröffnete sie sich ihre Zukunft, ihr Alterswerk wurde noch beträchtlich.

4.3 Rollenwandel der Geschlechter - H. E. Richter

Der Wandel, der sich in den Geschlechterrollen vollzieht, spielt für den Psychoanalytiker Horst Eberhard Richter eine eminent wichtige Rolle im Verstehen psychosozialer Bedingtheit von Krankheit und Gesundheit. In dem Aufsatz *Konflikte und Krankheiten der Frau* (1973) wendet er sich gegen die einseitig biologistische Sichtweise der traditionellen Medizin, die er durch die sozial-anthropologischen Forschungen von Margaret Mead u.a. widerlegt sieht. Er bezieht dies auch auf das Erleben der Wechseljahre. Seiner Meinung nach sind die Depressionen, unter denen Frauen im Klimakterium leiden, weit weniger eine organische Folge des Klimakteriums als überwiegend eine Konsequenz des psychosozialen Elends der inneren und äußeren Isolation.

Nach Richter ist eine große Unsicherheit entstanden, was eigentlich männlich, was weiblich ist und wie sich Frau und Mann jeweils für sich und zueinander verhalten sollten. Beide Geschlechter sind in eine Situation geraten, die allgemein als "Identitätskrise" bezeichnet wird. Obwohl diese Krise beide Geschlechter betrifft, tritt das Rollenproblem der Frau sehr viel deutlicher in Erscheinung.

> Die Frau ist uns als derjenige Teil sichtbar, der einerseits den eingeleiteten Wandel des Geschlechterverhältnisses initiiert zu haben und der andererseits die mit diesem Wandel einher gehenden emotionellen Erschütterungen vorzugsweise auszutragen scheint (Richter 1973, S. 294).

Richter macht dies unter anderem daran fest, dass bei Frauen ein eindeutiger Anstieg von psychosomatischen Leiden zu verzeichnen ist. Letztlich aber, so meint er, leiden beide, Frau und Mann.

4.3.1 Selbstbild von Mann und Frau

Zusammen mit D. Beckmann hat H. E. Richter Anfang der 1970er Jahre eine Untersuchung über das Selbstverständnis der Geschlechter durchgeführt und dabei ein hohes Konfliktpotential des Rollenwandels ausgemacht. Die repräsentative Stichprobe an 18- bis 60-jährigen Frauen und Männern hat ergeben, dass sich das Selbstbild von Männern und Frauen ziemlich genau mit den bekannten Rollenklischees deckt. Danach gehören zum Mann Angstunterdrückung, Demonstration von Selbstsicherheit, Stärke, Dominanz, Ehrgeiz und andererseits Egozentrizität, Unordentlichkeit, Bequemlichkeit.

Dementsprechend finden sich bei der Frau Merkmale von offen eingestandener Ängstlichkeit, Schwäche, Lenksamkeit, Ehrgeizarmut. Auf der anderen Seite wird sie als altruistischer, ordentlicher und anstrengungswilliger als der Mann eingestuft. Im Selbstbild der Frau spiegelt sich eine psychische Belastung wider, wonach sie sich im Durchschnitt mit ihren Bedürfnissen als zu kurz gekommen fühlt und ihre Wünsche nur mangelhaft sozial entfalten kann. Von daher ergeben sich auf der weiblichen Seite ein Übergewicht von Gehemmtheitsgefühlen und eine Neigung zu gedrückter Stimmung. Für die Wechseljahre ist interessant, so stellen Richter und Beckmann fest, dass die Frauen, wenn sie älter werden, unter vermehrten psychischen Druck geraten. Denn die Frauen zwischen 31 und 60 Jahren empfinden sich laut Gießen-Test deutlich depressiver als ihre männlichen Altersgenossen und auch als ihre Geschlechtsgenossinnen zwischen 18 und 30 Jahren. Im Vergleich zu den gleichaltrigen Männern betonen die älteren Frauen besonders ihre Schwäche- und Minderwertigkeitsgefühle. Dazu gehören ihre vermehrte soziale Gehemmtheit, Gefügigkeit und Unzufriedenheit mit sich selbst. Abweichend von den jüngeren Frauen bewerten sich die älteren in der Richtung von vermehrter Abhängigkeit, Isolation, Unattraktivität und Neigung zu Selbstvorwürfen.

Für die Autoren der Studie nicht überraschend ist das Ergebnis, dass Frauen ihre Gefühle offener darstellen können. Dabei überwiegen die negativen Gefühle. "Die Frau leidet mehr als der Mann und dieses Leiden nimmt im mittleren Alter zu" (Richter 1973, S. 295). Mit diesem Befund steht die Tatsache im Einklang, dass Frauen im Durchschnitt häufiger über vegetative Beschwerden klagen.

Richter und Beckmann haben daher auch die Frauen und Männer hinsichtlich sechs vegetativer Beschwerdekomplexe verglichen. Fünf Beschwerden werden von den Frauen gesichert häufiger geäußert: Kreislaufstörungen, Darmträgheit, Abgespanntheit, Nervosität, Schlaflosigkeit. Bei Magenbeschwerden sind zunächst die Männer führend, ab 40 überholen aber die Frauen die Männer diesbezüglich.

Die Zahlen dieser repräsentativen Erhebung wurden durch andere Untersuchungen bestätigt. Es wurde außerdem eine hohe Korrelation zwischen Beschwerden und Angaben über psychosoziale Belastungsmomente ausgewiesen. Schlechte Kindheit und Erziehung, getrennte oder schlechte Ehe der Eltern, Schwierigkeiten in der eigenen Ehe sind gehäuft mit den Beschwerden verknüpft. Mit anderen Worten: Die vermehrten Beschwerden der Frauen sind psychosomatisch interpretierbar. Richter fasst zusammen:

> Frauen fühlen sich im Vergleich zu Männern häufiger in ihrer psychischen, aber auch in ihrer vegetativ-körperlichen Verfassung beeinträchtigt. Es ist im Grunde das gleiche Leiden, das sich einerseits unmittelbar im psychosozialen Bereich, andererseits in der körperlichen Dimension ausdrückt (Richter 1973, 8. 296).

Es wäre aber falsch, so Richter, wollte man die Ergebnisse dahingehend interpretieren, dass sich die Frauen in unserer Gesellschaft allein deshalb in einer objektiv schlechteren Verfassung befinden, weil sie sich psychisch und vegetativ schlechter fühlen. Männer sind seiner Meinung nach stärker durch chronische Verschleißkrankheiten wie Arteriosklerose und Koronarleiden gefährdet. Und Männer haben eine gesichert geringere Lebenserwartung. Rein biologisch gesehen sind also sogar eher die Männer benachteiligt. Mit einem Wort: Die Frauen mögen zwar mehr leiden, dafür sind sie im Schnitt organisch gesünder.

Richter kommt zu dem Schluss, dass gewichtige Anhaltspunkte dafür sprechen, dass Männer, auf die Dauer gesehen, im Durchschnitt nicht widerstandsfähiger sind gegen psychosoziale Überlastung. Dafür, dass sie selbst unter hohem Stress dank ihrer größeren Verdrängungskunst vorübergehend besser funktionsfähig bleiben, müssen sie offenbar vielfach im Nachhinein mit umso gravierenderen psychosomatischen Folgen bezahlen.

Unter diesem Aspekt erscheint es sogar als ein relativer Vorzug der Frauen, dass sie frühzeitig auf erhöhte Konfliktspannung mit offenem Leiden reagieren können, was den Männern durch die Erziehung eher verwehrt ist. Richter spricht in diesem Zusammenhang von dem "Alarmeffekt" des weiblichen Krankheitsverhaltens, der sichtbar macht, durch welche Stressmomente heute menschliches Leben allgemein gefährdet ist.

4.3.2 Konfliktpunkte im Leben der Frau

Richter konkretisiert die Konfliktpunkte, die im Leben einer Frau (im Jahre 1973) eine Rolle spielen. In ihrer Summe werden sie bedeutsam für das Erleben der Wechseljahre. Sie zeigen die Gefahren auf, an denen der weibliche Lebenslauf in der heutigen Zeit scheitern kann. Dieses Scheitern wird oftmals erst in den Wechseljahren deutlich.

1. Schon das Mädchen sieht Richter einer Reihe von Zwiespältigkeiten ausgesetzt. Einerseits bekommt es heute vermittelt, seine Begabungen für einen zukünftigen Beruf nicht nur entfalten zu dürfen, sondern unbedingt zu müssen, da eine Heirat einen Beruf nicht mehr entbehrlich macht. Tatsächlich vollzieht sich in dieser Hinsicht ein Wandel.

Andererseits erlebt das Mädchen, dass die sogar gesetzlich proklamierte Gleichstellung der Frau in Bildung, Ausbildung und Beruf nicht wirklich existiert. Ihr relativer Anteil in Ausbildungs- und Bildungseinrichtungen ist zwar gestiegen, es brechen aber viele junge Frauen ihre Ausbildung, Schule und Universität ab. Richter sieht hier die traditionelle Weiblichkeits-Ideologie vorherrschen, die die Frau nur dann als "echt weiblich" ansieht, wenn sie weitgehend auf Ehrgeiz, Expansivität, Selbstbehauptung verzichtet.

> Dieses Leitbild, zunächst von außen infiltriert, wird verinnerlicht und hemmt schließlich von innen heraus den Entfaltungsdrang des Mädchens. Die innere Hemmung addiert sich zu den äußeren Behinderungen im Sozialisationsprozess, die sich durch die gleiche Ideologie zu rechtfertigen versuchen (Richter 1973, S. 300).

2. Verbesserte Chancen in Ausbildung und Beruf müssten mit einer erweiterten häuslichen Aufgabenteilung in der Ehe einhergehen. Damit ist ein weiterer Konfliktpunkt benannt. Richter sieht das Dilemma darin, dass der Mann aus äußeren und inneren Gründen nicht mehr zu der hergebrachten Beschützerrolle taugt und in der Regel noch nicht zu einer ebenbürtigen Teilhaberrolle in Haushalt und Kindererziehung gefunden hat. Zwar sind schon Ansätze einer neuen Entwicklung sichtbar. Aber eine wirklich moderne und kooperative Aufgabenteilung zwischen den Geschlechtern ist noch in weiter Ferne.

Die Masse der jungen Frauen steht vor dem Problem, dass sie den in ihrer Erziehung geweckten Drang zur Selbstentfaltung an einer Fülle gesellschaftlicher Zwänge zerbrechen sieht. Dabei erkennen sie vielfach nicht die wahren Ursachen, da die gesellschaftlichen Gegenkräfte größtenteils verdeckt wirken (vgl. Faludi 1993). Stattdessen rechnen sie es sich als persönliches Scheitern an, wenn sie es nicht schaffen, mit Beruf, Haushalt, Kind und Ehe gleichzeitig gut zurechtzukommen. Eine Gefahr, auf die Simone de Beauvoir schon 1949 in *Das andere Geschlecht* hingewiesen hat.

3. Aus diesem Dilemma ergeben sich für die Frauen scheinbare Auswege. Einer davon ist, dass sie ihre eigene Unzufriedenheit aufgrund ihrer mangelhaft geglückten Selbstverwirklichung durch allzu hohe Erwartungen an den Mann zu kompensieren versuchen.

Daran gehindert, den in ihnen geweckten Ehrgeiz durch eigenen beruflichen Erfolg zu erfüllen, verlangen sie nun z.B. vom männlichen Partner, dass dieser ihnen indirekt durch seinen Erfolg stellvertretend ein Stück der fehlenden Selbstbestätigung vermittelt. Unbewusst verwandeln sie den Mann in ein Erfüllungswerkzeug für ihre eigenen frustrierten Ambitionen. Sie heiraten den Mann als Substitut für das eigene Ich-Ideal.

Aber dieser Typ von Partnerwahl birgt mannigfache Gefahren in sich. Erstens muss der Mann wirklich permanent erfolgreich sein, und zweitens muss er der Frau stets so eng verbunden bleiben, dass sie an der Phantasie festhalten kann, seine Erfolge seien zugleich unmittelbar die ihrigen. Da diese

Bedingungen sich nicht auf Dauer erfüllen lassen, sind die Enttäuschungen programmiert. Es hat nun allerdings den Anschein, so meint Richter, als würde sich neuerdings die Zahl der jungen Frauen vermindern, die sich von diesem Typ von Partnerwahl eine Hilfe ihrer Probleme versprechen. Immer mehr junge Frauen widerstehen der trügerischen Hoffnung, sie könnten den Verzicht auf eigene soziale Entfaltung durch den Besitz eines Mannes wettmachen, der sozusagen prothesenartig ihre gehemmten Ambitionen direkt mit befriedigen könnte. Sie bringen es nicht mehr fertig, ihre eigenen Aktivitätswünsche so radikal zu unterdrücken, wie es noch ihren Müttern möglich war bzw. aufgezwungen wurde. Die jungen Frauen sehen sich auch einer neuen Generation von jungen Männern gegenüber, die keineswegs hinreichend Gewähr bieten, dass sie sich, getragen von weiblichen Ambitionen, zu besonderer Größe, Stärke und Beschützerpotenz emporschwingen könnten. Mehr und mehr junge Männer versuchen neuerdings sogar, ihre passiven Bedürfnisse, ihre Schwächen und Ängste in einem Maße zu erkennen zu geben, wie es die klassische Männlichkeitsideologie vordem nie zugelassen hätte.

Richter meint aber, dass, obwohl man heute junge Männer und Frauen kleidungsmäßig kaum unterscheiden kann, die alten Rollenstereotypen keineswegs überlebt sind. Ebenso zwiespältig, wie man den Bedürfnissen der jungen Frau nach Expansivität gegenübersteht, steht man den Bedürfnissen des jungen Mannes nach direkter Entfaltung seiner Passivität gegenüber.

4. Nur das Erreichen eines neuen Rollengleichgewichtes verspricht der Frau schließlich auch von zwei weiteren typischen Konfliktmustern Entlastung zu bringen, die häufig genug zu krankhaften Folgen führen.

Zum einen handelt es sich um die Neigung vieler Frauen, sich zur Entschädigung für mangelhafte Erfüllung in Beruf und Ehe mit übertriebenen Gefühlserwartungen ihren Kindern zuzuwenden. Sie überlasten die Kinder mit dem Druck ihrer vielen anderweitig frustrierten Ansprüche. Erkenntnisse aus der psychoanalytischen Pädagogik haben ergeben, dass die schwerwiegendsten mütterlichen Erziehungsfehler weniger auf mangelnden oder falschen Informationen beruhen, sondern viel häufiger auf eigenen unbewältigten Schwierigkeiten. Die von den Müttern überforderten Kinder werden erziehungsschwierig oder krank und schaffen damit zugleich neue Probleme für die Mütter, die gerade in diesem Feld der Kindererziehung eine ungetrübte Befriedigung zu finden gehofft hatten. Die Kinder können aber ihre Mütter nicht von den Leiden kurieren, die aus deren mangelhafter Lebenserfüllung entspringen.

5. Vor dem Hintergrund der traditionellen Widersprüchlichkeiten und Unfreiheit in der Rolle der Frau in unserer Gesellschaft, ist es nach Richter das Schicksal unzähliger Frauen, dass sie überall Anlauf nehmen und nirgends

mit ihren Bedürfnissen voll zum Zuge kommen, weder in der Ausbildung noch im Beruf, in der Partnerschaft oder in der Kindererziehung.

Damit ist der letzte Konfliktpunkt benannt. Das Leben als Ehefrau und Mutter in einer Familie bietet für die Frau - neben den schwierigen Seiten - auch viele Vorzüge. Das Zusammenleben bedeutet nicht nur Abreaktionsmöglichkeiten für neurotische Impulse, sondern auch eine Fülle von legitimen emotionalen Erfüllungen. Die Gefahr liegt darin, wenn Frauen sich nicht über die Begrenztheit dieses Zeitraums im Klaren sind, und zum Weiteren, wenn sie die Weitergestaltung der Ehe nicht im Auge hatten oder ihre übrigen Interessen und Bemühungen um tragende Beziehungen und Freundschaften nicht gepflegt haben.

Dann, so sieht es Richter, kann es nach dem Heranwachsen der Kinder zu einem bösen Erwachen kommen. In diesem Zusammenhang spricht er von der „großen Leere“, die eintreten kann. Es ist gerade der Zeitpunkt, der allgemein als die Wechseljahre definiert wird. Einsam, unnütz, sinnlos und ohne Kraft, sich zu helfen, finden sich Frauen dann mit sich selbst in einer Art konfrontiert, die sie so sicher nicht erwartet haben. Depressionen, unter denen Frauen im Klimakterium leiden, sind nach Richter darum nicht so sehr auf hormonelle Veränderungen zurückzuführen, sondern vielmehr auf diese psychosoziale Vereinsamung.

4.4 Zusammenfassung

Die psychosoziale Sichtweise betont die Wechselwirkung zwischen Individuum und Gesellschaft. Menschliches Denken, Handeln und Fühlen findet immer in einem kulturellen und gesellschaftlichen Kontext statt, der wiederum vom ersten Lebenstag an auf den Menschen einwirkt. Man kommt nicht als Frau zur Welt, man wird es, heißt es bei Simone de Beauvoir. Das Verständnis, ein Mann oder eine Frau zu sein, wird durch gesellschaftliche Vorstellungen geprägt und geformt und unterliegt einem Wandel. Dieser Wandel kann, muss aber nicht immer ein Fortschritt sein. Es wurden daher im vorliegenden Text Autoren behandelt, die grundsätzliche Fragen gestellt und Forschungen zu dieser Thematik betrieben haben.

Mann und Frau befinden sich in der Gesellschaft in ganz unterschiedlichen Situationen. Ein Teil davon ist, dass das Leben der Frau durch ihre spezifische Biologie mit der Abfolge von Menarche, Menstruation, Schwangerschaft, Geburt und Menopause stärker bestimmt ist, und das in einem Maße, wie es für den Mann nicht zu finden ist. Übereinstimmend betonen die Autoren, dass es diese Unterschiede der Geschlechter gibt, die auch klar herauszuarbeiten und anzuerkennen sind, nicht aber zu einer Festlegung des einen oder anderen Geschlechts auf eine bestimmte Rolle berechtigen, wie es in der Geschichte der Menschheit geschehen ist.

Es wird kritisiert, dass die Frau einseitig auf die Rolle des Kindergebärens festgelegt und nur marginal am Aufbau der Kultur beteiligt wurde, während der Mann niemals nur allein nur Ehemann und Vater war. Auf diese Weise schuf er die großen Errungenschaften der Kultur wie Recht und Politik, Religion, Kunst und Wissenschaft. Eine Entwicklung, die um ihrer selbst willen hoch bewertet wird. Dadurch wurde die Kultur insgesamt bereichert und diente nicht nur der Fortpflanzung der Gattung.

Diesem Zeichen männlichen Menschentums steht der Ausschluss der Frau aus dem gesellschaftlichen Mitsein gegenüber. Als Folge zeigt sich der Kampf der Geschlechter, der sich über Jahrhunderte hinzieht und die menschlichen Beziehungen offen oder heimlich vergiftet. Darunter leiden letztlich nicht nur beide Geschlechter, sondern die Kultur im Gesamten.

In den Wechseljahren sehen die Autoren eine Krise, von der beide Geschlechter betroffen sind. Dies hat auch seine Gültigkeit, wenn zum jetzigen Zeitpunkt noch eher die Wechseljahre der Frau thematisiert und behandelt werden. Die Krise der Wechseljahre darf nicht allein als ein Einzelschicksal interpretiert werden. Im Sinne der Autoren formuliert, offenbart sich der schiefe Aufbau von Kultur und Gesellschaft für den einzelnen Menschen nie deutlicher als in diesem Lebensabschnitt.

Der amerikanische Soziologe C. Wright Mills (1916-1962) nennt dies in seinem Buch *Kritik der soziologischen Denkweise* (1973) Strukturprobleme der Gesellschaft. Um eine Welt aufzubauen, in der auch nach den Wechseljahren jeder Einzelne als wertvolles Mitglied einer Gemeinschaft seinen Sinn und seine Bedeutung finden kann, bedarf es der Fähigkeiten und Begabungen beider Geschlechter. Menschen können nur gemeinsam menschlich sein. Ihr Menschentum hängt nicht allein vom Instinkt des Einzelnen ab, sondern von der traditionellen Weisheit ihrer Gesellschaft. So jedenfalls sieht es Margaret Mead, für die die Kultur ein Entwicklungsprozess ist, der ständig von Verfall bedroht, ebenso aber auch zu einer Aufwärtsbewegung fähig ist.

Wenn die Frau von der Krise in den Wechseljahren stärker betroffen scheint als der Mann, so muss dies vor dem Hintergrund der gesellschaftlichen Bedingungen gesehen werden. Wird sie sich wirklich ihrer Rolle als Frau im Patriarchat bewusst, steht sie (und dies betrifft nicht allein die Hausfrau und Mutter) vor einer Ernüchterung und großen Herausforderung. Sie kann dies mit Entwicklung, ebenso aber auch mit Resignation und Verzweiflung beantworten. Die Krise des Mannes hingegen ist wahrscheinlich später und zeichnet sich dadurch aus, aus einer aktiven Rolle in der Gesellschaft in eine weniger bedeutungsvolle versetzt zu sein. Auch er steht vor einer Herausforderung.

5. Zur Psychosomatik der Wechseljahre

Die Psychosomatische Medizin hat sich seit Beginn der Psychoanalyse um 1900 entwickelt. Es ist die Lehre von den körperlich-seelisch-sozialen Wechselwirkungen bei der Entstehung, im Verlauf und bei der Behandlung von menschlichen Erkrankungen. Ihr entscheidendes Fundament ist die tiefenpsychologische Neurosenlehre, die sich in modifizierter Form auf bestimmte somatische Krankheiten anwenden lässt. Neben Sigmund Freud und Alfred Adler gelten als Pioniere der Psychosomatik Georg Groddeck (1866-1934), Franz Alexander (1891-1864) und Viktor von Weizsäcker (1886-1957), um nur die wichtigsten zu nennen. Felix Deutsch, Arthur Jores, Alexander Mitscherlich, Thure von Uexküll u.a. sind weitere Namen, die mit der Entwicklung der psychosomatischen Medizin verbunden sind.

Innerhalb der Medizingeschichte ist die Frauenheilkunde selbst noch ein relativ junges Fach. Es ist von Nutzen, sich zu verdeutlichen, dass 1731 die erste geburtshilfliche Ausbildung für Ärzte in Straßburg erfolgte und 1751 die erste Entbindungsanstalt in Göttingen entstand. Die Psychosomatische Frauenheilkunde ist noch jüngeren Datums. Als Pioniere auf diesem Gebiet gelten Max Walthard, der 1909 die erste Abteilung für Frauen mit funktionellen gynäkologischen Störungen an der Städtischen Frauenklinik in Frankfurt einrichtete, und Wilhelm Liepmann, der 1924 ein erstes Lehrbuch *Gynäkologische Psychotherapie* schrieb. Weitere Namen sind Max Hirsch, der die Soziale Gynäkologie an der Charité in Berlin begründete und sich zwischen 1919 und 1933 für eine humane Frauenheilkunde engagierte. Mit der nationalsozialistischen Machtergreifung nahm dies ein vorläufiges Ende (Neises/Ditz 2000, S. 4; Condrau 1969, S. 37f.).

Vor gut 40 Jahren ist bei Ärztinnen und Ärzten der Gynäkologie wieder verstärkt ein eigenes Interesse für Fragen der Psychosomatik der Frau aufgekommen. Diese Entwicklung begann in beiden Teilen Deutschlands etwa gleichzeitig in den 1970er Jahren. Es wurden Fachgesellschaften gegründet und themenspezifische Fortbildungstage arrangiert.

Psychosomatische Aspekte in der Frauenheilkunde betreffen zunächst die seelische Seite der normalen weiblichen Entwicklung in der Pubertät, der sexuellen Reifung, Schwangerschaft, Geburt, des Klimakteriums etc. Die Psychosomatik ist vor allem mit den Störungen dieser normalen Entwicklungsvorgänge und dabei mit den hier wirksamen seelischen Faktoren befasst. Heute steht nicht mehr so sehr die Frage nach der Psychogenese dieser oder jener Störung im Vordergrund, sondern der Umgang der Patientin und des behandelnden Arztes mit der Erkrankung (Bräutigam u.a. 1992, S. 324). Das Thema Klimakterium wird in der entsprechenden Fachliteratur nach wie vor karg behandelt. Im Folgenden sollen einige wesentliche Beiträge darstellt werden.

5.1 Wechseljahre in der Frauenheilkunde

5.1.1 Der Konflikt: Das Altern

Eine der ersten umfassenden Darstellungen wurde im Jahre 1981 von den Ärzten D. G. Hertz/H. Molinski unter dem Titel *Psychosomatik der Frau* veröffentlicht. Ihr Anliegen, Entwicklungsstufen der weiblichen Identität in Gesundheit und Krankheit aufzuzeigen, umfasst auch die Thematik des Klimakteriums. Sie sehen in den Wechseljahren der Frau oder dem Klimakterium vornehmlich eine Übergangsphase, die derjenigen der Adoleszenz in vielerlei Hinsicht vergleichbar ist. Sowohl das Auftreten der Menstruation als auch deren Aufhören stellen ihrer Meinung nach für die Frau ein umwälzendes körperliches und psychisches Erleben dar.

Die *biologischen Vorgänge* leiten das Klimakterium ein. Der Körper beginnt sich im Sinne des Alterns zu verändern. Durch die hormonelle Umstellung kommt es um das 50. Lebensjahr zum Aussetzen der Menstruation. Andere Veränderungen betreffen die Haut, das Bindegewebe und das Fettgewebe, das äußere Genitale und manche sekundären Geschlechtsmerkmale. Auch die biologische Vitalität und Energie verringert sich. In der Folge kommt es zu einem sich ändernden Körperbild, das durch Kultur und Gesellschaft erheblich beeinflusst ist.

Psychologisch beginnt das Klimakterium mit der gedanklichen Auseinandersetzung der Frau, dass die reproduktive Phase dem Ende zugeht. Das sich ändernde Körperbild kann nicht nur ihr Selbstwertgefühl erschüttern (narzisstische Kränkung), sondern wirkt sich auch auf die Beziehung zwischen den Geschlechtern aus und beeinträchtigt die Sexualität. Unwissenheit und Vorurteile spielen hierbei nach Auffassung von Hertz/Molinski eine herausragende Rolle. Ihrer Meinung nach sind sexuelles Verhalten und Erleben so komplizierte Funktionen, "dass sie von der Höhe des Hormonspiegels kaum oder wenigstens nicht eindeutig abhängig sind" (Hertz/Molinski 1986, S. 152). Der Wunsch nach Zärtlichkeit und mitmenschlicher Nähe hört auch im zunehmenden Alter nicht auf.

Weitere Veränderungen zu eben diesem Zeitpunkt, da die Frau mit ihrer beginnenden körperlichen Schwäche zu ringen hat, betreffen ihre *soziale Situation* im Ganzen. Sie muss mit der Trennung von den Kindern oder dem Verlust der Eltern fertig werden, mit verminderten Chancen im Beruf oder der Beendigung der Berufstätigkeit, um nur die wichtigsten zu nennen. In dem Verlust von Aufgaben und Betätigungen in Familie und Gesellschaft sehen die Autoren die eigentlichen Probleme der Frau in den Wechseljahren, "folgenschwerer als die biologische Involution selber" (ebd.):

> Die Veränderungen der Wechseljahre führen also zu einer schrittweisen Reduktion von biologischer Energie, sozialen Bezügen, Ee- bensaufgaben und Erwartungen für die Zukunft, wobei es sich z.T. um reale, z.T. um imaginäre, z.T. um antizipierte Beeinträchtigungen handelt (ebd.).

Unabhängig davon, ob es sich um reale, imaginäre oder antizipierte Beeinträchtigungen handelt, kann die "Konfrontation mit der Begrenzung" nach Hertz/Molinski zu einer "reaktiven Wiederbelebung" von Tendenzen führen, die am vitalen und unbekümmerten Leben festhalten wollen. Diese können so heftig ausfallen, dass in diesem Zusammenhang schon von "gefährlichen Jahren" oder von einer "zweiten Pubertät" gesprochen wurde. Die schrittweise Korrektur und die Anpassung an das sich ändernde Körperbild sind nach Auffassung der Autoren keine Kleinigkeit, zumal die Vorstellungen darüber von drohender Krankheit und Tod beeinflusst sind. Der Umgang mit der untergründigen Lebensangst muss als ein wesentliches Problem der Wechseljahre gesehen werden.

Die Veränderungen des sozialen Umfelds und die Verunsicherung hinsichtlich Selbstwertgefühl und Sozialprestige rufen nach Hertz/Molinski zwei hauptsächliche Reaktionsweisen hervor: Einerseits kann es zu einer reaktiven Steigerung des Lebenswillens kommen, andererseits zu aggressiven Gefühlen und Rebellion oder in passiver Form zu Kummer, Hoffnungslosigkeit und Resignation. Beide Reaktionsweisen wirken sich auf die Trieborganisation der älter werdenden Frau aus. Alte Konflikte und Komplexe, Minderwertigkeitsgefühle und Identitätsprobleme können aufbrechen, die lange überwunden schienen. Nicht zuletzt durch das unerbittliche Fortschreiten dieses Prozesses wird die Sinnfrage akut, die Frage nach den verbleibenden Möglichkeiten, Wegen und Zielen.

Für Hertz/Molinski ist der zentrale Konflikt, den die Frau um 50 lösen muss, ihre Einstellung zum Alter. Die ersten zwei Drittel des Lebens sind durch Entfaltung und Höhepunkt von Kraft und Möglichkeiten gekennzeichnet. Jetzt steht ein Lebensabschnitt bevor, in dem körperliche Schwäche und Abhängigkeit ihren Tribut fordern. Dies beziehen die Autoren hauptsächlich auf die biologische Ebene. In psychologischer Hinsicht geht es ihrer Meinung nach "um die Bewältigung neuer Aufgaben, um einen Reifungsschritt" (Hertz/Molinski 1986, S. 151). Die Frau in den Wechseljahren muss eine neue Anpassungsleistung vollbringen, die für jede einzelne Frau aufgrund ihrer Lebenssituation und Biographie einen unterschiedlichen Schweregrad aufweist. Die Frau ist konfrontiert mit zwei sich widersprechenden Tendenzen:

Einerseits zunehmender Rückzug von nach außen gerichteten Aktivitäten und sozialen Bezügen, andererseits Aufrechterhaltung von Aktivität und Sozialbezügen (ebd.).

Die Herausforderung besteht darin, diesen beiden konträren Tendenzen des Rückzugs und des weiteren Engagements gleichzeitig gerecht zu werden, "das scheinbar Gegensätzliche gleichzeitig zu verwirklichen" (ebd., S. 155). Im Umgang mit dieser Aufgabe sehen sie die Entscheidung über Gesundheit und Krankheit oder darüber, ob die Wechseljahre als Weiterentwicklung im Sinne von Reifung oder als Anfang von Abbau und Verfall gesehen werden. Als eine gelungene Einstellung erscheint ihnen eine bewusste Auseinandersetzung mit diesem Konflikt:

> Sie (die Frau) *akzeptiert* die Notwendigkeit des biosozialen Rückzugs, und sie vollzieht diesen Rückzug bewusst, sie verzichtet auf das Unmögliche. Andererseits bleibt sie im Leben *engagiert,* Aktivitäten und Sozialbezüge werden aufrechterhalten, freilich ... in einer veränderten Form (ebd., S. 153).

Unter veränderter Form verstehen sie, dass in diesem Lebensabschnitt die Introspektion ansteht, eine Bilanzierung des Lebens. Dabei soll nicht nur bedacht werden, was im Leben erreicht oder verfehlt wurde, sondern auch die vernachlässigten Möglichkeiten und Potentiale ins Auge gefasst werden. "Die Verwirklichung der bislang unentfalteten Funktionen aber führt zu Aktivität und zu neuen Sozialbezügen" (ebd.). Die Chance für diesen Reifungsschritt ergibt sich nach Hertz/Molinski aus der biologischen Gegebenheit, dass das Ende der Reproduktionsfähigkeit und der Tod (im Gegensatz zu den meisten Tieren) zeitlich weit auseinanderklaffen.

Hertz/Molinski sprechen von Fehlanpassung, wenn die Gleichzeitigkeit von Rückzug und weiterem Engagement nicht bewältigt wird. Sie sehen zwei Haupttendenzen, den Konflikten des Alterns zu entgehen: Entweder Rückzug und Resignation oder der Versuch, das Altern zu verleugnen oder zu übertönen.

Bei einem Teil der Frauen kann der Rückzug übermäßig stark erfolgen und von Resignation bestimmt sein. Diese Resignation kann sich sowohl in Selbstanklagen als auch in Anklagen gegen die Umwelt äußern und bis zum Hass auf die Jüngeren, nicht selten auf die eigenen Kinder, steigern. Die ärgerlich-aggressiven Antriebe verbinden die Frau jedoch auch wieder mit dem Leben.

Bei einem anderen Teil der Frauen werden gerade die Tendenzen überbetont, die am bisherigen Leben festhalten wollen. Sie verleugnen oder übertönen das Alter. Angesichts der zahlreichen Frustrationen kann es zu Ersatzbefriedigungen unterschiedlichster Art kommen: Steigerung des sexuellen Verlangens, des Essens (Fettsucht), übertriebene Mütterlichkeit, Arbeitssucht etc. Selbst die Hinwendung zu bisher vernachlässigten Werten und Funktionen kann nach Auffassung von Hertz/Molinski zu einer Fehlanpassung werden, "wenn das Neue nämlich nicht unter Erhalt, sondern unter Aufgabe der bisherigen Werte gesucht wird" (Hertz/Molinski 1986, S. 155). Hierzu zählen sie scheinbar unverständliche plötzliche Konversionen, Ehescheidungen, Berufswechsel oder Gesinnungswandlungen.

Zusammenfassend beschreiben die Autoren die Wechseljahre als eine Belastungssituation: Biologische und endokrine Veränderungen, Stressfaktoren aus dem sozialen Umfeld und psychologische Einwirkungen, wozu auch frühkindliche Erfahrungen gehören, führen zu einem vermehrten Triebdruck, der erheblich die Ich-Stärke der Frau beeinträchtigen und ihre Abwehrkräfte vermindern kann. Daraus können funktionelle Störungen oder auch morphologische Veränderungen resultieren.

Ein Symptom, das fast immer auftritt und in der neueren Literatur als "Leitsymptom" der Wechseljahre bezeichnet wird (Neises/Ditz 2000, S.128), ist das "vegetative Syndrom", die vasomotorische Instabilität in Form von Hitzewallungen (ein Gefühl von Hitze, das wie eine Welle durch den Körper geht und gewöhnlich in Gesicht, Hals und Brust endet) und Schweißausbrüchen. Die Ursachen hierfür werden zum einen in dem Zusammenspiel der Hormone aus Hypothalamus, Hypophyse und Ovarien gesehen. Zum anderen können psychologische Faktoren wie Ärger, Angst und Aufregung sowie Aktivitäten wie körperliche Arbeit, Aufenthalt in warmer Umgebung oder scharfes Essen Hitzewallungen hervorrufen; ebenso können sie ohne innere oder äußere Stimulierung auftreten.

Das klassische Bild der Wechseljahrsbeschwerden ist eine Kombination von Angst, Depression, Nervosität und Gereiztheit. Hierzu gehört auch eine Tendenz zu hoher Empfindlichkeit im Zusammenhang mit Zurückweisung und Furcht vor Einsamkeit (Neises/Ditz 2000, S. 156).

Als Folge der Fehlanpassungen kann es zu psychoneurotischen, psychosomatischen oder psychotischen Erkrankungen kommen. Es können verstärkt Angstneurosen, Zwangsneurosen, Drogenabhängigkeit sowie Alkoholismus mit all ihren Folgeerscheinungen der schlechteren Ernährung und Verschlechterung des körperlichen Befindens auftreten.

Weitere Erkrankungen sind die Hypochondrie und die Depression. Geht mit dem vegetativen Syndrom ein Krankheitserleben einher und kommen zusätzlich psychische Symptome wie Reizbarkeit, Überempfindlichkeit und exzessive Klagen sowie multiple somatische Symptome hinzu, sprechen die Autoren von einer hypochondrischen Neurose. Sie kann auch mit einer Depression vermischt auftreten. Bei der Depression muss eine neurotische Symptomatik von einer psychotischen unterschieden werden. Auch die larvierte Depression spielt in diesem Lebensabschnitt eine große Rolle.

Weitere Erkrankungen in den Wechseljahren sind Hyporexie, Obstipation und Schlaflosigkeit. Sie sind oft Anzeichen einer Depression.

Das Beispiel einer Frau, Mitte 50, Beschäftigungstherapeutin, eine Tochter, geschieden, seit einigen Jahren in einer neuen Beziehung lebend, veranschaulicht die körperliche Verunsicherung, die mit dem Aufhören der Menstruation verbunden sein kann:

> FALLVIGNETTE 10: Ich war Ende vierzig, als meine Menstruation zum ersten Mal ausblieb, hatte aber weiter keine Beschwerden. Dies wiederholte sich im Laufe der nächsten Monate mehrmals. Danach wurden die Blutungen schwächer bis hin zu Schmierblutungen. Die Abstände wurden unregelmäßig. Dann begannen massive Hitzewallungen und nach Abklingen Fröstelzustände in 10- bis 15-minütigen Abständen, was schon unangenehm war. Mein Arzt verordnete mir daraufhin ein Präparat aus einem Milzextrakt, das die körpereigenen Hormone anregen sollte. Die Beschwerden gingen zurück und es ging mir gut. Nachdem die Menstruation schon über Monate ausgeblieben war, bekam ich erneut Schmierblutungen. Nach Rücksprache mit dem Arzt und Untersuchung wurde mehrmals eine verkümmerte Menstruationsblutung festgestellt, aber einige Male waren diese Blutungen unklarer Herkunft. Der Arzt riet zu einer Ausschabung, um einen Krebs auszuschließen. Nach längerem Überlegen entschloss ich mich dazu. Der Krebs wurde ausgeschlossen. Es wurde vermutet, dass es durch Einnahme der Medikamente zu einer Auflockerung der Schleimhäute gekommen war. Danach habe ich weitere Medikamente abgelehnt. Ich hatte und habe weiterhin Hitzewallungen in verschiedenen Abständen, die ich aber nicht als belastend empfinde. Während dieser ganzen Zeit hatte ich immer mit Vaginalinfektionen zu tun, die teils mit Medikamenten behandelt wurden, teils habe ich sie aber auch selbst mit Joghurt und Vitamin-E-Ölen zu behandeln versucht. Einmal hatte ich auch eine Trichomonaden-Infektion, die nur mit harten Medikamenten geheilt wurde.
>
> Nach Ausbleiben der Menstruation war ich das erste Mal nur verwundert, später richtig verstört. Ich konnte es schon richtig als Beginn der Wechseljahre einordnen, hatte mir aber noch weiter keine Gedanken darüber gemacht. Etwas, was zu mir gehörte, blieb aus. Ich kann mich noch erinnern, dass ich jedes Mal, wenn ich nach Pausen wieder eine Blutung hatte, dies als einen Triumph empfand, wie zwei Mächte in mir, die miteinander kämpften, und die lebensbejahende siegte. Ich empfand es als einen schmerzhaften Verlust. Ich fühlte mich nicht mehr vollständig und wehrte mich dagegen. Obwohl ich nie ein zweites Kind ernsthaft wollte, fühlte ich mich wie amputiert. Ich fragte

mich, warum ich so empfand. Zum einen war es schon der Verlust von Jugendlichkeit. Ich beobachtete mich sehr genau und bemerkte schon Falten, die vorher nicht da waren, und ein Schlafferwerden der Haut. Und ich konnte keinen wirklichen Einfluss darauf nehmen. Das fand ich beschämend und alles sträubte sich in mir.

Ich habe mich dann informiert und viel gelesen. Es war schon beruhigend, dass andere Frauen sich auch mit diesen Problemen herumschlagen und dass darüber geforscht wurde. Im Laufe der Zeit hat sich meine Einstellung zu mir selbst verändert. Ich beobachte mich nicht mehr angstvoll nach Sichtbarwerden von körperlichen Alterszeichen. Stattdessen ist ein liebevoller Blick auf mich gewachsen, ein Akzeptieren der Gesetze des Lebens. Ich sehe es mehr als eine Chance, neue Impulse aufzugreifen. Gleichzeitig achte ich auch auf sorgfältige Pflege, Ernährung und Bewegung. Bei Unpässlichkeiten gönne ich mir mit gutem Gewissen eine Ruhepause.

Ich denke, meine Einstellung zum Partner und zu den Mitmenschen ist toleranter geworden. Ich erwarte vom Partner nicht die Erfüllung meiner Wünsche, dafür bin ich zuständig. Vielmehr genieße ich den Augenblick, und wir versuchen, die Zeit des Zusammenseins schön zu gestalten, dass Eindrücke wie Schätze Zurückbleiben. Die verhütungsfreie Sexualität ist eine Entlastung. Ich empfand für kurze Zeit im Arbeitsbereich eine Verunsicherung, in der ich mich alt und überflüssig fühlte. Sonst sind keine großen Veränderungen eingetreten. Ich habe eine Gelassenheit angenommen in der Gewissheit, dass sich alle bisherigen Probleme und Konflikte gelöst haben oder gelöst wurden. Im Verhältnis zur Gesellschaft ist eine größere Neugier nach Verstehen, aber auch Sorge gewachsen.

Ein weiteres Beispiel ist der Bericht einer Frau, 51 J. alt, Lehrerin, alleinlebend.

FALLVIGNETTE 11: Da waren sie wieder, diese den Körper durchdringenden Stiche, die ich zum ersten Mal vor sechs oder sieben Jahren an einem heißen Sommertag bei mir wahrgenommen habe. Sie machten zuerst Angst, verursachten sogar Panik, aber dann verschwanden sie schnell wieder. Wie vertraute Freunde tauchen sie gelegentlich wieder auf, verursachen aber jetzt keine Ängste mehr, weil ich sie als zu meinen „wechselnden Jahren“ dazugehörig erlebe.

Inzwischen bald 51 Jahre alt, war die damalige Irritation nur der Auftakt von zahlreichen anderen körperlichen Veränderungen. Heute bin ich in Erwartung meiner Regelblutung ziemlich ängstlich. Habe ich sie früher fast überhaupt nicht beachtet, kündigt sich ihr Kommen durch eine große Schwäche und ein Schweregefühl im Körper an. Die eigentlichen Blutungen sind sturzbachartig und das sechs, sieben Tage lang. Die Myome seien schuld, sagt die Frauenärztin.

Erst nach der Menarche wurde ich aufgeklärt. Diese Tatsache hat meine Befindlichkeit während meiner Regelzeit nicht weiter beeinflusst. Ich hatte keine Menstruationsbeschwerden. Vielleicht habe ich sie damals auch nicht wahrgenommen. Ich kann mich daran erinnern, dass ich mich in der Pubertät teilweise zurückgezogen habe, um meinen Gedanken besser nachgehen zu können. Heute dagegen sind gelegentliche Rückzüge eine bewusste Entscheidung.

Voll engagiert in meinem Beruf als Lehrerin, benötige ich viel freie Zeit für mich. Die Erholungsphasen sind inzwischen länger geworden. Früher hatte ich zahlreiche Außenkontakte gehabt, derzeit sind nur noch einige Freundschaften geblieben, überwiegend mit Frauen, die mir gut tun. Die Wochenenden erlebe ich als zu kurz, um zu mir kommen zu können. Manchmal gelingt es, dann fühle ich mich mit mir identisch, am ehesten dann, wenn ich eine meiner kleinen Radtouren unternehme, mich in eine schöne Biographie vertiefe oder die Natur intensiv genieße. Das ist das kleine Glück, so sage ich mir immer.

Bis zur Umsetzung an eine andere Schule im letzten Jahr war mir mein Beruf Routine geworden. An der neuen Schule musste ich mich mit einer anderen Unterrichtsform auseinandersetzen. Es galt, fortan schülerzentriert zu arbeiten. Obwohl ich inzwischen mit der neuen Methode vertraut bin und sie auch schätzen gelernt habe, spüre ich manchmal große Schwächeanfälle, wenn ich - einer Kellnerin gleich - in der Klasse von Tisch zu Tisch eile, um die Schüler bei ihrer Arbeit zu unterstützen. Mitunter verwöhnt mich auch ein Kind. So wurde mir neulich von einer netten Schülerin ein Gutschein für eine Nackenmassage geschenkt, die sie mir verabreichen wollte. Ich werde sie allerdings nicht einlösen. Vor zehn Jahren hätte ich wahrscheinlich nicht solch ein Angebot erhalten.

Sicherlich ist es kein Zufall, dass ich das zentrale Thema Liebe noch nicht gestreift habe. Meine letzte langjährige Partnerschaft liegt schon Jahre zurück. Woran liegt es eigentlich, so frage ich mich mitunter, dass sich noch nichts Neues ergeben hat? Zählt heute wirklich nur ein junger, makelloser Körper? Weniger attraktiv als früher fühle ich mich eigentlich nicht, denn eine geistige Neugier und das Interesse am Menschlichen ist noch mehr in mir erwacht, was sich auch in meinem Gesicht ausdrückt. Die Hoffnung, einen liebenswerten Menschen als Partner zu finden, habe ich noch nicht aufgegeben.

Inzwischen warte ich ganz geduldig auf das Ausbleiben meiner körperlichen Fruchtbarkeit, um anderswo fruchtbar sein zu können. Schöpferischer in persönlichen Beziehungen zu sein, noch größere Freude am Reisen und Lesen zu entwickeln und mehr Nähe zur Kunst herzustellen, das stelle ich mir am schönsten vor.

5.1.2 Eine existentielle Krise

In einem 1980 erschienenen Aufsatz *Psychosomatik des Klimakteriums bei Frau und Mann* bezieht G. Maass den Mann in seine Überlegungen zum Thema Klimakterium ein. Wie bei der Frau lassen sich auch für ihn Störungen in den Wechseljahren feststellen. Im Wesentlichen stimmen die Beschwerden des Mannes mit den psychovegetativen Symptomen der klimakterischen Frau überein. Allerdings werden beim Mann die nachlassende Leistungs- und Merkfähigkeit (der "Leistungsknick") und Störungen des sexuellen Verlangens und der Potenz stärker betont. Weiter werden die Symptome des Schwitzens, der Nervosität, Obstipation und Schlafstörungen genannt.

Für beide, Mann und Frau, so ist die Auffassung von Maass, bedeuten die Wechseljahre eine Krisenzeit. Seiner Meinung nach wissen die Menschen,

> dass die Wechseljahre mit einer existentiellen Krise verbunden sind, in der der alternde Mensch außerordentlichen physischen, beruflichen, sozialen und psychischen Belastungen und Bedrohungen ausgesetzt ist (Maass 1980, S. 512).

Die physische Bedrohung wird durch die Bewusstwerdung der abnehmenden Lebenserwartung eingeleitet. Eine verbesserte Gesundheitsvorsorge konfrontiert zugleich mit möglichen Erkrankungen und der Gefahr des Todes. Das Sterben ist aber nach Auffassung von Maass oft mit einem Tabu verbunden, "das in Art und Intensität dem Sexualtabu vergangener Jahrhunderte kaum nachsteht" (ebd.). Manche Menschen empfinden die einsetzenden Veränderungen und Störungen in den Wechseljahren als Vorboten des Todes, sie werden dadurch zu Angstsignalen. Der Beginn der Wechseljahre ist oft eine existentielle Krise, die Todesängste weckt. Die Bewältigung dieser Angst bedeutet psychische Schwerstarbeit. Ist die Angst zu groß, kann sie verdrängt oder auf andere Weise abgewehrt werden. Hierzu gehören "überbetont jugendliche Kleidung, Wünsche nach verjüngenden Operationen, schnelle Sportwagen, Hochleistungssport, Scheidungen und Heirat eines sehr viel jüngeren Partners, forcierte Investitionen in Wachstumsprojekte und forcierte sexuelle Aktivitäten" (ebd.). Der Konflikt zwischen Annahme und Ablehnung der Erkenntnis des Sterbenmüssens kann ebenso ungelöst bleiben und in psychosomatische Erkrankung münden.

Die Bedrohung der beruflich-sozialen Existenz sieht Maass im Zusammenhang mit einer Gesellschaft, die für Menschen über 50 so gut wie keine Verwendungsmöglichkeiten bereitstellt. Dies gilt für Männer und Frauen gleichermaßen, wenngleich die Frau nach Jahren mütterlicher Aufgaben es ungleich schwerer hat, wieder in einen beruflichen Alltag zu finden. Die Situation am Arbeitsmarkt vermittelt älteren Menschen schwere Kränkungen ihres Selbstwertgefühls, ohne dass sie sich wehren oder abreagieren können.

Die psychischen Belastungen in den Wechseljahren ergeben sich unter anderem daraus, weil sie eine Zeit sind, in der der Mensch am stärksten und schmerzlichsten von "realen, drohenden, symbolischen oder phantasierten Objektverlusten" getroffen wird:

> Die Eltern sterben, die Kinder verlassen das Haus, die körperliche Unversehrtheit geht verloren, von unerfüllten Wünschen oder unerreichten Idealen muss Abschied genommen werden, es keimt der Gedanke an den Verlust des eigenen Lebens (ebd., S. 514).

Die Traumen des Objektverlustes treffen insbesondere den Menschen, der aufgrund seiner Lebensgeschichte eine chronische Neurose ausgebildet hat und in der Stimmung der Hilf- und Hoffnungslosigkeit lebt. Verluste werden dann als Kränkung erlebt und können eine existentielle Krise oder psychosomatische und psychoneurotische Symptome zur Eolge haben.

Am ehesten bewältigen die Menschen die Krise der Wechseljahre, die über relative Ichstärke verfügen und in der Lage sind, sich dem Konflikt des Älterwerdens mit all seinen Konsequenzen zu stellen. Eine angemessene Trauerarbeit und Meisterung der narzisstischen Krise sind hierbei entscheidend für Krankheit und Gesundheit. Eine Psychotherapie, die nicht das Vorurteil hegt, dass Menschen über 45 nicht mehr behandelbar sind, kann eine bedeutsame Hilfe beim Ringen um seelisches Gleichgewicht sein.

Wie erlebt der Mann das klimakterische Lebensalter? Als ein Beispiel sei der Bericht eines Lehrers und Psychologen (geb. 1948) herangezogen, der seit längerer Zeit als Single lebt.

> FALLVIGNETTE 12: Als ich 2008 meinen Geburtstag feierte, waren einige Kollegen überrascht, dass auch ich nun die Schwelle des 50. Lebensjahres erreicht hatte. Sie dachten, ich sei jünger. Wahrscheinlich, weil ich versuche, auf meine Gesundheit zu achten und im Laufe der Jahre einige gute Strategien entwickelt habe, um mit dem Berufsstress und mit anderen Lebensschwierigkeiten umzugehen. Wichtig scheint mir, dass ich nicht rauche und nur wenig Alkohol trinke. Ich achte auch geistig-kulturell auf "gesunde Kost". Ich möchte jedenfalls glauben, dass es sich lohnt, gesunde Lebensgewohnheiten zu pflegen.

In den Sommerferien konnte ich mich durch Schwimmen, Radfahren und sonstige unterhaltsame und erholsame Aktivitäten gut entspannen. Bei Schulbeginn im August 1998 empfand ich, dass ich die kleinen körperlichen Symptome der Lebensmitte nun überwunden hatte. Das Frieren im Freibad, das ich als erstes Anzeichen des Älterwerdens gedeutet hatte, war im Sommer nicht mehr aufgetreten. Ein Knorpelschaden am Knie, der mir beruflich und auch sonst sehr zu schaffen gemacht hatte, war wieder verschwunden. Das nächtliche Schwitzen, das mich vor einigen Jahren beunruhigte, war nicht mehr aufgetreten. Von einer Reizblase war keine Spur mehr festzustellen. Alles nur Einbildung, dachte ich.

Ich bin in einer emotional unterkühlten Familie aufgewachsen. Meine Mutter war vom Beruf Krankenschwester und ging mit ihren und unseren Krankheiten sachlich um. Ich bin der Mittlere von drei Brüdern. Wir sollten nach Auffassung meines Vaters nicht verzärtelt werden. Da die Ehe der Eltern eine traditionelle Gewohnheitsehe geworden war, waren zärtliche Umarmungen bei uns nicht üblich. Die Familienatmosphäre war äußerst prüde. Später, als wir einen Fernseher besaßen, pflegte meine Mutter Filme auszuschalten, in denen nur die geringsten Andeutungen von Eros vorkamen. "Das wollen wir nicht sehen", sagte sie. Als meine Brüder und ich begannen, uns gegen sie durchzusetzen, musste sie bei erotischen Szenen das Wohnzimmer verlassen.

Auch die Schule vermittelte uns kein Wohlwollen bezüglich des Körpers. Bei uns waren kalte Duschen und Drill an der Tagesordnung. Der Leib sollte, wie der Mensch insgesamt, gehorchen lernen.

Meine Pubertät erlebte ich hinsichtlich der prüden Umgebung als eine schwierige Lebensphase. Als schüchternes Kind war ich überrascht, dass ich nun erwachsen werde und die Lebensaufgabe des reifen Lebens angehen sollte. Ich traute es mir nicht zu, eine Freundin zu suchen, und hatte keine sinnvollen Berufswünsche. Ich war auch im Schatten eines älteren Bruders aufgewachsen.

Vielleicht tragen diese frühen Erfahrungen dazu bei, dass ich die Lebensmitte gern verdränge. Jedenfalls habe ich in meiner Umgebung beobachtet, dass einige Freunde und Kollegen ihr vorgerücktes Alter stärker betonen als ich. Insofern überraschten mich doch die Symptome der Lebensmitte, unter anderem, weil sie sich mit den Zauberformeln "Reiß dich zusammen! Stell dich nicht so an!" nicht wegkommandieren ließen.

Der Tod meines Vaters 1993 war ein deutliches Zeichen, dass auch ich älter werde. Und die Ermahnungen meines älteren Bruders, mich stärker um meine Altersversorgung zu kümmern, stimmen mich manchmal nachdenklich. Auch werde ich von meiner Umgebung häufiger als ein reifer Mann wahrgenommen. In einer Klasse, mit der ich eine Kontroverse austragen musste, sagte mir neulich ein Schüler: "So wie Sie alles sehen, entspricht es nicht der heutigen Realität. Heute ist alles viel lockerer." Im Beruf habe ich in den letzten Jahren mehr Zuversicht und Kompetenz erworben. Gleichzeitig ist aber die Arbeit langweiliger geworden, weil ich seit vielen Jahren immer nur rudimentäres Wissen in meinem Unterrichtsfach vermitteln kann. Außerhalb der Schule habe ich mich immer um zusätzliche Qualifikationen in Psychologie und Psychotherapie bemüht. Ich habe nie aufgehört, weitere Kenntnisse in meinen Studienfächern zu erwerben. In letzter Zeit habe ich öfters einen Konflikt zwischen meinen Neigungen und Interessen und der beruflichen Situation empfunden. Am liebsten würde ich mich einem einzigen Bereich leidenschaftlich zuwenden und meine "Rollendiffusion" auflösen - entweder Lehrer, Wissenschaftler oder Psychotherapeut, wobei ich den Eindruck habe, dass die erste Rolle mich am wenigsten befriedigt, weil ich in der Schule zu vielen Sachzwängen ausgesetzt bin. Es fehlen mir in der Schule Gesprächspartner, die eine freiheitliche Pädagogik verwirklichen wollen.

Eine weitere Unruhequelle in meinem Leben ist der Liebesbereich, den ich seit einigen Jahren zugunsten meiner Bildungsprojekte vernachlässige. Ich bin mit einer philosophischen Dissertation beschäftigt, die mich zeitlich sehr in Anspruch nimmt. Ich hoffe, dass ich mich nach der Prüfung der Partnersuche erneut zuwenden kann. Die Suche nach einer geeigneten Partnerin ist mir nie leichtgefallen. In der Lebensmitte scheint es mir noch schwieriger zu sein, vielleicht weil ich aus Erfahrung weiß, wo Schwierigkeiten in meinen Liebesbeziehungen aufgetreten sind, und nun zu vorsichtig und wählerisch geworden bin.

Im Oktober 2008 wurde an der Netzhaut meines rechten Auges ein peripherer Verschleiß festgestellt, der eine Laserbestrahlung benötigte. Seitdem muss ich auf meine Augen stärker Rücksicht nehmen, weil beide Augen empfindlicher geworden sind. Das rechte Auge kann sich auf künstliches Licht und Temperaturschwankungen, Müdigkeit und Anspannung nicht so leicht einstellen wie früher. Ich konnte nach der Behandlung entgegen meiner Gewohnheit nur sehr wenig lesen. Inzwischen kann ich ein vernünftiges Pensum an Literatur wieder bewältigen. Die Vernunft sagt mir aber, dass ich das Streben nach Anerkennung im wissenschaftlichen Bereich sehr einschränken soll. Das wird mir schwerfallen.

Bin ich in den Wechseljahren oder werde ich nur älter? Ich weiß es nicht. Eine neutrale Formel dieses Lebensalters wie "die Krise in der Lebensmitte" ist mir vertrauter. Das Älterwerden stellt m.E. eine gemeinsame Aufgabe für Männer und Frauen dar, bei abnehmender körperlicher Vitalität eine schöpferische Stellungnahme zum Leben zu entwickeln. Dieser Aufgabe stelle ich mich zurzeit.

Das Erleben einer existentiellen Krise schildert eine inzwischen 61-jährige Frau, verheiratet und von Beruf Erzieherin:

FALLVIGNETTE 13: Ich hatte von der Pubertät an unter Menstruationsbeschwerden gelitten. Als besonders belastend empfand ich das im Berufsbereich. In meinem Helferberuf war unermüdlicher Einsatz gefragt. Jede gesundheitliche Einschränkung oder gar ein Arbeitsausfall war eine erhebliche Belastung für die Kollegen. Unpässlichkeiten wurden entsprechend abwertend kommentiert. Jeder Mitarbeiter hatte reibungslos zu funktionieren. Schwäche war ein Laster. Durchhalten! war die Parole, das erwartete jeder von jedem und insofern auch von sich selbst. Wenn ich wirklich einmal nicht zum Dienst gehen konnte, quälte ich mich mit Schuldgefühlen. Ich fehlte während meiner 35-jährigen Berufsarbeit so gut wie nie. Dafür lag ich aber im Laufe der Jahre immer häufiger am Wochenende auf der Nase, und das belastete wiederum die Partnerschaft. Meinem eigenen Bedürfnis nach Ruhe und Muße standen zunehmend die Bedürfnisse anderer Menschen entgegen. Meine alten Eltern brauchten Unterstützung und als mein Vater starb, war vermehrt für die Mutter zu sorgen. Schließlich musste sie nicht nur tagsüber, sondern auch nachts betreut werden. Der Einsatz der Sozialstation reichte nicht rund um die Uhr. Die Belastungen steigerten sich in den Wechseljahren und machten mir schwer zu schaffen. Ich hatte lange nicht gelernt, meine Bedürfnisse wahrzunehmen, und als sie sich dann immer deutlicher ins Bewusstsein drängten, wusste ich nicht damit umzugehen.

In den Wechseljahren war bei mir der Wunsch vorherrschend, endlich von den Menstruationsbeschwerden befreit zu werden. Im Alter von 46 Jahren stellten sich dann Veränderungen in der Art und Dauer der Regelblutungen ein. Es kam z.B. zu unerwartet plötzlichen und heftigen Blutungen, mitunter auch während der Nacht, die mir Angst machten. Auch lästige, sich über fünf bis acht Tage hinziehende Schmierblutungen, bevor die Blutung richtig durchkam, beunruhigten mich. Dazu kam allmählich, dass der Abstand der Zyklen in keiner Weise mehr zu berechnen war. Mich beschäftigte in dieser Zeit immer wieder die Frage, ob diese Vorgänge normal oder besonders auffällig seien.

Seit meinem 36. Lebensjahr ging ich regelmäßig einmal im Jahr zur Vorsorgeuntersuchung und berichtete meiner Frauenärztin von den Veränderungen. Sie erklärte stets kurz und bündig, dass alles ganz normal sei. Ich fragte dann auch nicht weiter, obwohl ich Fragen hatte. Aber ich informierte mich auch nicht über entsprechende Literatur, was ich ja hätte tun können. Endlich brachte mir dann die letzte Blutung, kaum noch wahrnehmbar, einen Monat nach meinem 50. Geburtstag, das ersehnte Gefühl der Erleichterung.

Ich weiß noch, dass ich große Freude darüber empfunden habe, so als hätte ich eine eigene Leistung vollbracht: mich sozusagen pünktlich zu gegebener Zeit von den belastenden Wechseljahren befreit. Aber das war ein Irrtum. Zwar war ich nun tatsächlich von den Monatsblutungen mit all den unvorhersehbaren Beschwerden und Schmerzen befreit. Was ich jedoch nicht ahnte, war, dass Beschwerden wie Hitzewallungen, unklare Stimmungsschwankungen, nervöse Reizbarkeit, Mattigkeit und quälende Schlafstörungen mit dem Aufhören der Menstruation noch längst nicht überstanden waren, sondern sogar zunehmen würden. Ich war also doch noch nicht frei. Als die Beschwerden immer mehr zunahmen, entschloss ich mich, allerdings äußerst halbherzig, dem Rat der Ärzte zu folgen und Hormone zur Erleichterung einzunehmen. Zu der Zeit war ich 53 Jahre alt. Die Beschwerden wurden dadurch deutlich gemildert (jedenfalls habe ich nicht mehr unter den oben geschilderten Symptomen gelitten), nur eine große Erschöpfung und Müdigkeit, das Gefühl des Ausgelaugtseins breiteten sich aus.

Mit 55 Jahren stellten sich plötzlich stechende Schmerzen in der rechten Brust ein - ich hatte nicht einmal große Sorge oder Angst, dachte vielmehr an eine harmlose Zyste, ging aber sofort zur Untersuchung. Es war ein Brustkrebs, der mich nun zur Ruhe zwang. Ich weiß, dass ich zwar erschüttert war, es auch zuerst nicht glauben wollte. Aber es war auch so etwas wie eine Entlastung in meinem Gefühl, vielleicht, weil nun mein dringendes Bedürfnis, ohne Schuldgefühle zur Ruhe zu kommen, durch die Erkrankung legitimiert schien.

Inzwischen sind gut fünf Jahre vergangen. Operation, Strahlenbehandlung und drei Kuraufenthalte sind mir gut bekommen. Vor allem auch eine sehr wohltuende ärztliche Nachsorge machte und macht mir Hoffnung, dass die Krankheit gut bewältigt wurde. Aber mir ist klar geworden, dass eine medizinische Nachsorge in jedem Fall noch eine sehr persönliche Nachsorge erforderlich macht, die man selbst leisten und verantworten muss.

Ich frage mich in letzter Zeit viel intensiver als jemals zu früherer Zeit, wie es mir gelingen könnte, weder zu sorgenvoll noch zu sorglos mit mir selbst, aber auch mit anderen Menschen umzugehen. Die schwierige Zeit der Wechseljahre liegt nun hinter mir. Nun möchte ich herausfinden, wie ich mehr Sicherheit in mir finden kann, um meine Schwächen, aber auch meine Kräfte und Stärken richtiger einzuschätzen. Diese Frage, diese Aufgabe, die mir mein Leben stellt, will ich ernst nehmen und auch die Fragen anderer Frauen, die sich vor, während oder nach den Wechseljahren auf einer ähnlichen Suche befinden.

5.1.3 Erhöhte Krisenzeit

In *Praktische Psychosomatik* (1981) von Arthur Jores nimmt die Psychosomatik der Gynäkologie nur einen kleinen Raum ein; eine Seite davon wird dem Thema Klimakterium gewidmet, verfasst von Viola Frick-Bruder. Für sie sind Klimakterium und Menopause normale physiologische Vorgänge im Leben der Frau. Die in dieser Zeit erfolgende hormonelle Umstellung muss ihrer Meinung nach nicht notwendig Krankheit bedeuten. Aber die Erwartungshaltung vieler Frauen in Bezug auf Störungen des gesundheitlichen Wohlbefindens ist eher negativ. Noch zwei bis drei Jahre nach der letzten Blutung können Symptome auftreten, die sie als "klimakterisches Syndrom" bezeichnet. Zu den bekannten Hitzewallungen und Schweißausbrüchen zählt sie noch den Schwindel hinzu. Dazu kommen andere Symptome, die jedoch allgemein in Distress-Situationen beobachtet werden können: Kopfschmerzen, Schlaflosigkeit, rasche Erschöpfbarkeit, emotionale Labilität, depressive Verstimmungen, reduzierte Konzentrations- und Leistungsfähigkeit, verminderte Libido. Frick-Bruder weist darauf hin, dass zahlreiche Untersuchungen sich mit der Problematik des Klimakteriums aus endokrinologischer und psychologischer Sicht beschäftigt haben. Ihrer Meinung nach fehlt es aber an Untersuchungen, die nicht nur die psycho-physischen, sondern auch die sozialen Wechselwirkungen der klimakterischen Symptomatik zum Gegenstand haben.

> Eine Wechselwirkung darf aufgrund bisheriger Ergebnisse als gesichert angenommen werden, unklar ist jedoch, welchen Anteil die Veränderungen der hormonellen Funktionsabläufe auf die Sympto- matik haben und in welchem Maße psychosoziale Faktoren eine Rolle spielen, die sich aus der gesellschaftlichen und privaten Situation der alternden Frau ableiten lassen (Frick-Bruder in Jores 1981, S. 327).

Die Behandlung hormoneller Veränderungen durch hormonelle Substitution stellt in erster Linie ein medizinisches Problem dar. Es darf vermutet werden, dass eine Behandlung sich günstig auf andere begleitende Symptome auswirkt. Auf keinen Fall deckt sie jedoch nach Auffassung von Frick-Bruder die psycho-soziale Problematik des Klimakteriums ab.

In einer Gesellschaft, die vor allem das Ideal der Jugend propagiert, bedeutet das Klimakterium für die Frau eine Zeit erhöhter Krisenmöglichkeiten. Der Prozess des Alterns erfordert eine Neuorientierung, der viele Frauen aufgrund ihrer sozialen Verhältnisse und ihrer psychischen Situation nicht gewachsen sind.

Zu den Problemen, die das Entstehen klimakterischer Beschwerden begünstigen, zählt Frick-Bruder: Probleme am Arbeitsplatz, berufliche Über- oder Unterforderung, mangelnde soziale Anerkennung oder Benachteiligung, längere Unterbrechung der Berufstätigkeit, Unausgefülltsein in der Hausfrauenrolle, mangelnde Anerkennung durch Partner und Familie, Abhängigkeit in der Partnerbeziehung, Angst vor Verlust des Partners, Gefühl mangelnder körperlicher Attraktivität, irrtümliche Vorstellungen über Sexualität im Alter, Kontaktschwierigkeiten, Verlassenheitsgefühl, soziale Isolierung, fehlende Zukunftsperspektiven.

Ein therapeutisches Gespräch kann akute Hilfestellung bieten, indem es irrtümliche Vorstellungen über körperliche Veränderungen und ihre psychologische Bedeutung (z.B. Sexualität und Alter) beseitigen hilft. Darüber hinaus kann es ermutigen, bewusster auf die Lebenssituation einzugehen, d.h. eigene Bedürfnisse wahrzunehmen und sie nach Möglichkeit auch zu realisieren. Frick-Bruder weist aber darauf hin, dass die soziale Problematik der alternden Frau in unserer Gesellschaft in einem Gespräch nicht beseitigt werden kann. Hier sind ihrer Meinung nach vor allem die Aufgaben einer prophylaktischen Gynäkologie zu sehen, die die Bewusstwerdung schon bei den jungen Frauen in der Arzt-Patient-Beziehung unterstützt (vgl. Frick-Bruder, *Identität und Differenz der Geschlechter,* in Stäuber et al. 1999, S. 23-38).

Da das Stichwort Hormonsubstitution gefallen ist, soll an dieser Stelle eine Frau zu Wort kommen, die über ihre Erfahrungen damit berichtet.

FALLVIGNETTE 14: Meine Menstruation setzte aus, als ich 39 Jahre alt war. Das war natürlich viel zu früh. Grund dafür kann die kurz zuvor erfolgte Sterilisation sein. Wahrscheinlich waren es aber eher psychische Ursachen. Ich war gerade geschieden, stand kurz vor dem Begabtenabitur und hatte zwei schwierige, pubertierende Söhne. Nach bestandenem Abitur wollte ich ein Lehrerstudium aufnehmen. Aber ich traute mir den Rollenwechsel von einer weiblich eher abhängigen zu einer selbständigen Frau noch kaum zu. Ich hatte wenig Vertrauen in meine Kraft und mein Können, deshalb erforderten die einzelnen Schritte große Anstrengung. Bei partiellen Entlastungen (wie bestandene Prüfungen und Ferienzeiten) setzten vorübergehend wieder leichte Blutungen ein.

Beschwerden, die ich durch das Aussetzen der Menstruation hatte, waren Hitzewallungen und nächtliche Schweißausbrüche. Diese setzten noch recht sanft ein, verstärkten sich aber mit den Jahren. Im persönlichen Bereich entstanden für mich keine Verunsicherungen durch das Ausbleiben der Regel. Ich machte mir kaum Gedanken über die Wechseljahre, dazu war ich zu jung und außerdem viel zu sehr mit der Bewältigung der mir selbst gestellten Aufgaben beschäftigt. Kinder wollte ich ohnehin nicht mehr haben.

Die Beschwerden hielten etwa zehn Jahre an, und ich hielt sie aus. Inzwischen hatte ich das PH-Studium und das Referendariat hinter mir, hatte einen neuen festen Partner und eine Anstellung als Grundschullehrerin.

Beschwerden über anhaltende Müdigkeit veranlassten meinen Arzt, meinen Hormonspiegel zu untersuchen. Da dieser extrem niedrig war, schlug er die Einnahme von Hormonen vor. Erst nach Konsultation zusätzlicher Ärzte und nach Gesprächen mit Freundinnen entschloss ich mich zu diesem Schritt. Ich nahm Presomen compositum 0,6, eine Östrogen-Gestagen-Kombination. Die Hitzewallungen und Schweißausbrüche verschwanden. Als Nebenwirkungen traten zeitweilige Spannungen und Schmerzen in der Brust und depressive Verstimmungen in der verordneten Einnahmepause auf.

Nach wiederum etwa zehn Jahren der Hormoneinnahme reduzierte ich im Einverständnis mit meiner Gynäkologin die Dosis um die Hälfte. Ich nahm nun Presomen compositum 0,3 ein, auch die Art der Einnahme wurde geändert. Die Einnahmepause entfiel, um die Stimmungstiefs zu umgehen, und Östrogen und Gestagen nahm ich nicht mehr wie vorher in Phasen, sondern täglich abwechselnd ein. Die reduzierte Hormonmenge reicht aus für mein Wohlgefühl. Die Schmerzen in der Brust treten kaum mehr auf, und auch die depressiven Verstimmungen haben nachgelassen. Nur sehr selten verspüre ich einen zarten Anflug einer Hitzewallung. Das bedeutet aber auch, dass diese Beschwerden noch auftreten würden, wenn ich jetzt mit 64 Jahren die Hormoneinnahme ganz einstellen würde. Außerdem riet mir die Ärztin, dass ich nicht damit aufhören solle, da sonst die Gefahr einer Osteoporose bestünde.

Ich bin seit einigen Jahren pensioniert, genieße es, nicht mehr dem Schulstress ausgeliefert zu sein, fühle mich nicht alt und auch noch als Frau anerkannt.

Wie krisenhaft und schockartig der Eintritt ins Klimakterium verlaufen kann, erhellt der Bericht einer 47-jährigen Frau (verheiratet, eine Tochter), die als Sozialarbeiterin beschäftigt ist:

FALLVIGNETTE 15: Über die Wechseljahre habe ich mir, bevor sie bei mir vorschnell eintraten, nicht viel Gedanken gemacht. Meine Mutter, die vermutlich schon im Klimakterium war, als ich noch ein Kind war (sie war bei meiner Geburt 45 Jahre alt), klagte öfter über aufsteigende Hitze. Das war lange Zeit das einzige Anzeichen, das ich mit den Wechseljahren verband. Während meines Studiums (ich war 31 J. alt) beschäftigte ich mich in meiner Diplomarbeit mit der "Frau in der Lebensmitte", die aber mit 35 bis 40 Jahren noch nicht das Klimakterium erreicht hat. Damals erschien mir dieses Thema noch in weiter Ferne, zumal ich gerade Mutter geworden war.

Mit 42 Jahren hatte ich meine Menstruation, die über all die Jahre pünktlich alle vier Wochen einsetzte, plötzlich unregelmäßig. Meine Frauenärztin riet mir, eventuell Hormone zu nehmen, da ich für die Wechseljahre noch zu jung sei. Mit 43 Jahren wurde aufgrund einer Vorsorgeuntersuchung für mich völlig überraschend ein Gebärmutter-Tumor festgestellt. Diese mich sehr aufrüttelnde Tatsache und die damit verbundene Operation (Entfernung der Gebärmutter und der Eierstöcke) konfrontierten mich schlagartig damit, zumindest körperlich in den Wechseljahren zu sein bzw. in gewisser Weise schon in der Zeit danach, was z.B. das Ausbleiben der Menstruation von einem Tag auf den anderen betraf. Durch das Auseinandersetzen mit der Krankheit Krebs und allen damit verbundenen Ängsten, an erster Stelle der vor dem Tod, rückten die Begleiterscheinungen für mich wohl zunächst in den Hintergrund. Ich war froh und erleichtert darüber, nach der Operation zu erfahren, dass der Tumor offensichtlich völlig entfernt werden konnte (die um die Gebärmutter herum entfernten 21 Lymphknoten und die Eierstöcke waren alle tumorfrei) und weder Bestrahlungen noch Chemotherapie notwendig waren. Der operierende Arzt riet mir "von einer hormonellen Substitution ... solange die Patientin keine Hormonmangelsymptome entwickelt" zunächst ab.

Die Operation ist nun über zwei Jahre her. Ich nehme ganz bewusst noch immer keine Hormone. Ca. ein halbes Jahr nach der Operation stellte ich während der Sexualität eine Scheidentrockenheit fest, die sich bis heute noch verstärkt hat. Dies empfinde ich als etwas belastend, zumal ich die Sexualität mit meinem Partner meistens als lustvoll empfand und heute, bei vorsichtigem Versuch, fast immer Schmerzen habe. Zum Glück ist mein Partner sehr verständnisvoll und einfühlsam, und wir sind zu anderen Sexualpraktiken übergegangen. Gelegentlich, wenn ich sehr entspannt bin und viel Nähe zu ihm spüre, kommt es dann doch zur - auch von mir wieder als lustvoll empfundenen - Sexualität. Manchmal ist auch eine von meiner Ärztin empfohlene Gleitcreme hilfreich. Insgesamt beobachte ich, dass mein Wunsch nach Sexualität nach wie vor da ist - allerdings in zeitlich etwas größeren Abständen. Wenn es dann aber dazu kommt, erlebe ich sie meist als sehr schön und intensiv.

Weitere Anzeichen der Wechseljahre sind für mich gelegentliche leichte Hitzewallungen, die ich aber als kaum störend empfinde. Auch merke ich, dass ich sehr viel schneller erschöpft bin als früher. Ich merke das besonders bei der Hausarbeit (z.B. Wäsche aufhängen, bügeln) oder nach den Einkäufen und spüre das dringende Bedürfnis, mich hinzulegen. Diesem Gefühl gebe ich nach Möglichkeit nach und bin ca. nach einer halben Stunde wieder ausgeruht. Mein Schlaf ist überwiegend gut, obwohl ich nicht mehr wie früher bis zum Morgen durchschlafe, sondern schon in den sehr frühen Morgenstunden ein- oder mehrmals wach werde und manchmal nicht wieder einschlafen kann.

Bezüglich der ausbleibenden Regel spüre ich ab und zu, besonders wenn meine 16-jährige Tochter ihre Blutungen hat, eine leichte Wehmut, als wenn mir der über die vielen Jahre vertraute Zyklus doch fehlt. Ich glaube, es ist für mich die eingreifendste Veränderung, eben auch, weil es so übergangslos und relativ früh passierte.

Ab und zu, wenn ich in den Spiegel schaue, nehme ich mein Älterwerden auch äußerlich wahr, was mich etwas erschreckt, womit ich mich aber meistens recht schnell wieder versöhne. Ich denke, dass ein bewusstes Erleben der Wechseljahre und des Älterwerdens eine Chance bietet, die Selbstverwirklichung noch stärker ins Auge zu fassen. Hierbei merke ich, dass selbst die hinter mir liegende Krebserkrankung auch positiv zu sehen ist. Ich versuche seitdem, noch ernsthafter mich selbst kennen zu lernen und mein Leben bewusster und vor allem entspannter zu leben.

5.1.4 Psychotische Entgleisungen

In dem Aufsatz *Psychosen im Klimakterium* (1986) betont Stavros Mentzos, dass die Lebensphase des Klimakteriums keineswegs zwangsläufig zu einer Krise, geschweige denn zu einer psychischen Erkrankung führt. Für viele Frauen stehen im Gegenteil die positiven Aspekte dieser Lebensphase im Vordergrund. Dennoch ist die psychologische Krise mit ihren ersten Anzeichen des Alterungsprozesses nicht leicht zu meistern und geht mit realen oder vermeintlichen Einbußen und Verlusten einher, die Trauerarbeit und die Leistung einer Neuanpassung notwendig machen. Diese Herausforderung kann auch zu einer regelrechten narzisstischen Krise und dadurch unter Umständen zu reaktiven, neurotischen und schließlich auch psychotischen Störungen führen. Mentzos zeigt drei Typen von Psychosen auf, die ca. drei bis sieben Jahre nach der eigentlichen Menopause klinisch manifest werden können: die depressive Form, die paranoide Form und die gemischte Form der Psychose.

Die depressive Form weist neben der Depressivität die besondere und charakteristische zusätzliche Symptomatik der ängstlichen Agitiertheit, einer Tendenz zum Jammern, die hypochondrische Beschäftigung mit den eigenen Körperfunktionen, das unaufhörliche Klagen über das Unglück, die eigene Wertlosigkeit und Schuldhaftigkeit, schließlich die ungewöhnlich starke Suizidalität und Nihilismus auf: Die paranoide Form mit deutlichem Misstrauen, Feindseligkeit, Verfolgungs- und Beziehungsideen; die gemischte Form mit Depressivität, ausgeprägter Agitiertheit und gleichzeitig paranoider Symptomatik (Mentzos 1986, S. 732). Schlafstörungen, Appetit- und Gewichtsabnahme finden sich bei allen drei Formen.

Mentzos macht darauf aufmerksam, dass dem eigentlichen Ausbruch der akuten Psychose regelmäßig eine etwas längere, Wochen oder Monate dauernde prodromale Periode vorausgeht. Meistens kommt es dann auf einen äußeren Anlass hin zum vollen Ausbruch der psychotischen Symptomatik. Die Prodrome bestehen in Ängstlichkeit, Schlafstörungen, Gefühlen innerer Spannung, leichter Ermüdbarkeit, Verlust von libidinösen Wünschen und Appetit. Hinzu kommen hypochondrisch gefärbte Befürchtungen über die eigene Gesundheit, über den Stuhlgang und über die oft auftretenden Spannungskopfschmerzen.

Ob es zu einem Ausbruch kommt oder nicht, hängt von inneren und äußeren Faktoren ab: Kohäsion des Selbst, gute Objektkonstanz, stabile Selbst- und Objektrepräsentanzen, Vorliegen von "guten", d.h. Sicherheit, Hoffnung und positive Bestätigung bietenden, internalisierten Objekten. Das sind einige der wichtigsten inneren Voraussetzungen, um eine psychotische Entgleisung auch bei extrem ungünstigen äußeren Bedingungen zu vermeiden.

Im Klimakterium gibt es mehr als sonst auf der Hand liegende Konflikte und Belastungen, die zu einer psychotischen Entgleisung beitragen können. Nach Mentzos ist eine Psychotherapie bei psychotischen Störungen im Klimakterium angezeigt. Insbesondere das einfühlsame, aber gleichzeitig offene und mutige Ansprechen der Ängste und des seelischen Schmerzes in der prodromalen Phase kann hilfreich und stützend sein. Der Patientin wird dadurch der langsame Beginn einer Auseinandersetzung ermöglicht.

5.1.5 Nicht gelebtes Leben

Auch in dem Lehrbuch *Psychosomatische Medizin* (1992) von Bräutigam/Christian/von Rad ist die "Psychosomatik der Frauenheilkunde" auf wenige Seiten beschränkt, eine Seite davon handelt von Menarche und Klimakterium der Frau. Die Autoren weisen auf den Ambivalenzkonflikt hin, der mit der Einstellung zur Weiblichkeit verbunden sein kann. Sowohl das Eintreten der Menstruation wie auch ihr Ende werden von den Frauen häufig ambivalent erlebt. Der Beginn der Periode konfrontiert mit der Last der Weiblichkeit und der Tatsache einer monatlich eintretenden Behinderung und Beeinträchtigung, ist aber zugleich auch Hinweis auf eine Reifung und die volle Funktionsfähigkeit als Frau und Mutter. Das Ende der Periode entlastet vom monatlichen "Unwohlsein", ist aber auch das (biologische) Zeichen für den Verlust der Fortpflanzungsfähigkeit und den Eintritt in ein neues Lebensalter. Wie die Menopause erlebt wird, hängt aber nicht nur von der einzelnen Frau ab, sondern ebenso von der Interaktion mit den männlichen Partnern und davon, welche Bewertung diese Veränderung erfährt.

Zweifellos, so betonen die Autoren, haben hormonelle Faktoren der Umstellung im Klimakterium eine gewisse Eigenwirkung. Sie sind ihrer Meinung nach aber nicht wegzudenken von der subjektiven Bedeutung von Weiblichkeit und von der Frage,

> ob das bisherige Leben als Sexualpartner, Frau und Mutter erfüllt war, wie groß *das Gewicht des nichtgelebten und nichterfüllten Daseins* ist (Bräutigam et al. 1992, S. 333).

Zu den psychosomatischen Beschwerden zählen die Autoren: Gewichtsabnahme oder -Zunahme, vasomotorische Labilität mit Hitzewallungen, Verstimmungen, Ängstlichkeit, Reizbarkeit, Antriebshemmungen wie auch abnorme Triebhaftigkeit. Diese psychischen Symptome lassen sich nach ihrer Auffassung kaum allein auf die hormonale Dysregulation und Umstellung zurückführen. Auch die sogenannte sexuelle Torschlusspanik ist nicht einfach Folge einer hormonellen Veränderung; sie hat weit eher den Stellenwert einer Bilanzierung des bisherigen Lebens für die Frau.

Für das Erleben der Menopause entscheidend ist nach Auffassung der Autoren die Einstellung zur Menstruation und Weiblichkeit. Eine in der Kindheit deformierte Einstellung muss zumindest durch gelungene Partnerbeziehungen und befriedigende Erfüllung in der weiblichen Rolle abgelöst worden sein, soll sie sich hier nicht mehr negativ auswirken (ebd., S. 334).

Eine selbständige Krankheitseinheit "klimakterische Depression" oder "Involutionsdepression" wird heute übereinstimmend abgelehnt. Eine solche Etikettierung deckt neurotische Persönlichkeitszüge und psychosoziale Zusammenhänge zu. Nach Bräutigam et al. treten in der mit dem Klimakterium für die Frau deutlich beginnenden zweiten Lebenshälfte und den allgemeinen körperlichen involutiven Zuständen gedrückte Befindlichkeiten, Verstimmungszustände und auch deutliche depressive Reaktionen häufiger auf als in den früheren Lebensphasen. Nach Auffassung der Autoren gibt es dazu für den einigermaßen empfindsamen Menschen genügend innere und äußere Anlässe.

Ist das Gefühl der Weiblichkeit nicht gefestigt, ist die Verunsicherung einer Frau ungleich höher. Entsprechend sucht sie Hilfe und Halt in ihrer Umwelt. Nicht nur, dass diese Suche oftmals einer Odyssee gleicht, die Informationen sind oft widersprüchlich, so dass die Rat- und Hilflosigkeit eher zunimmt. Eine Frau (52 J. alt, verheiratet, drei erwachsene Kinder) bringt dies deutlich zum Ausdruck. Neben Haushalt und Kindererziehung hat sie über Jahre das Ingenieur-Büro ihres Mannes geführt.

> FALLVIGNETTE 16: Schon bevor sich die Unregelmäßigkeit der Periode bemerkbar machte, hatte ich eine längere Phase der Müdigkeit, Mattigkeit und Kraftlosigkeit zu überwinden. Ich dachte, dass ich unter starken Kreislaufbeschwerden litt. Meine Gynäkologin sagte mir dann, dass es die Anfänge der Wechseljahre seien und empfahl mir, viel spazieren zu gehen. Bei einem späteren Besuch gab sie mir ein Buch über Hormone mit. Darin wurden besonders die Vorteile einer Hormonbehandlung in den Wechseljahren geschildert. Ich kaufte mir dann selbst Bücher. Zu der Zeit erkrankte mein Mann schwer (Herzinfarkt), so dass ich keine Zeit zum Lesen fand und das Buch erst einmal ins Regal stellte. Aber ich wurde aufmerksamer. Bei Gesprächen mit Frauen und Freundinnen horchte ich auf, wenn es um das Thema Wechseljahre ging. Hormone hin, Hormone her - ich war mir nicht schlüssig, beobachtete meinen Körper und registrierte meine Unpässlichkeiten.
>
> Schwankungen im Zyklus stellten sich ein, auch leichte Depressionen und eine Gewichtszunahme machten sich bemerkbar. Die Ärztin verordnete mir Johanniskraut-Tabletten. Zwei, drei Jahre ging es auf und ab. Die Abstände zwischen den einzelnen Zyklen wurden größer, der Leib dicker, so dass ich froh war, wenn die Periode sich wieder einstellte und eine Erleichterung da war. Es war auch eine Zeit der Unsicherheit bezüglich der Schwangerschaftsverhütung.
>
> Nachdem ich mich weiter über die Wechseljahre informiert hatte, wollte ich versuchen, ohne Hormone durch diese Zeit zu kommen. Ich suchte mir eine neue Ärztin und hoffte, dass sie mich darin unterstützen würde. Das tat sie auch teilweise, aber sie gab mir dennoch vorsichtshalber Hormontabletten mit. Dann ließ ich mir einen Termin beim "Feministischen Frauenzentrum" geben, die mich dann darin bestärkten, ohne Hormoneinnahme die Wechseljahre durchzustehen.

Es folgten Phasen der Niedergeschlagenheit, Schweißausbrüche, mal Kopf- und Rückenschmerzen, Scheidenausfluss, Schmierblutung etc. Von meiner Ärztin hörte ich nur: Nehmen Sie Ihre Hormone und alle Begleiterscheinungen sind verschwunden. Bei der nächsten Routineuntersuchung sprach ich nicht mehr über die Begleiterscheinungen.

Durch Zufall hörte ich von einem Seminar über Wechseljahre und nahm daran teil. Viele der Frauen äußerten den Wunsch und wollten auch den Versuch machen, keine Hormone zu nehmen. Da wusste ich, dass ich auf dem richtigen Weg war. Ich habe mich durch meine Ärztin nicht unterstützt gefühlt. Es war mir nicht klar, woher andere Frauen diese Unterstützung bekamen. Ich versuchte, mit meinem Mann darüber zu sprechen. Leider musste ich feststellen, dass das keine gute Idee war und mir überhaupt keine Unterstützung und Bestätigung einbrachte.

Nach wie vor ist das körperliche Wohlempfinden bei mir ein Auf und Ab. Nach einer kleinen Ruhepause muss die nächste Hürde genommen werden. Es fällt mir nicht immer leicht, alles mit Gelassenheit zu nehmen. Als nächstes musste ich mich wieder mit Ernährung befassen. Ich bekam das Gefühl, schon beim Anblick von Nahrung zuzunehmen. Durch Sport, Bewegung und Änderung der Ernährungsweise geht es einigermaßen. Ich fühle mich nicht wohl und bin leicht deprimiert, wenn ich so viel Übergewicht habe. Im Augenblick beschäftigen mich Ohrgeräusche, die immer in den Ruhepausen auftreten. Ich bin oft sehr unschlüssig, ob ich die Anzeichen übergehen oder lieber den Rat des Arztes einholen sollte.

Die Wechseljahre sind noch nicht vorbei, denn die Periode bekomme ich noch zwei bis drei Mal im Jahr. Erfreulich ist natürlich, dass sie über längere Zeit ausbleibt. Zuerst hatte ich ein ungutes, abwehrendes Gefühl bei dem Gedanken, mich mit dieser neuen Lebensphase auseinandersetzen zu müssen. Ich fühle mich aber jetzt freier in der Sexualität und kann sie auch mehr genießen. Jetzt, in der Phase des Wechsels, ist die Sexualität sehr unterschiedlich, mal ist ein nur schwaches, dann wieder ein sehr starkes Verlangen nach Vereinigung da. Aber alles braucht mehr Einfühlungsvermögen und Zeit als früher.

Unpässlichkeiten und Probleme der Wechseljahre versuche ich jetzt eher mit Freundinnen zu besprechen. Der Familie - Partner mit eingeschlossen - möchte ich mich nicht so gerne offenbaren. Ich selber versuche auf meine körperliche und geistige Gesundheit zu achten, sei es Ernährung, Sport, Schlaf, und freue mich, wenn ich einigermaßen gut die Wechseljahre durchstehe.

5.2 Gegenwärtige Diskussion

5.2.1 Die Unfähigkeit zu trauern

In dem 1999 erschienenen Lehrbuch *Psychosomatische Geburtshilfe und Gynäkologie,* herausgegeben von M. Stäuber, H. Kentenich und D. Richter, wird auch dem Thema Klimakterium Rechnung getragen. B. Fervers-Schorre betont in diesem Band die Notwendigkeit einer integrierten, d.h. in das Fach aufgenommenen und nicht an Sonderlehrstühle ausgelagerten Psychosomatik gerade für das Fach Gynäkologie.

Eindrücklicher als beim Mann sind bei der Frau die Entwicklungsphasen stets mit nicht nur erheblichen seelischen, sondern eben auch körperlichen Veränderungen verbunden. Das bedeutet, dass der Frau die untrennbare Einheit von Körper und Seele während ihres gesamten Lebenszyklusses "wesentlich vertrauter und erlebnisnäher ist als dem Mann".

Jeder der Entwicklungsschritte bedeutet deshalb aber für die Frau immer auch eine erhebliche Anforderung an ihre Integrationsfähigkeit und damit eine Krise, die gelöst und zur Reifung führen oder aber in der Krisenhaftigkeit verbleiben und zu Krankheitssymptomen führen kann (Stäuber et al. 1999, S. 633).

Entscheidend ist das Selbstwertgefühl der Frau und ihre Einstellung zu ihrer Weiblichkeit, wie sie den notwendig krisenhaften Verlauf ihres biopsychosozialen Lebens verkraftet.

Wie immer die Frau zu ihrer eigenen Weiblichkeit eingestellt ist, muss sie sich doch mit dem zentralen Thema des Abschieds und der Trennung auseinandersetzen. Trennung und Abschied bedeuten Kränkung, die Enttäuschung und Wut hervorruft. Eine angemessene Reaktion auf Trennung und Abschied ist Trauer, d.h. eine Traurigkeit, die akzeptiert, verarbeitet und überwunden werden kann. In dem vorliegenden Text ist die Hauptthese, dass vielen Frauen eine angemessene Trauerreaktion misslingt. Es werden drei Formen der misslungenen bzw. abgewehrten Trauerreaktion auf den Verlust, der mit dem Altern verbunden ist, namhaft gemacht. Es sind dies: das Ungeschehenmachen, die Verleugnung und die Depression (ebd., 8. 636).

In dem Versuch, den Verlust ungeschehen zu machen, finden sich diejenigen Frauen, die sich strengen Diäten und härtesten Trainingsprogrammen unterwerfen. Sie scheuen auch kein Operationsrisiko, um den Verlust jugendlichen Aussehens ungeschehen zu machen. Diese risikoreichen und anstrengenden Strategien sind ganz offensichtlich auf eine geringe Selbstachtung und große Abhängigkeit von der Anerkennung und Wertschätzung anderer Menschen zurückzuführen.

Eine andere Gruppe von Frauen leugnet den Verlust und sieht in diesem Lebensabschnitt eher einen Gewinn. Sie sehen das Klimakterium nicht als

Krankheit mit behandlungsbedürftigen Symptomen. Hitzewallungen, Schweißausbrüche und Herzrasen werden positiv bewertet. Hier wird nicht der Versuch einer körperlichen, sondern einer intellektuellen Anstrengung gemacht, um die Trauer über den Abschied zu verbergen.

Bei einer dritten Gruppe von Frauen wird die Trauer zwar erlebt, aber in ihrer pathologischen Form der Depression. In der Trauer kommt es zu einer vorübergehenden Einschränkung von Aktivität und Leistung als eine sinnvolle Reaktion der Kräfteersparnis, um die durch den Verlust notwendige "innere Reorganisation" zu ermöglichen. Depression hingegen hat keinen angemessenen Sinn und führt eher zu einem leidvollen, den Konflikt verschärfenden Teufelskreis. Jeder Verlust bedeutet auch Kränkung und ruft damit immer auch Gefühle von Enttäuschung, Aggressivität und Wut hervor. Depressive Menschen haben große Angst vor aggressiven Regungen, und dies ist bei Frauen besonders ausgeprägt. Die aggressiven Regungen werden im Erleben abgespalten und nach innen, gegen das eigene Selbst gerichtet. Dies äußert sich in Selbstanklagen und Nahrungsverweigerungen bis hin zum Suizid (ebd., S. 637).

Festhalten, Verleugnen und Ungeschehenmachen sind zerstörerische Versuche, mit dem Älterwerden fertig zu werden. Ängste und Verluste, die in diesem Lebensabschnitt eine große Rolle spielen, müssen betrachtet, angegangen und bewältigt werden. Nur auf diese Weise kann das Klimakterium zu einem wirklichen Reifungsprozess werden.

> Mir scheint das realitätsangemessene Akzeptieren des Verlustes und seine trauernde Verarbeitung eine unabdingbare Voraussetzung für den Aufbruch zu neuen Ufern und den Gewinn "neuer Fruchtbarkeit" (ebd., 8. 638).

Die Abwehr einer bewussten Auseinandersetzung ist allgemein verbreitet und zumeist eine Mischung aus Verdrängung, Vorurteil, irrtümlichen und tradierten Auffassungen.

Eine Frau, 57 J, alt, geschieden, ein Sohn, in einer neuen Beziehung lebend, berichtet:

> FALLVIGNETTE 17: Meine Mutter sprach nie über die Wechseljahre, und ich bemerkte auch keine Symptome, vielleicht war ich zu jung, um sie mitzubekommen. Allerdings war sie, die ihr Leben lang Hausfrau war, bis auf eine Schilddrüsenoperation kaum krank. Im Alter litt sie die letzten zwei Jahre an Speiseröhrenkrebs und verstarb an ihrem 80. Geburtstag. Meine zehn und zwölf Jahre älteren Schwestern hatten zwar allerlei Symptome und Krankheiten, diese wurden aber nie mit den Wechseljahren in Verbindung gebracht. Auch meine Schwägerin bzw. meine Schwiegermutter äußerten diesbezüglich nie Beschwerden oder

Erfahrungen. Nur von einer Tante wurde immer mitleidsvoll gesprochen, weil sie wegen ihrer Wechseljahrsbeschwerden nicht an den Familientreffen teilnehmen konnte.

Vor etwa zehn Jahren berichtete eine Freundin, dass sie unter Schlafstörungen und Schwitzanfällen sehr zu leiden hätte. Ich nahm das auf, brachte es aber nicht mit mir in Verbindung. Ich stimmte eher der Vorstellung meines Partners zu, wenn er ab und zu äußerte, manche Frauen würden alles auf die Wechseljahre schieben und zu viel Brimborium darum machen.

Meine Vorstellung war, dass mich das nicht so betreffen würde. Sicher war das auch dadurch bestärkt, dass ich eigentlich wenig Menstruationsbeschwerden kannte und eine Schwangerschaft und Geburt gut erlebt hatte - bis im Alter von 44 Jahren eine Unterleibsoperation durchgeführt werden musste. Dabei wurden die Gebärmutter und ein Eierstock - zum Glück gutartig - entfernt. Von daher dachte ich, dass ich von Wechseljahrsbeschwerden nicht weiter tangiert werden würde. Dass ich mich von der Operation erst sehr allmählich erholte, führte ich eher darauf zurück, dass ich zu diesem Zeitpunkt die Abschlussprüfungen in einem Studium absolviert hatte und dem Stress eines Berufswechsels unterlag. Die in den folgenden Jahren auftretenden Konzentrations- und Schlafstörungen, depressiven Verstimmungen und eine eingeschränkte körperliche Leistungsfähigkeit brachte ich immer wieder mit meiner allgemeinen Lebenssituation in Zusammenhang: Stress durch neue Anforderungen, Umbau einer neuen Wohnung, Einstieg des Partners in einen neuen Beruf, existentielle Unsicherheiten usw.

Da ich die Einstellung meines Partners dazu kannte, sie mir ja auch selbst irgendwie gelegen kam, geriet ich aber mit meiner Befindlichkeit in Konflikt. Wie es zulassen, mich zu schonen, kürzer zu treten und gleichzeitig eine tüchtige Partnerin bleiben? Da ich diese Punkte auch nicht adäquat ansprechen konnte, fühlte ich mich besonders im Stich gelassen, als nach 26 Jahren Ehe nun eine Trennung vollzogen wurde. Jetzt fühlte ich mich völlig aus der Bahn geworfen und stand vor der Aufgabe, das alles zu verkraften und mich beruflich erneut zu engagieren. Das gelang mir in kleinen Schritten, aber die Beachtung der Symptome bzw. eine Rücksichtnahme stellte ich wieder hinten an. Obwohl mir jemand, der selbst von der Thematik betroffen war, immer wieder einmal Hinweise gab, mich damit zu beschäftigen, reichte dies nur soweit, dass ich mir die Bücher zwar besorgte, aber sie im Regal vergaß.

Eigentlich spüre ich nach wie vor Widerstand gegen diese Thematik und möchte um eine Auseinandersetzung herumkommen. Da ich während der letzten Wochen ab und zu Schwitzanfälle deutlicher wahrnehme und mir die Konzentrationsstörungen fast Angst machen, ich aber ansonsten mein Leben wieder ein bisschen besser geordnet erlebe, sehe ich günstige Voraussetzungen dafür, mich auf diesem Gebiet ernster zu nehmen und mich mit der Thematik zu beschäftigen.

Ein weiteres Beispiel ist die Schilderung einer 49-jährigen Frau, Lehrerin, verheiratet. Sie gibt eine Auffassung wieder, die vielen Frauen vertraut sein dürfte.

FALLVIGNETTE 18: Wechseljahre ... das geht mich eigentlich nichts an. Ich habe große innere Widerstände, mich in die Reihe schwitzender und klagender Frauen einzuordnen. Ich, wenn möglich, nicht! Es ist die gleiche Haltung, mit der ich in die Pubertät ging: Menstruation? Ach du liebe Güte, wann ist denn das wieder vorbei? Haltung! Sich bloß nicht davon beeinträchtigen lassen. Das Leben, Sport, Spiel sollen ungehindert weitergehen. Meine Mutter hat mich darin allerdings sehr positiv unterstützt. Niemals hatte ich körperliche Beschwerden.

Meine Schwestern haben die Wechseljahre schon hinter sich. Die eine eher männlich und tüchtig im Beruf, die andere auch tüchtig, aber schwächer, weiblicher. Beide haben sehr geschwitzt. Die erste hat weniger gelitten, die zweite mehr, sie nimmt Hormone. Wahrscheinlich werden auch meine Wechseljahre nicht ganz ohne abgehen. Ich habe mir also ein Buch gekauft und mich informiert, damit ich nicht völlig überrascht bin. Es entspricht auch meinem Anspruch, sich vorzubereiten. So schamlos verdrängen, das gehört sich nicht, ist auch unerwachsen.

Noch bin ich nicht richtig in den Wechseljahren, hin und wieder setzt die Blutung schon mal aus. Das macht mir eigentlich weniger Sorgen. Was ich allerdings bei mir und anderen mit Skepsis oder mit vorsichtiger, vielleicht auch ängstlicher Neugierde beobachte, sind die Veränderungen des Körpers: die Alterungserscheinungen. Seit ein paar Jahren habe ich dünnere Haare, die Haut knittert wie Pergament und bestimmte Muskelpartien werden schlaffer. Schon merkwürdig, wie sich das zukünftige Ende bereits andeutet, sichtbar wird. Wechseljahre als Abschluss des Frauendaseins, der Fruchtbarkeit? Ich betrachte sie mehr unter dem Aspekt einer größeren Freiheit. Ich will sie hinter mir haben, dann werden vielleicht auch meine Myome kleiner, das ist, was mich am meisten daran interessiert. Auch hört man, dass man sich nach der hormonellen Umstellung wieder kräftiger und tüchtiger fühlt. Ich beobachte, dass ich in manchen Zeiten des Zyklus über mehr Kraft verfüge. Dies scheint mir wie ein heller Ausblick: So ist das dann vielleicht immer. Das passt außerdem auch mehr in mein charakterliches Konzept.

Was mir mehr zu schaffen macht und was nur indirekt mit den Wechseljahren zu tun hat und auch die Männer betrifft, ist die Abnahme der Kraft, dass das Ausleben der Tüchtigkeit eingeschränkt wird. Wert, Selbstwert ohne Tüchtigkeit, ohne Zupacken, wie geht das? Es ist diese innere Umstrukturierung, die der Körper erzwingt, die auch notwendig ist, wenn man Introversion lernen will. Ich habe eine Gangart gelernt, die jetzt eine umfängliche Umorientierung erfordert. Aktivität nach außen - das läuft nicht mehr uneingeschränkt, auch nicht, wenn man die Kräfte im Fitness-Studio zu retten versucht, was einerseits sinnvoll, andererseits aber auch Teil der alten Orientierung ist.

Es ist die Suche nach neuen Werten, die Orientierung und Sinn vermittelt. Wo ist das Eigene? Wie kann das aussehen? Wird es gelingen in der Zeit, die einem noch verbleibt, mit sich selbst irgendwie identisch zu werden? Man ist wacklig in dieser Zeit. Anderen, hört man, geht es ähnlich. Das tröstet, löst aber nicht das Problem. Die körperlichen Zipperlein bekommen Gewicht. Man muss sich mehr kümmern. Die Grenze zwischen Kümmern und in den Leib hineinfallen empfinde ich als eine ungeheure Gratwanderung. Die Versuchung ist groß, dem Körper nachzugeben. Das würde sich aber bald übel rächen mit allen möglichen neurotischen Malaisen, das Leben würde langfristig unerträglich. Es gibt nur einen Weg, der vielleicht Erfolg verspricht: Geradezu - zur Not auch mit Haken und Kurven aber durch, auch mit Angst und Bangen. Ohne genau zu wissen, wo man landen wird.

Wenn in diese ohnehin schwierige Lebenssituation die Wechseljahre "hineinbrechen", vielleicht Schwierigkeiten bringen, dann wird es mit der Gratwanderung problematisch. Ob ich die dann halten kann? Das ist, was ich an den Wechseljahren fürchte: die Übermacht des Körpers. Es steht doch seelisch so Wichtiges an. Das fürchte ich, dass die Wechseljahre einen in einer ohnehin wackligen Zeit treffen, einen dann noch zusätzlich belasten z.B. durch hormonelle Stimmungsschwankungen, durch Schlafstörungen etc. Mich rettet bei dieser Aussicht der Gedanke, dass gerade die Problematik der Wechseljahre eine Umorientierung noch unausweichlicher werden lässt. Sie ist ein Zwang sich zu stellen, insofern auch als etwas Positives zu bejahen. Man liest, dass Frauen sich nach den Wechseljahren besser fühlen, anders in der Welt stehen und ihr Leben als zweite Chance erleben. Ich hoffe, dass es so sein wird. Allerdings glaube ich nicht, dass dieses Ergebnis nur durch reines Zuwarten, durch das Über-sich-ergehen-Lassen der Wechseljahre erreicht wird, sondern dass es letztendlich wohl doch Folge einer mehr oder minder bewussten Auseinandersetzung mit dem eigenen Leben, den eigenen Zielen zu tun hat.

5.2.2 Die Identitätskrise

In dem Lehrbuch *Psychosomatische Grundversorgung in der Gynäkologie* von M. Neises/S. Ditz, das im Jahr 2000 erschien, wird dem Thema Klimakterium ausreichend Raum geboten und ein Überblick über den derzeitigen Stand der psychosomatisch orientierten Forschung geliefert. Ganz eindeutig wird die Auffassung des Klimakteriums als eine Erkrankung abgelehnt. Stattdessen wird von einer entwicklungspsychologisch bedeutsamen Phase gesprochen, die durch Identitätskrise und Neuorganisation gekennzeichnet ist. Die mittleren Jahre stellen eine Phase einschneidender Veränderungen in vielen Lebenszusammenhängen dar, die eine Veränderung und Neubewertung von Rollen notwendig machen. Im Rahmen dieser Veränderungen kann es zu einer Erschütterung der körperlichen, psychischen und sozialen Identität kommen. In einer Übergangsphase ist die Frau gefordert, ihr bisheriges Selbstverständnis in Frage zu stellen und zu einer Neudefinition ihrer selbst zu kommen.

Nach Auffassung von S. Ditz kann das Klimakterium für Frauen sehr unterschiedlich verlaufen. Als Orientierung gilt für die westlichen Industrieländer, dass etwa ein Drittel der Frauen keine Symptome aufweist, ein weiteres Drittel erfährt leichte bis mittelschwere Symptome, für etwa ein Drittel allerdings bedeuten die Wechseljahre eine Zeit gravierender körperlicher und/oder psychischer Beschwerden. Das Auftreten von Depressionen ist nicht höher im Klimakterium als in anderen Lebensabschnitten (Neises/Ditz 2000, S. 123).

Zu den beeinflussenden Faktoren für das Auftreten und die Ausprägung von Beschwerden zählen sie: hormonelle Faktoren, Persönlichkeit (Geschlechtsrollen-Orientierung, Selbstwertregulation, Reifegrad), Erwerbstätigkeit (Stellung in der Hierarchie), familiäre Orientierung, sozioökonomischer Status, Bildungsniveau, Gesundheitsverhalten, Einstellung zur Menopause, Kulturkreis.

Frauen, die ihre Individuation erreicht und differenziert haben, d.h. selbständig, aktiv, interessiert, sexuell erlebnisfähig und kreativ sind, bleiben dies meist auch in der zweiten Lebenshälfte. Sie haben kaum Symptome. Erfolgreiches Bewältigen der Anforderungen des Klimakteriums steht und fällt mit einem guten Selbstvertrauen. Frauen, die ein traditionell weibliches Rollenverhalten leben, leiden stärker unter Beschwerden des Klimakteriums als selbstbewusste Frauen, die mehr männlich-instrumentelle Eigenschaften verkörpern. Hierunter werden die Frauen gefasst, die weder von der Gunst ihres Partners noch die der Kinder abhängig sind und deren Selbstbild von eigenen Tätigkeiten und eigenen Problemlösungen bestimmt ist. Auch Frauen, die erwerbstätig sind, kommen mit den Beschwerden des Klimakteriums besser zurecht als die Gruppe der Hausfrauen. Auch Bildungsniveau, Schichtzugehörigkeit, Gesundheitsverhalten und die Einstellung zur Menopause scheinen sich begünstigend auszuwirken. Transkulturelle Unterschiede in der Art der Beschwerden bzw. Ausprägungsgrad wurde in Kulturen festgestellt, in denen sich der gesellschaftliche Status von Frauen mit zunehmendem Alter erhöht (Indien, Japan, China). Am meisten leiden Frauen in Übergangskulturen (z.B. Gastarbeiterinnen, Heimatvertriebene).

Auf der physiologischen Ebene spricht die Autorin von einem Östrogenmangel aufgrund der sistierenden Ovarialfunktion und dem damit zusammenhängenden Ungleichgewicht des hormonellen Regelkreises zwischen den Hormonen aus dem Hypothalamus, der Hypophyse und den Ovarien. Bei länger andauerndem Östrogenmangel kann es zu zahlreichen pathophysiologischen Veränderungen der Haut- und Schleimhäute, des Urogenitaltraktes, des Skeletts, des Herz-Kreislauf-Systems und des Zentralnervensystems kommen (ebd., S. 125).

Auf der psychologischen Ebene wird als Erklärungsmodell für psychosomatische Symptome im Klimakterium das "Konzept des Verlustes" und das „psychodynamische Modell der persönlichen Lebenslerngeschichte" herangezogen.

Die vielfältigen, weiter oben bereits ausgeführten Verlusterlebnisse bedrohen das Identitätsgefühl der Frau. Nur eine adäquate Verarbeitung führt zu einer Reifung.

> Versäumt die Frau die anstehende eigene Entwicklung, weil sie an Attributen der vorhergehenden oder noch früherer Lebensphasen festhält und sich nicht auf ihre reale Situation einstellt, können daraus verschiedene Formen der Fehlanpassungen resultieren (ebd., S. 126).

Entwicklung kann nach Auffassung der Autorin nur dann in Gang kommen, wenn die Frau in der Lage ist, regelrechte Trauerarbeit zu leisten. Dies misslingt zumeist; Ungeschehenmachen und Verleugnen sind die häufigsten Abwehrmechanismen. In der Folge kann es zu Depressionen, Drogenabhängigkeit oder Alkoholismus kommen.

Das Klimakterium, verstanden als eine Schwellensituation, kann lebensgeschichtlich frühe Konflikte und Probleme neu beleben. In dieser Krisensituation können Verdrängungen brüchig werden und erworbene Abwehrformationen dekompensieren, so dass regressive Erlebnisweisen das Selbstbild der Frau verunsichern können. Durch die Reaktivierung neurotischer Konflikte werden Selbstwertprobleme, Beziehungsstörungen oder Triebkonflikte akut. Ebenso akut können sie durch einen Ambivalenzkonflikt werden. Dieser bezieht sich im Wesentlichen darauf, dass die Frau bewusst das Ende der Gebärfähigkeit als Erleichterung erlebt, unbewusst aber dem Kinderwunsch gegenüber ambivalent eingestellt ist. Da sich zudem in diesem Lebensabschnitt offenbart, inwieweit ein Mensch dem Entwurf seines Ideal-Ich oder idealen Selbst nahegekommen ist, kann die Reflexion über den bisherigen Lebensweg auch zu Enttäuschungen, Wut und Zorn über nicht Gelebtes führen. Dies kann zu einer Flucht in sozial akzeptierte Symptome führen oder zu einer Weiterentwicklung.

> Wie auch bei anderen, an Lebensphasen gebundenen Krisen (Adoleszentenkrise, Geburtskrise) kann die manifeste klimakterische Identitätskrise unter günstigen inneren und äußeren Bedingungen ins Positive gewendet werden und Anlass zu einer Reifung und zur Vertiefung des Verhältnisses zum eigenen Selbst und zur Umwelt werden (ebd., S. 127).

Die diagnostische Klassifikation der im Klimakterium auftretenden Beschwerden ist in der Praxis mit erheblichen Problemen verbunden. Sie können nicht sicher als Östrogenmangelsymptome klassifiziert werden (ebd., S. 128). Zu den *Leitsymptomen* zählen: Zyklusstörungen, Hitzewallungen, nächtliche Schweißausbrüche, Schlafstörungen, innere Unruhe, Tachykardie. Weiter werden genannt: Depressionen, Schlafstörungen, Ängste, Somatisierungsstörung, Anpassungsstörungen, Suizidalität, Psychosen (depressive, paranoide, gemischte Form), Traumata (vgl. ebd., S. 129f.).

Eine Frau (57 Jahre, verheiratet, Psychologin) berichtet, wie sie den Beginn registriert hat.

> FALLVIGNETTE 19: Ich habe den Beginn meiner Wechseljahre sehr genau in Erinnerung. Eigentlich hatte ich mich auf der Höhe meines Befindens befunden, ich fühlte mich glücklich und mutig. Es war das Jahr 1990. Ich war 47 Jahre alt, hatte einen schönen Beruf und schrieb an einer Dissertation. Ich hatte Ziele und wusste, was ich wollte. Mit 39 Jahren hatte ich meinen Mann kennen gelernt, war auch in Freundschaften eingebunden. In jenem Herbst hatte ich gerade nach einer Pause wieder eine Lehrveranstaltung übernommen. Diese Veranstaltung war so voll, dass ich große Mühe hatte, meine Einführung zu halten. Mein Mund war so trocken, dass ich einen Studenten um seine Cola bitten musste. Dieses Erlebnis war der Auftakt, dass ich merkte, nicht mehr so zu können, wie ich dachte. Stiche in der Brust versetzten mich in Panik. Es gab aber keinen organischen Befund. Meine Menstruation war zu diesem Zeitpunkt noch regelmäßig. Aber vor jeder

Menstruation ging es mir sehr schlecht. Beschwerden wie Kopfschmerzen, Bauchschmerzen, Schwächegefühle und starken Anspannungen, wie ich sie nicht einmal in der Pubertät und auch nicht danach hatte, erlebte ich nun Monat für Monat. Ich musste die Lehrveranstaltung absagen, und in der therapeutischen Arbeit plante ich Pausen mit ein. Die Hitzewallungen konnte ich trotzdem nicht verhindern, sie traten in schöner Regelmäßigkeit auf und wurden abgelöst durch Frösteln und Frieren, so dass ich oft nicht wusste, wie ich mich eigentlich anziehen sollte. Der Peinlichkeit, wenn ich plötzlich aus dem Nichts heraus über und über errötete, entging ich, indem ich offenherzig auf meine Wechseljahre verwies. Kontakte wurden schwieriger, nahm mich doch schon der Beruf voll in Anspruch. Eine große Stütze war in dieser Situation mein Mann. Er gewöhnte sich daran, dass ich mich nicht so kräftig fühlte und geplante Unternehmungen absagen musste. Selbst das Schwimmen war mir dann verleidet, was eigentlich meine Lieblingsbeschäftigung war.

Wenn ich heute an diese Zeit zurückdenke, es sind inzwischen acht Jahre vergangen, so fällt mir vor allem auf, wie sehr ich gelernt habe, meinen Tag, meine Woche, mein Jahr, die Arbeitszeit, die Freizeit zu planen und zu strukturieren, immer im Hinblick auch auf Freiraum und Muße für mich. Es geht nicht mehr wie in alten Tagen im alten Tempo. Ich musste lernen, per Vernunft auf mich einzuwirken, die Zeiten der Schwäche zu akzeptieren, aber nicht zu sehr auszudehnen, ebenso wie die Zeiten der Kraft und Stärke nicht zu übertreiben, wollte ich nicht wieder mit Übelkeit und Kopfschmerzen daniederliegen. Ebenso ging es mir mit dem Essen. Manchmal hatte ich Heißhunger und aß dann mit gutem Appetit, zu anderen Zeiten musste ich mir gut zureden, überhaupt etwas zu essen.

Eine Zukunft habe ich lange Zeit für mich nicht gesehen. Ich habe eher versucht, im Hier und Jetzt zu leben und mein tägliches Pensum zu erfüllen. Meine Dissertation konnte ich nicht zu Ende führen, das war vielleicht das Schlimmste, weil ich es als Versagen erlebte. Meine Menstruation hat sich dann sehr klassisch über drei Jahre nach und nach zurückgezogen. Im ersten Jahr waren es noch acht, im zweiten vier und im dritten Jahr noch zwei Menstruationen. In den folgenden Jahren hatte ich aber immer noch das, was ich eine "trockene Menstruation" genannt habe mit den mir so bekannten Beschwerden. Erst in neuerer Zeit habe ich wieder ein körperlich ruhiges und verlässliches Gefühl.

Ich habe in dieser Zeit auch über die Vergangenheit nachgedacht. Alles, wie ich gelebt und was ich gemacht und entschieden hatte, bewegte mich. Über viele Entscheidungen habe ich mich im Nachhinein gefreut, so z.B., dass ich es als Jugendliche gewagt habe, ins Ausland zu gehen und dort vier Jahre zu leben. Diese Erfahrung kommt mir heute zugute. Jetzt und auch nie zuvor habe ich bereut, dass ich - 22-jährig ungewollt schwanger geworden - eine Abtreibung vornehmen ließ. Ich habe sie als eine kluge Entscheidung eingeordnet.

Es war mir nicht vergönnt - und ich betrachte es heute als Glücksfall - diese Krise in irgendeiner Form abzuwehren. Ich habe sie bewusst durchstanden. Zwar erlag ich auch zeitweise der Versuchung, mir diese Zeit mit Hormonen zu erleichtern, aber sie sind mir nicht bekommen, es ging mir mit ihnen noch schlechter, als es sowieso schon war. Inzwischen kann ich meinen Aufgaben wieder gerecht werden und plane Projekte für die Zukunft. Ich habe die Zeit der Umstellung schwierig erlebt, aber im Umgang mit meinem Körper und mir selbst sehr viel gelernt. Das möchte ich heute nicht missen.

5.3 Zusammenfassung

In der Psychosomatischen Medizin wird das Klimakterium als eine Übergangs- und Neuorientierungsphase verstanden, die bei der Frau den Zeitraum zwischen dem 47. und 57. Lebensjahr umfasst und durch erhebliche Beeinträchtigungen des körperlichen und seelischen Befindens gekennzeichnet sein kann. Als Symptome, die bei fast allen Frauen mehr oder weniger stark ausgeprägt auftreten, werden Zyklusstörungen, Hitzewallungen, nächtliche Schweißausbrüche, Schlafstörungen, innere Unruhe und Tachykardie genannt.

Übereinstimmend wird dieser Lebensabschnitt als eine Belastungssituation angesehen, die durch physiologische, psychologische und soziale Veränderungen das Identitätsgefühl der Frau erheblich beeinträchtigen kann und oftmals mit einer Selbstwertkrise verbunden ist. Als Hauptkonflikte werden das beginnende Alter genannt mit all den daraus folgenden Konsequenzen sowie die Einstellung der Frau zu ihrer Weiblichkeit. Hierbei wird der hormonellen Umstellung weit weniger Bedeutung beigemessen als den allgemein psycho-sozialen Belastungen, die in diesem Lebensabschnitt in gehäufter Form auf die Frau, in anderer Weise auch auf den Mann, einstürmen. Es bleibt eine offene Frage, wie und in welchem Maße sich körperlich-seelisch-soziale Faktoren letztlich bedingen und beeinflussen. Mitberücksichtigt wird aber, dass Vorurteile und gesellschaftliche Bedingungen einen erheblichen Einfluss auf diese Krise haben. Sie tragen zu einer Vernebelung der tatsächlich anstehenden Lebensaufgabe bei. Einhellig ist die Meinung der psychosomatisch orientierten Mediziner, dass dieser Lebensabschnitt nicht per se Entwicklung und Reifung bedeutet. Diese sind abhängig davon, inwieweit sich die Frau oder der Mann mit ihrem/seinem gelebten Leben und den anstehenden Problemen konfrontiert und zu einer mutigen Auseinandersetzung bereit ist. Hierzu gehören auch Akzeptanz und Annahme des Menschen als eines begrenzten und vergänglichen Wesens.

Versuche, dem Konflikt des Älterwerdens durch Festhalten an einmal erworbenen Lebensgewohnheiten, durch Verleugnen und Nichtwahrhabenwollen oder Ungeschehenmachen zu entgehen, sind zerstörerische Versuche. In der Folge kann es zu Fehlanpassungen kommen, die, weil ohne Perspektive und Zukunft, als psychosomatische, psychische oder psychotische Erkrankungen in Erscheinung treten können.

In der Frage der Behandlung klimakterischer Beschwerden wird zwar auf die Hormonsubstitution verwiesen, zugleich aber auf einen differenzierten Gebrauch aufmerksam gemacht. Hormone können helfen, die Symptome des "vegetativen Syndroms" zu mildern, nicht aber die psychosozialen Probleme zu lösen. Es besteht eine auffallende Übereinstimmung in der Auffassung, dass eine psychotherapeutische Behandlung von hohem Nutzen und Wert für die Frau (den Mann) im Klimakterium ist. Dies ist umso erstaunlicher, als in der psychoanalytischen Literatur die Therapie älterer Menschen zumindest in Frage gestellt wird.

6. Zur Anthropologie der Wechseljahre

Nach Darstellung der verschiedenen Aspekte und Modelle zu den Wechseljahren soll im Folgenden der Versuch unternommen werden, das vorliegende Material zu integrieren und zu interpretieren. Da sich der rote Faden bei dieser Interpretationsleistung stark an das Strukturmodell von Wilhelm Dilthey (1833-1911) anlehnt, wird es notwendig sein, zunächst einige Aspekte von Dilthey auszuführen.

Dilthey hat sich in seinen Schriften bereits Ende des 19. Jahrhunderts mit der Idee der Struktur des Seelenlebens auseinandergesetzt. In seiner 1894 publizierten Abhandlung *Ideen über eine beschreibende und zergliedernde Psychologie* verfolgt er die Absicht, das gesamte menschliche Leben mit seinen bio-psycho-sozialen Aspekten und Ebenen unter den Gesichtspunkten der Struktur, der Strukturmodelle sowie einer Hierarchie der Strukturen zu beschreiben und einzuordnen.

In der folgenden kurzen Darstellung wird im Wesentlichen zurückgegriffen auf die Schrift von Wilhelm Dilthey *Ideen über eine beschreibende und zergliedernde Psychologie* (1924), auf die Abhandlung *Wilhelm Dilthey* in *Vorläufer der Tiefenpsychologie* (1983) von Josef Rattner sowie auf die Bücher von Otto Friedrich Bollnow mit dem Titel *Dilthey. Eine Einführung in seine Philosophie* (1980) und Matthias Jung *Dilthey zur Einführung* (1996).

6.1 Das Strukturmodell Wilhelm Diltheys

Zu Beginn seiner Schrift *Ideen über eine beschreibende und zergliedernde Psychologie* setzt sich Dilthey mit der Psychologie seiner Epoche auseinander (Dilthey 1924, S. 139ff.). Nach Rattner entstand diese wichtige Abhandlung aus der Unzufriedenheit mit einer Psychologie, die Dilthey eine "erklärende" nennt. Das Erklären steht bei ihm für die Methode der Naturwissenschaft, die Wirkungen aus Ursachen ableitet oder eben "erklärt". Er warf die Frage auf, ob das naturwissenschaftliche Denken für die Themen der Psychologie überhaupt nutzbringend sein kann (Rattner 1983, S. 288). Nach Dilthey bedarf „das Leben" anderer Methoden, um erkenntnismäßig aufgeschlüsselt zu werden:

> Die Natur erklären wir, das Seelenleben verstehen wir. Denn in der inneren Erfahrung sind auch die Vorgänge des Erwirkens, die Verbindungen der Funktionen als einzelner Glieder des Seelenlebens zu einem Ganzen gegeben (Dilthey 1924, S. 144).

Leben ist für Dilthey nicht nur ein biologischer Ablauf, sondern in erster Linie ein geschichtliches Wachstum und eine entsprechende Entwicklung. Es ist kein rational erklärbarer Prozess, sondern, wie er sagt, "irrationale Faktizität", eine Mauer voller Rätsel, an der sich der Lichtschein der menschlichen Vernunft von einem gewaltigen Dunkelheitssaum umgeben sieht (Rattner 1983, S. 286; Bollnow 1980, S. 29, 32). Eine besondere Schwierigkeit entsteht dadurch, dass das "Erkennen nicht hinter das Leben zurückgehen darf" (Bollnow 1980, S. 34; Dilthey 1924, S. 194). Der Mensch ist immer schon im Leben drin, wenn er zu denken beginnt, und es gibt keinen Standpunkt außerhalb des Lebens, von dem aus eine überlegene Daseinskenntnis gewonnen werden könnte (Fleischer/Hennigfeld 1998, S. 203f.).

Im Zuge seiner geistesgeschichtlichen und geisteswissenschaftlichen Forschungen wurde für Dilthey die Notwendigkeit einer Psychologie deutlich, die keiner Laboratorien und mathematischer Formulierungen, keiner Experimente und Statistiken bedurfte; es sollte eine Psychologie sein, die dem Leben selbst abgelauscht wurde und der Seelenkenntnis des gesunden Menschenverstandes und der großen Dichtung verwandt wäre (Rattner 1983, S. 289; Jung 1996, S. 134). Dieses Projekt bekam den Titel der "beschreibenden und zergliedernden Psychologie"; andere Namen hierfür sind auch "verstehende" oder "Struktur-Psychologie".

> Ich verstehe unter beschreibender Psychologie die Darstellung der in jedem entwickelten menschlichen Seelenleben gleichförmig auftretenden Bestandteile und Zusammenhänge, wie sie in einem einzigen Zusammenhang verbunden sind, der nicht hinzugedacht oder erschlossen, sondern erlebt ist. Diese Psychologie ist also Beschreibung und Analysis eines Zusammenhangs, welcher ursprünglich und immer als das Leben selbst gegeben ist (Dilthey 1924, S. 152).

Ausgangspunkt dieses Projektes war die Erkenntnis, dass ihm für seine umfassenden kulturwissenschaftlichen Forschungen Ergebnisse aus den zeitgenössischen Lehrbüchern der Experimental-, Assoziations- und Elementenpsychologie wenig Nutzen brachten (Jung 1996, S. 135). Er war bestürzt darüber, wie sehr die Dichter hinsichtlich ihrer Menschenkenntnis den Psychologen überlegen waren (Rattner 1983, S. 289). Bei Dilthey heißt es: In den Werken der Dichter, in den Reflexionen über das Leben, wie große Schriftsteller, ein Seneca, Marc Aurel, Augustin, Machiavelli, Montaigne, Pascal sie ausgesprochen haben, ist ein Verständnis des Menschen in seiner ganzen Wirklichkeit enthalten, hinter welchem alle erklärende Psychologie weit zurückbleibt ... Wir finden uns durch einzelne Reflexionen bis ins innerste Herz getroffen. Die Tiefe des Lebens selbst scheint sich in ihnen aufzuschließen (Dilthey 1924, S. 152f.).

Dichtung jedoch ist nach Dilthey noch keine wissenschaftliche Psychologie. Zwar wurde von vielen Forschern betont, dass in der Dichtung mehr

Psychologie vorhanden ist als in manchen Lehrbüchern, aber das begriffliche Instrumentarium und die methodologische Besinnung, die erst das Wesen der Wissenschaft ausmachen, wurde noch nicht entwickelt. Auch Intuition allein ist nicht ausreichend. Wissenschaften müssen lehr- und lernbar sein, damit nachfolgende Forscher daran anknüpfen können (Rattner 1983, S. 290). Daher bei Dilthey die Suche nach einer "verstehenden Psychologie", die Lebenserfahrung, Kunst und Wissenschaft in sich vereint.

Der Weg zu einer solchen Psychologie führt in eine Richtung, in der das Zusammensetzen von Konstrukten und Elementen nicht viel gilt. Dilthey bemüht sich um eine "Psychologie des ganzen Menschen", der uns "im Erlebnis" gegeben ist. Das Erleben ist nicht nur rationales Beobachten und Schlussfolgern, sondern ein Aufnehmen von sinnhaften Realitäten mit der Totalität des Gemütes. Von der erfahrenen Ganzheit her wendet man sich dann zu den Details, die man verstehend "zergliedern" kann:

> Wir gehen im Verstehen vom Zusammenhang des Ganzen, der uns lebendig gegeben ist, aus, um aus diesem das einzelne uns fassbar zu machen. Eben dass wir im Bewusstsein von dem Zusammenhang des Ganzen leben, macht uns möglich, einen einzelnen Satz, eine einzelne Gebärde oder eine einzelne Handlung zu verstehen. Alles psychologische Denken behält diesen Grundzug ... Der erfahrene Zusammenhang des Seelenlebens muss die feste, erlebte und unmittelbar sichere Grundlage der Psychologie bleiben (Dilthey 1924, S. 172).

Ein Psychologe im Sinne Diltheys muss nach Rattner erleben, schauen und verstehen und sich einfühlen lernen: Aus der "gelebten Erfahrung" im Umgang mit Menschen und Sphären des Geisteslebens muss er seine Psychologie herausdestillieren. Die Phänomene des seelisch-geistigen Lebens sollen nicht "reduziert" werden, bis sie schließlich "nichts als" Trieb, Leib-Erregung und mechanisches Reagieren darstellen (Fleischer/Hennigfeld 1998, S. 208f.). Je reicher die Persönlichkeit des Forschers, umso geeigneter ist er für eine Erforschung der seelisch-geistigen Welt (Rattner 1983, S. 290).

6.1.1 Die Struktur des Seelenlebens

Diltheys verstehende Psychologie baut nach Rattner auf Grundbegriffen auf, die von denjenigen der "erklärenden Psychologien" divergieren. Bollnow weist darauf hin, dass der Begriff "Struktur", der durch Dilthey zur entscheidenden Kategorie in der Erfassung des menschlichen Lebens erhoben wurde, nicht als solcher ein explizit geisteswissenschaftlicher ist. Er ist auch in den Naturwissenschaften verbreitet. Die Gemeinsamkeit sieht er in der lateinischen Herkunft des Wortes Struktur. Struktur bedeutet in allen Anwendungen einen inneren Aufbau aus Bestandteilen, "d.h. sie bezieht sich auf die Art und

Weise, wie innerhalb eines zunächst gegebenen ... Ganzen die einzelnen Glieder oder Bestandteile untereinander Zusammenhängen" (Bollnow 1980, S. 151). Er verdeutlicht dies am Beispiel des handwerklichen Hausbaus:

> Struktur würde nicht auf das fertige Gebäude gehen, sondern auf die Art und Weise, wie innerhalb dieses Ganzen die einzelnen Steine zu einem haltbaren Gefüge zusammengesetzt sind, also auf den "Verband". In diesem Sinne bedeutet Struktur allgemein einen *inneren Aufbau im Gegensatz zur äußeren Gestalt,* die Verbindung der Teile zu einem Ganzen, wobei es nur auf die Teile und den Zusammenhang, nicht auf das fertige Ganze ankommt (ebd., S. 151f.).

Schon in dieser Begrifflichkeit lässt sich erkennen, dass es sich um eine eigentümliche Wirklichkeitssphäre handelt, die auch eines besonderen Erkenntniszuganges bedarf. Welche charakteristischen Merkmale weist nun nach Dilthey das Seelenleben auf?

1. Seelisches ist immer als *Strukturzusammenhang* gegeben, das heißt als ein Ganzes, dessen Teile sinnvoll zu einer Totalität zusammengeordnet sind. Alles bedingt einander wechselseitig innerhalb einer Struktur; diese ist in sich selbst sinnbezogen und bekundet überall die Merkmale eines ganzheitlichen Gebildes.

> Das Seelenleben wächst nicht aus Teilen zusammen; es bildet sich nicht aus Elementen ... es ist ursprünglich und immer eine übergreifende Einheit. Aus dieser Einheit haben sich seelische Funktionen differenziert, verbleiben aber dabei an ihren Zusammenhang gebunden (Dilthey 1924, S. 211)

Es ist gut, so Dilthey, wenn man die Entstehung dieses Ganzen sichtbar machen kann; aber die Entstehungsgeschichte erklärt niemals kausal den Sinn der ausgebildeten Struktur.

2. Seelisches ist immer in *Entwicklung.* Es wird in der Zeit vorangetrieben durch Ziele, Zwecke und Wertvorstellungen. Immer wird gleichsam eine "Gestalt der Seele" angestrebt, die sich in den jeweiligen Lebensbedingungen erhalten und erweitern kann. Dieses Geschehen kann am besten verstanden werden, wenn man eine schöpferische Tendenz im Seelenleben annimmt.

3. Die der Naturwissenschaft nachgebildete Seelenforschung zerstückelt das Seelische und befasst sich dann mit den künstlich her gestellten "Seelenatomen", die es in der Realität nach Dilthey nicht gibt. Materielle Einheiten kann man "nebeneinander" im Raum anordnen; Seelisches jedoch lagert sich strukturell um einen "Kern der Persönlichkeit", der von seinen Außenbezirken ebenso sehr bedingt wird, wie er sie auch bestimmt (Rattner 1983, S. 291).

Es gibt kein noch so geringes psychisches Detail, das nicht vom erworbenen *Lebensgesetz des Ganzen* durchflossen wäre.

4. Die Psyche des Menschen ist *sinnsuchend* und *sinnverwirklichend',* sie objektiviert sich in Taten, Leistungen und Werken. Aus diesen Objektivierungen kann der Mensch in der Regel besser verstanden werden als aus psychologischen Experimenten und aus Grübeleien über sich selbst. Dilthey warnt vor falsch verstandener Introspektion, die in Nabelschau ausarten kann (vgl. Bollnow 1980, S. 224). Der Mensch erkenne sich "durch die Geschichte", durch das, was er getan und erlebt hat.

5. Im Seelenleben liegt eine *Tendenz zur Steigerung des Selbst,* das Streben nach Erfüllung mit Gefühls- und Gedankeninhalten, nach Entfaltung der Kräfte, Fähigkeiten und Triebe. Dieses Verlangen im Menschen ist stärker als die Suche nach Lust und eventuell sogar wichtiger als die Unlustvermeidung (Dilthey 1924, S. 207). Empfindung eines gesteigerten Daseins ist die hauptsächliche Quelle von Lust und Freude, indes Unlust und Verstimmung aus Verkleinerung des Handlungs- und Bedeutungsspielraums erwachsen.

6. Leben ist immer auch *Wille* und *Handlung.* Daher begreift man einen Menschen am besten, wenn man nach den Zielen, Zwecken und Mitteln forscht, die seinem Dasein den Inhalt geben. Wo Wille ist, da ist auch Wahl. Man erfasst die tieferen Motive eines Menschen, wenn man sich in die von ihm ständig geleisteten Akte des Vorziehens und Hintansetzens einfühlt, die der individuellen Seele ihre Richtung geben (ebd., S. 203, 205). Werte und Ziele sind die Charakteristiken der jeweiligen Persönlichkeit. Dabei kann man beobachten, dass jeder Mensch eine *dauernde Willensrichtung* aufweist, die Ausdruck seines erworbenen Zusammenhangs im Seelenleben ist (Rattner 1983, S. 292). Einzelne Willensdokumentationen sind meistens symptomatisch für die kontinuierliche Willensformation, die oft im Halbdunkel des Gemüts verborgen liegt, die aber die bewussten Verhaltensweisen überwiegend beeinflusst.

7. Dilthey betont in allen seinen Äußerungen mit Nachdruck die *Einheit* und *Ganzheit* der menschlichen Persönlichkeit:

> Der psychische Lebensprozess ist ursprünglich und überall von seinen elementarsten bis zu seinen höchsten Formen eine Einheit ... Diese Tatsache, deren Ausdruck auf der höchsten Stufe die Einheit des Bewusstseins und die Einheit der Person ist, unterscheidet das Seelenleben total von der ganzen körperlichen Welt (Dilthey 1924, S. 211).

8. Das Seelenleben tendiert zu einer stets zunehmenden *Artikulation.* Darunter versteht Dilthey die Tatsache, dass die Individualität eines Menschen sich in seinem Lebenslauf mehr und mehr herauszuarbeiten scheint (ebd., S. 217). Daher die Beobachtung der Ich-Identität von der Kindheit bis zum Greisenalter hin: Im Ablauf einer Lebensgeschichte treten kontinuierliche Motivationen, Verhaltens- und Erlebnisstrukturen auf. Die Biographie eines Menschen zeigt für den verstehenden Betrachter eine einheitliche Melodie, einen "Stil", der alles Mannigfache durchdringt und zu einer Einheit zusammenfügt. Bei profilierten Persönlichkeiten kommt es zu einem immer stärkeren Auftauchen gewisser Wesenszüge und Wertorientierungen.

9. Wendet man die obigen Begriffe auf das praktische Verstehen des Menschen an, dann erhebt sich die Frage, ob die psychologische Verstehensleistung sich mehr auf die *Vergangenheit* oder auf die *Gegenwart eines Menschen* stützen soll. Dilthey empfahl nachdrücklich, immer vom Gegenwartsbefund eines Menschen auszugehen, wenn man eine Biographie erarbeiten will.

> Zuerst müssen wir ein gewisses Verständnis des Höhepunktes einer individuellen Entwicklung erlangt haben, bevor wir deren Stufen zu bestimmen vermögen, wie denn andererseits von der Kenntnis dieser früheren Stufen her das ausgestaltete individuelle Seelenleben eine hellere Beleuchtung empfängt. Das eingewickelte Leben der ersten Entwicklungsstufen kann nur aus dem Verständnis dessen, was sich im Typus des Menschen ... daraus zu entwickeln pflegt, verstanden werden (ebd., S. 214).

Erst wenn die Ziele, die ein Mensch anstrebt und erreicht hat, bekannt sind, kann man die Keimformen seines Lebens und seiner Entwicklung - die bis in die früheste Kindheit zurückreichen - auswerten und einordnen. Ganzheit liegt demnach nicht nur im *Querschnitt* einer Persönlichkeit vor, sondern auch im *Längsschnitt,* d.h. des Lebenslaufes des Menschen.

10. Das Seelenleben des Menschen "objektiviert sich" in den *Kultursphären,* das heißt in Gesellschaft, Philosophie, Religion, Wirtschaft, Recht, Kunst, Wissenschaften, Sitte und Brauchtum usw. Ein wichtiger Maßstab zur Bewertung einer Persönlichkeit ist ihre Stellungnahme zu diesen überpersönlichen Gestaltungen des Menschengeistes (Rattner 1983, S. 295).

11. Ein Mensch ist nicht eine Anhäufung von Seeleninstanzen, sondern ein *Selbst,* das Beziehung zu einer Welt hat, respektive Weltbeziehung ist. Welt ist nicht nur materielle Dingwelt, sondern auch *Wertwelt.* Die Menschheit hat "Lebenswerte" hervorgebracht (Dilthey 1924, S. 216), an denen sich jede keimende Individualität zum Selbstsein und zur Selbstentfaltung hin orientiert.

6.1.2 Struktur und Entwicklung

Wie oben ausgeführt lässt sich nach Dilthey die Struktur des Seelenlebens sowohl in die Breite als auch in die Länge erstreckt beschreiben. Die Breite war für ihn der Querschnitt einer Persönlichkeit, die Länge der Lebensverlauf eines Menschen. Beide Arten von Strukturen bedingen einander und stehen in Wechselwirkung mit dem Körper, dem Milieu und der geistigen Welt überhaupt. Dilthey sagt weiter, dass sich das Seelenleben des Menschen in seinem Lebenslauf mehr und mehr artikuliert, d.h. herauszuarbeiten scheint. Die Grundeigenschaften der Entwicklung beschreibt er wie folgt:

> Strukturzusammenhang, Zweckmäßigkeit, Lebenswert, seelische Artikulation, Ausbildung eines erworbenen seelischen Zusammenhangs und schöpferische Prozesse fanden wir in innerer Beziehung zueinander. Indem wir diese Momente in Tätigkeit denken, entspringt die Entwicklung. Ein Wesen, in welchem diese Momente des Lebens Zusammenwirken, wird sich entwickeln (Dilthey 1924, S. 218).

Vor diesem Hintergrund stellt sich die Frage, welche Bedeutung Dilthey den einzelnen Lebensepochen wie zum Beispiel der Pubertät oder der Wechseljahre beimisst.

> Jede Epoche des Lebens hat in sich einen selbständigen Wert, denn jede ist ihren besonderen Bedingungen entsprechend einer Erfüllung mit belebenden, das Dasein steigernden und erweiternden Gefühlen fähig (ebd., S. 218).

In den Entwicklungsromanen von Goethe und Gottfried Keller sah er den selbständigen Wert der einzelnen Lebensepochen des Menschen aufs Schönste sichtbar gemacht. Das bedeutet aber nicht, dass die eine oder andere Epoche des Lebens einen Vorrang hat. Letztlich ist die Entwicklung das eigentliche Lebenselixier, keine Epoche kann ihr übergeordnet werden. Er warnte davor, sich in irgendeiner Form an einem Lebensabschnitt festzuhalten.

> Armselig die Kindheit, welche den reiferen Jahren geopfert wird. Töricht die Rechnung mit dem Leben, welche unablässig nach vorwärts drängt und das Frühere zum Mittel des Späteren macht. Irriger kann nichts sein, als für die Entwicklung, welche das Leben ausmacht, in der Reife des Lebens das Ziel zu finden, welchem die früheren Zeiten als Mittel dienen (ebd., S. 219).

Entwicklung bewirkt eine zunehmende Anpassung durch Differenzierung, Steigerung und höhere Verbindungen. Durch Befriedigung elementarer Bedürfnisse und Triebe können höhere aufkommen und im Fortrücken der Zeit eine breitere, reichere Entfaltung der Lebenswerte möglich machen.

> Jede Epoche des Lebens hat ihren Wert; aber im Fortschreiten desselben entwickelt sich eine mehr artikulierte, zu höheren Verbindungen geformte Gestalt des Seelenlebens. Und dies Fortschreiten kann zunehmen bis an die äußersten Grenzen des Greisenalters (ebd.).

Obwohl diese Zitate den Gedanken einer mit der Entwicklung verbundenen Aufwärtsbewegung nahelegen, trifft dies nach Bollnow nicht zu. Je nach der konkreten Erfüllung gibt es für den Lebensverlauf verschiedene Möglichkeiten, "er kann früh sich abwärts neigen oder bis zum Ende auch aufwärts gehen" (Bollnow 1980, S. 157). Wie später beispielsweise Charlotte Bühler unterschied schon Dilthey zwischen Bios und einer seelisch-geistigen Entwicklung:

> Die physische Energie mindert sich stetig, die lebendige Wechselwirkung mit der Außenwelt und anderen Personen nimmt ab, mit allen anderen Organismen unterliegt der greise Körper dem Gesetz der Abnahme, aber ungehindert, unbeeinflusst hiervon kann der große Vorgang der Ausbildung einer herrschenden Ideenmasse, einer artikulierten geistigen Organisation, einer Festigung der Gestalt des seelischen Lebens bis ans Ende zunehmen. Hieraus ergibt sich das große Gesetz, welches die Momente und Epochen der menschlichen Lebensentwicklung zu einem Ganzen verknüpft (Dilthey 1924, S. 219f.).

Entwicklung hat die Tendenz, einen festen Zusammenhang des Seelenlebens herbeizuführen, welcher mit den allgemeinen und besonderen Lebensbedingungen übereinstimmt. Alle Prozesse des Seelenlebens wirken zusammen, um einen solchen Zusammenhang zu konstellieren. Kommt es zu Störungen des seelischen Gleichgewichts, ist eine Kraft der Wiederherstellung diesem Zusammenhang immanent (ebd., 220).

Seelenleben kann sich aber auch verfestigen und erstarren. Goethe sagt, man muss sich immerfort verändern, erneuern, verjüngen, um nicht zu verstecken. Zunehmende Verengung kann aber wieder durch die schöpferische Kraft des Lebens aufgehoben werden. Der Gang des Lebens ist nicht einfach ein Ablaufen eines inneren Gesetzes, das von Anfang an die Entwicklung bestimmt, sondern es ist zugleich schöpferisch. Jede neue Epoche kann etwas ganz Neues hervortreten lassen, was in der früheren noch nicht enthalten war. In diesem Sinne ist die Entwicklung des Lebens eines Menschen nicht vorhersagbar. Entwicklung lässt sich nur nachträglich als eine geschehene deuten (Bollnow 1980, S. 158).

1894 sah es Dilthey als Aufgabe an, nicht nur die Entfaltung des Seelenlebens in seinen vielfältigen Wechselbeziehungen und übergeordneten Zusammenhängen, "geprägte Form, die lebend sich entwickelt", aufzuzeigen, sondern auch die "Bilder der Lebensalter" zu zeichnen sowie die "Analyse der Lebensalter" vorzunehmen nach den Faktoren, welche sie bedingen.

Wie dieses auszusehen hätte, verdeutlicht er in fast poetischer Form, indem er die Epochen der Kindheit und des Alters hervorhebt und damit die Spannweite der seelischen Entwicklung aufzeigt. Während er für die Kindheit das Strukturelement "Spiel" als eine notwendige Lebensäußerung ableitet, ließen sich für das Alter die Elemente "Reife" oder "Melancholie" benennen.

> Kindheit ... Die Morgendämmerung, in der Höhen und Weiten noch verschleiert daliegen; unendlich alles, die Grenzen der Werte unerkannt, der Hauch der Unendlichkeit über aller Wirklichkeit; in der ersten Unabhängigkeit und der frischen Beweglichkeit aller Regungen der Seele, die ganze Zukunft vor Augen, bilden sich die Ideale des Lebens. Im Gegensatz dazu dann im Greisenalter die Gestalt der Seele herrscherlich waltend zu derselben Zeit, in welcher die Organe des Körpers unkräftig werden; eine gemischte und gedämpfte Stimmung über dem Leben, welche aus der Herrschaft einer Seele, die vieles in sich verarbeitet hat, über die einzelnen Gemütszustände entspringt; das ist auch, was den künstlerischen Produktionen des Alters ihre eigentümliche Erhabenheit gibt, wie Beethovens neunter Symphonie oder dem Abschluss des Goethe'sehen Faust (Dilthey 1924, S. 225).

6.2 Zur Struktur der Wechseljahre

Ausgehend von den eben erörterten Gedanken Diltheys zur Struktur des menschlichen Seelenlebens und der menschlichen Biographie soll im Folgenden das Phänomen der Wechseljahre mit diversen Strukturelementen dargestellt werden. Diese Strukturelemente resultieren aus den Erörterungen, die in den zurückliegenden Kapiteln einzelnen Fragestellungen oder Teilaspekten der Wechseljahre gegolten haben. In diesem Kapitel nun werden diese Teilaspekte als Strukturelemente aufgefasst; ihre Anordnung und Aufzählung ergibt schlussendlich die "Struktur Wechseljahre". Es gibt bestimmte, dem Wechsel immanente Merkmale, die die Thematik Wechseljahre erhellen.

Die sehr unterschiedlichen Beispiele aus Weltliteratur und Erfahrungsberichten werden unter der jeweiligen Überschrift subsumiert und dienen der Erhellung des Strukturelements.

6.2.1 Perspektivwechsel

Charlotte Bühler spricht in ihren Ausführungen über den menschlichen Lebensverlauf von zwei "Perspektivwechseln" oder "Richtungswechseln", die jeweils in den Übergangszeiten Pubertät und Wechseljahre stattfinden. Erik

H. Erikson hingegen meint, dass ein radikaler "Wechsel der Perspektive" einem *jeden* Reifungsschritt immanent ist. Deutlich ist dieser Perspektivwechsel beim Kind, das zunächst liegt, dann sitzt, dann steht und in die Welt expandiert; es ist Kleinkind, größeres Kind, Jugendliche(r), Erwachsene(r), alter Mensch. Alle acht Entwicklungsphasen hindurch findet jeweils ein Entwicklungsschritt statt und nötigt den Menschen zu einer neuen Sicht der Dinge, seiner selbst und des Lebens.

Wie ein solcher Perspektivwechsel in den Wechseljahren aussehen kann, lässt sich dem Tagebuch der Sofja Andrejewna Tolstaja (1844-1919), der Frau des russischen Schriftstellers und Dichters Lew Nikolajewitsch Tolstoi, entnehmen.

Ab dem Jahr 1895 diagnostizieren die Ärzte bei ihr ihre "kritische Periode". Sie ist zu dem Zeitpunkt 51 Jahre alt und lebt seit 33 Jahren auf dem Gut Jasnaja Poljana. In diesem Zeitraum hat sie 13 Kindern das Leben geschenkt, die Belange dieser großen Familie zu meistern versucht und sich bemüht, der Herausforderung einer Dichter-Gattin gerecht zu werden. In den Wechseljahren denkt sie über ihre Rolle als Frau und Mutter nach. Am 23. Juli 1897 notiert sie in ihrem Tagebuch:

> Wie sehr die Kinder mir auch Vorwürfe machen mögen - ich werde nie mehr die sein, die ich einmal war. Alles nutzt sich mit der Zeit ab, und so haben sich auch meine mütterlichen, heftigen Gefühle für die Familie abgenutzt. ... Mit anderen Leuten ist mir leichter zumute, ich brauche den Umgang mit neuen, gehaltvolleren und ruhigeren Menschen; von diesen Familiengeschichten habe ich *mehr* als genug. ... Mit Kindern muss man sich ganz den dinglichen, irdischen Interessen zuwenden, ich bin davon jedoch weit entfernt, mich interessiert die Welt der Kinder nicht mehr. Hatte genug davon (Tolstaja 1982, S. 327f.).

Stattdessen hat Sofja Tolstaja ein starkes Bedürfnis nach Kunstgenuss und Natureindrücken, nach geistiger Entwicklung, ein Verlangen nach neuen Kenntnissen und nach dem Umgang mit gehaltvollen Menschen. Zwar gelingt es ihr nicht, dem Familienleben zu entfliehen, aber in dem Rahmen, der ihr möglich ist, sucht sie diese ihre ureigensten Bedürfnisse zu verwirklichen. Im gleichen Tenor ist die Kurzgeschichte *Witwentum* (1911) gehalten, verfasst von der amerikanischen Feministin Charlotte Perkins Gilman (1860-1935), die besonders durch ihren Roman *Die gelbe Tapete* (1892) und eine noch heute fesselnde Utopie *Herland* (1915) bekannt geworden ist.

Die Geschichte handelt von einer Familie, deren Angehörige nach dem Tod des Vaters zusammenkommen, um die Erbschaft zu regeln und über das weitere Schicksal der Mutter zu beraten. Es ist nicht viel Zeit. Ein Rechtsanwalt wird erwartet, der das Testament verlesen soll. Während die Mutter, "gut in den Fünfzigern", sich zurückgezogen hat, feilschen der Sohn und die zwei

Töchter über den weiteren Verbleib der Mutter, die sie für unselbständig halten. Mitten in diese Überlegungen hinein erscheint der Rechtsanwalt. Der Vater hat ein Testament hinterlassen, das aber veraltet ist. Die Mutter hat eine Urkunde, in der sie als Alleinerbin eingesetzt ist. Die Kinder drängen zur Eile, sie möchten, dass der Besitz nach dem Alten Testament verteilt wird, "dass Vaters Wünsche buchstäblich befolgt werden".

Die Mutter ist aber nicht gewillt, den Vorstellungen ihrer Kinder zu folgen. Sie betont, dass der Vater zwar tot sei, sie aber nicht:

> Ich habe mich dreißig Jahre lang nach den Wünschen des verstorbenen Mr. McPherson gerichtet. ... Jetzt werde ich mich nach den meinen richten. Seit dem Tag meiner Eheschließung habe ich meine Pflicht getan. Bis heute - elftausend Tage lang (Gilman 1985, S. 160).

Sie macht deutlich, dass sie ihre Kinder nicht mehr als Kinder betrachtet, sondern als erwachsene Personen. Sie fühlt sich ihnen gegenüber nicht mehr verpflichtet und erwartet auch nichts von ihnen: "Ich habe genug von Pflichten".

Sie, die ihre Kinder nie mit ihren Angelegenheiten behelligt hat, klärt sie nun über die Zeit vor dem Tod des Vaters auf. Bedingt durch die Krankheit des Vaters war sie gezwungen, ihr Leben in die Hand zu nehmen und eine selbständige Existenz aufzubauen. Sie erweiterte die Pflege und die Arztbesuche, die für ihn notwendig wurden, und errichtete eine Art Hospital. Sie hatte ein halbes Dutzend Patienten und entsprechendes Pflegepersonal - und es machte sich bezahlt. Sie bewirtschaftete den Garten, hielt Kühe und richtete eine Hühnerzucht ein. Sie arbeitete und schlief im Freien und fühlte sich gesünder und widerstandsfähiger als je zuvor in ihrem Leben.

Kein Gedanke für sie, diese Selbständigkeit aufzugeben. Sie hat Pläne für ihre Zukunft. Sie will "leben", etwas, was sie bisher noch nie getan hat. Sie wird auf Reisen gehen und ihr Geld ausgeben. Die Kinder reagieren schockiert auf die Mutter: "In deinem Alter!" Aber sie ist gewappnet: "Dreißig Jahre habe ich euch und eurem Vater gegeben. Jetzt will ich dreißig Jahre für mich".

> Kein Zweifel an meiner geistigen Gesundheit, ihr Lieben. Ihr musst euch mit der Tatsache abfinden, dass eure Mutter ein wirklicher Mensch ist, der eigene Interessen und noch einen Teil seines Lebens vor sich hat. Mit den ersten zwanzig Jahren war nicht viel los - ich wurde erst erwachsen und wusste mir nicht zu helfen. Die letzten dreißig Jahre waren schwer. ... ihr wisst es alle. Jetzt bin ich frei (ebd., 8. 162).

Sie wird ihre Freiheit nutzen, um das zu tun, was sie immer schon tun wollte. Sie wird nach Neuseeland reisen, nach Australien, nach Tasmanien und Madagaskar und nach Feuerland.

Wie im Einzelfall ein solcher Richtungs- und Perspektivwechsel in den Wechseljahren aussieht, hängt von dem jeweils gelebten Leben und den materiellen Bedingungen ab. Allgemein lässt sich sagen, dass die erste Hälfte des Lebens eher dem Aufbau, der Verbreiterung gewidmet ist. In der zweiten Lebenshälfte wird die Richtung des Bauens eine andere, sie spitzt sich nach oben zu, die eigene Individualität wird stärker betont. Man achtet weniger darauf, den anderen zu gefallen oder es ihnen recht zu machen.

6.2.2 Zeiterleben

Das Erleben der Zeit gewinnt in den Wechseljahren an Bedeutung. Mit Zeiterleben ist die gelebte Zeit gemeint. Leben ist ein Zeitstrom; man wird geboren, erleidet ein Schicksal, beginnt früh eine Zukunft zu entwerfen, die der Vergangenheit und Gegenwart einen Sinn gibt. Martin Heidegger spricht von dem Existential Zeitlichkeit. Das Menschenleben ist zuinnerst Zeitbewegung - Synthese von Vergangenheit, Gegenwart und Zukunft. Zwar lebt der Mensch dauernd im Augenblick, aber in diesem ist die ganze Vergangenheit enthalten und die Zukunft bereits andeutungsweise erfüllt. Bei Simone de Beauvoir heißt es in ihrer Autobiographie *Der Lauf der Dinge* (1990a):

> Ich habe mich gegen jeden Zwang zur Wehr gesetzt, habe aber nicht verhindern können, dass die Jahre mich eingekerkert haben. ... Ich habe ganz bestimmte Bücher und keine anderen geschrieben. Dabei finde ich es verwirrend, dass ich der Zukunft entgegengelebt habe, und jetzt rekapituliere ich meine Vergangenheit: Man könnte sagen, die Gegenwart sei mir abhanden gekommen (Beauvoir 1990a, S. 620).

Der Mensch bleibt nur gesund, wenn seine Zeitstruktur intakt bleibt. Gibt er seine Zukunftserwartungen auf, erleidet er ein Sinndefizit und kann daran erkranken. Nur unter Zukunftsaspekten ist Leben lebenswert. Eine 47-jährige Frau schreibt in ihrem Bericht über die Wechseljahre:

> Kürzlich saß ich still für mich am Küchentisch, und plötzlich kommt der Gedanke: Wenn ich großes Glück habe, werde ich noch 30 Jahre leben. - Das war ein Einschnitt für mich, diese mögliche Lebensspanne schien mir so "abzählbar", überschaubar, kurz. Ich verstand den Gedanken als Anruf, ernsthafter mit meiner Zeit umzugehen und mir zu überlegen, was ich von dieser schönen Erde noch "sehen" möchte. Neben dem schmerzlichen Gefühl freute mich meine Sehnsucht nach der Welt, weil das nicht immer so war (persönliche Mitteilung).

Doris Lessing schildert in ihrem Roman *Der Sommer vor der Dunkelheit* (1990) sechs Monate im Leben einer Frau, die unverhofft in eine Wechseljahrskrise gerät. In diesem Roman wird das Aufbrechen der Zeitdimensionen Gegenwart, Vergangenheit und Zukunft besonders deutlich.

Kate Brown, die Heldin des Romans, ist 44 Jahre alt, als ihr ihr Verhaftetsein im konventionellen Denken und Fühlen zum Problem wird. Zum gleichen Zeitpunkt haben Veränderungen im Familienleben zur Folge, dass sie für kurze Zeit (von Mai bis Oktober) ihre gewohnte Lebensweise aufgeben muss und sie mit sich selbst konfrontiert ist.

Ihr Mann, ein Neurologe, mit dem sie 22 Jahre verheiratet ist, wird den Sommer zu Forschungszwecken in den USA verbringen. Auch ihre vier erwachsenen Kinder haben Auslandsaufenthalte geplant, so dass das Haus für diesen Zeitraum vermietet werden soll. Es ergibt sich, dass sie für eine internationale Organisation als Dolmetscherin einspringen kann. Sie zögert zunächst, weil sie sich seit einiger Zeit unsicher fühlt, wie im "freien Fall" oder "als wehe plötzlich ein kalter Wind aus der Zukunft genau in ihre Richtung". Sie übernimmt aber die Aufgabe und besteht sie glänzend. Ihr ist ein guter Verdienst sicher und ein Anschlussauftrag, der sie bis Ende Juli in die Türkei führen wird. Solchermaßen abgelenkt, denkt sie nur wenig an ihre Familie. Im Gegenteil, sie fühlt sich sehr wohl und blüht förmlich auf, weil sie sich gebraucht fühlt. Gleichwohl leidet sie unter Gefühlsschwankungen, die sie sich nicht erklären kann. Gedanken an ihre Vergangenheit nehmen sie in Beschlag. Erinnerungen an ihre Rolle als Frau und Mutter tauchen auf, ein wiederkehrender Traum vom Seehund beginnt sie zu verfolgen, Entbehrungen und Kränkungen werden lebendig. Ihr wird bewusst, dass sie seit Jahren "Hunger gelitten" hat. Sie meint, "unerträglich ungerecht" behandelt worden zu sein. Konnte sie bisher diese Gefühle übertönen, gelingt ihr dies jetzt nicht mehr. Sie wird von Unruhe und Panik ergriffen, als der Kongress zu Ende geht. Sie fürchtet das Alleinsein und die Konfrontation mit sich.

Wieder sucht sie die Ablenkung, diesmal in einem Liebesabenteuer. Sie fliegt mit einem jungen Amerikaner, der mit 32 Jahren als "Aussteiger" Europa bereist, nach Spanien. Die Reise gestaltet sich schwierig. Erst erkrankt ihr Liebhaber, später sie selbst. Eine lähmende Übelkeit und Schwäche lassen sie fluchtartig nach London zurückkehren. Mehr als ihr lieb ist, hat sie auf dieser Reise Zeit zum Nachdenken. Während ihr zunehmend bewusst wird, dass ihr vergangenes Leben wirklich vorüber ist, wird sie von heftigen Gefühlsattacken befallen. Sie ist hin- und hergerissen zwischen dem Wunsch nach Liebe und dem nach Unabhängigkeit, zwischen dem Bedürfnis nach Freiheit und dem nach Beständigkeit. Aber sie weiß, dass die Zukunft keine Fortsetzung ihrer unmittelbaren Vergangenheit sein kann:

> Nein, die Zukunft würde am Ende ihrer Kindheit beginnen. Denn ihr kam es immer mehr so vor ... als erwache sie aus einem Wahn, der die

> ganzen Jahre über angedauert hatte, von jenem Augenblick in ihrer frühen Jugend, als die Natur forderte, sie müsse sich einen Mann verschaffen ..., bis vor kurzem, als die Wirkung der Droge allmählich nachließ. All die Jahre erschienen ihr nun wie Verrat an ihrem eigentlichen Selbst (Lessing 1990, S. 129).

Obgleich ihr Verstand dieser Vergangenheit eine Art Wahnsinn zuschreibt, sehnt sie sich nach ihr, ist von ihr wie besessen.

Zurück in London verschlimmert sich ihr Zustand. Sie meint, einen großen Fehler begangen zu haben, und ist sicher, sterben zu müssen, hofft es sogar. Völlig krank sucht sie Zuflucht in einem Hotel in Bloomsbury und überlässt sich der Pflege des Hotelpersonals. Sie verbringt Wochen im Bett in einer Art Dämmerzustand mit Symptomen, die einer Grippe ähneln: Hitze und innere Kälte wechseln sich ab, sie hat Kopfschmerzen, Übelkeit und Schwindelanfälle, die Kräfte verlassen sie immer mehr, sie verliert 15 Pfund an Gewicht und besteht nur noch aus Haut und Knochen. Im Spiegel erkennt sie kaum die einst so gepflegte und zugewandte Frau und Mutter, und sie wird auch, als die Sehnsucht sie in die Nähe ihres Hauses treibt, von der Nachbarin nicht erkannt. Noch geschwächt, macht sie sich auf den Weg und findet ein Zimmer in einer Wohngemeinschaft mit einer jungen Frau, die im Alter ihrer Tochter ist. Sie mietet sich bis Ende Oktober dort ein und macht nun die Erfahrung der Einsamkeit. Zum ersten Mal in ihrem Leben fühlt sie sich wirklich allein. In der jungen Frau, die Heiratspläne schmiedet, findet sie eine Gesprächspartnerin, der sie sich öffnen und über ihre Ehe und Vergangenheit berichten kann. Durch ihre "Beichte" erkennt sie, dass sie ihr ganzes Leben lang durch ein "unsichtbares Fluidum", durch die "Aufmerksamkeit anderer Menschen" gelebt hat. Jetzt ist das Fluidum verflogen. Nicht ohne Bitterkeit bekennt sie, dass sie nichts vorzuweisen hat:

> Ich bin nicht die goldene Straße nach Katmandu gezogen, habe keine Sozialarbeit bei alten Menschen geleistet und auch keine Doktorarbeit geschrieben. Ich habe nur meine Kinder großgezogen (ebd., S. 189).

Während sie solchermaßen beschäftigt ist, lebt ihre Familie am anderen Ende Londons - ohne sie. Hin und wieder schickt sie eine kurze Nachricht: "Tut mir schrecklich leid, habe sehr viel zu tun, schreibe rechtzeitig, wann ich komme." Oder ein Telegramm: "Bin ausgezeichnet aufgehoben. Bis bald." Am Ende des Romans kehrt sie zu ihrer Familie zurück.

Doris Lessing hat in *Der Sommer vor der Dunkelheit* ihre Hauptdarstellerin auf behutsame Weise mit ihrem bisherigen Leben brechen lassen. Dass sie am Ende ihrer Reise ist, signalisiert ihr der Traum vom Seehund. Der Traum vom Seehund, den sie retten und wieder ins Meer zurückbringen muss, ist eine Metapher für ihre eigene Selbstfindung. Wie auch immer ihre

Zukunft weitergehen wird, sie kehrt als eine andere aus diesem Sommer zu ihrer Familie zurück.

Der Wechsel ist häufig eine Zeit der "Renaissance" (frz.), der "Wiedergeburt". Mit Renaissance bezeichnet man gemeinhin die Epoche des Wiederauflebens und der Wiederherstellung antiken Geistes im 13. bis 15. Jahrhundert besonders in Italien.

Es ist eine Zeit des Aufbruchs, in der Neues unter Beachtung des Alten möglich wird. Sigmund Freud hat auf diesen Aspekt verwiesen, indem er die Bedeutung der erinnerten Vergangenheit für die seelische Gesundheit des Menschen hervorhob. In den Wechseljahren sah er eine Zeit, in der Verdrängungen aus der frühen Kindheit brüchig und für die Gegenwart belastend werden können. Auch bei C. G. Jung spielt die Integration des "Schattens" für die Selbstwerdung eine entscheidende Rolle.

6.2.3 Endlichkeit-Unendlichkeit

Vielleicht stärker als in anderen Lebensabschnitten kann einem in den Wechseljahren bewusstwerden, dass man nicht unendlich lebt, sondern sein Dasein im Endlichen unterbringen muss. Wenn, dann müssen jetzt jene Entscheidungen getroffen werden, die stets hinausgeschoben und verzögert wurden. Eine Prüfung der wahren Lebensziele steht an. Sofja Tolstaja drückt dies in einem Gespräch mit ihrem Freund Tanejew sehr deutlich aus. Sie schreibt hierüber am 15. September 1897 in ihr Tagebuch:

> ... dass auf das Alter zu jedoch der Rahmen enger wird und die Unendlichkeit, die in der Jugend vor uns zu liegen scheint - im Hinblick auf unsere Ziele, das Erreichen dieser Ziele, unsere geistigen und körperlichen Kräfte, die Bildungsmöglichkeiten usw. - diese Unendlichkeit verschwindet, und stattdessen erhebt sich vor uns eine Wand - die Grenze unserer Kräfte und unseres Lebens (Tolstaja 1982, S. 358).

Oftmals sind es die körperlichen Veränderungen, die das Bewusstwerden der Endlichkeit des Lebens bewirken. Eine 47-jährige Frau schreibt, dass sie, obwohl sie kein zweites Kind wollte, über das Ausbleiben der Menstruation sehr verstört war. Sie konnte sich auch nicht mit der Diskrepanz anfreunden zwischen dem, wie sie sich im Spiegel sah, und dem, wie sie sich fühlte - nämlich als junges Mädchen.

> Aber insgesamt war wohl das Wesentlichste, dass durch den Prozess, den mein Körper durchmachte, die Zeit, vor allem das Verrinnen der Zeit, sichtbar wurde, die Endlichkeit des Lebens. ... Im Laufe der Zeit hat sich meine Einstellung zu mir selbst verändert ... Ich lebe oder versuche mehr im Augenblick zu leben, verlagere Wünsche nicht mehr in

eine imaginäre Zukunft, sondern versuche, sie bald zu realisieren (persönliche Mitteilung).

Die Wechseljahre sind eine Zeit der Bestandsaufnahme. Es gilt, die Pläne und Ziele, die man als Kind und junger Mensch hatte, an der Wirklichkeit zu messen. Gelingt es, das gelebte Leben mit einem gewissen Abstand zu überschauen und zu reflektieren, wird erkennbar, was sich verwirklicht hat und was nicht. Vielleicht muss man auf das eine oder andere verzichten, vielleicht auch neue Ziele setzen. Wer auf das "falsche Selbst" gesetzt hat (Karen Horney), merkt in den Wechseljahren, dass sich die Jagd und Hetze danach nicht gelohnt haben. Sie konnte nicht wahrhaft sie selbst werden. Diese Konfrontation geht fast nie ohne Erschütterung ab. Viele Menschen verbleiben gleichwohl in ihrem alten Zustand und wagen den Aufbruch zum "wahren Selbst" nicht mehr. Karen Horney fand erstaunlich, wie lange Menschen auf der Suche nach dem falschen Selbst durchhalten (Horney 1984, S. 92). Wahrscheinlich sind die Wechseljahre der Zeitpunkt, wo die Diskrepanz zwischen dem idealisierten Selbst und dem falschen Selbst nicht mehr zu vertuschen ist.

6.2.4 Lebenslüge-Authentizität

In einem Aphorismus von Marie von Ebner-Eschenbach (1830-1916) heißt es: "Man fordere nicht Wahrhaftigkeit von den Frauen, solange man sie in dem Glauben erzieht, ihr vornehmster Lebenszweck sei - zu gefallen." Ob Mann oder Frau, die erste Hälfte des Lebens steht unter dem Zeichen des Aufbaus, des Tätigseins, der Anforderungen von Gesellschaft und Familie. So wichtig die Erfüllung dieser Aufgaben ist, birgt sie doch die Gefahr der Selbstentfremdung. Nicht immer ist zwischen Notwendigkeit und Freiheit leicht zu unterscheiden. In den Wechseljahren wird offensichtlich, wie selbstentfremdet jemand sein Leben gelebt hat. Jetzt geht es um Authentizität.

Hendrik Ibsen (1828-1906) ist der Autor, der das Thema Lebenslüge auf die Bühne gebracht hat. Bis zum heutigen Tag werden seine Dramen als Plädoyer für Authentizität und Wahrhaftigkeit verstanden.

In dem Stück *Gespenster* (1881) behandelt Ibsen das Schicksal einer Frau, die, im konventionellen Denken verhaftet, mit 50 Jahren erkennen muss, dass ihre Rechnung nicht aufgeht. Der Lebenslüge immer gewärtig, spielt das Stück kurz vor dem erhofften Ziel, mit der Errichtung eines Kinderheimes endgültig einen Schlusspunkt unter eine unwürdige Ehegeschichte zu setzen. Mit der Einweihung hofft Frau Alving, die Protagonistin dieses Stückes, ein für alle Mal den guten Ruf ihres Ehemannes zu festigen und die Gefahr zu bannen, dass eines Tages die "Wahrheit" ans Licht kommen könnte.

Die Feier soll ihr Jugendfreund, Pastor Manders, vornehmen, der zu diesem Zweck angereist ist. Ebenfalls angereist ist ihr 24 Jahre alter Sohn, der im Ausland lebt. Kurz vor den Feierlichkeiten kommt es zu einem Streit zwischen ihr und ihrem Jugendfreund, der ihr Pflichtverletzungen hinsichtlich ihrer Frauen- und Mutterrolle vorwirft, weil sie ihren Sohn mit sieben Jahren in ein Internat gegeben hat. In ihrer Empörung enthüllt sie ihm nun die Geschichte ihrer Ehe. Es wird deutlich, wie das ganze Beziehungsgeschehen von Anfang an falsch eingefädelt war.

Von ihren Verwandten gedrängt, hat sie "wider ihres Herzens" den wohlhabenden Leutnant Alving geheiratet. Schon bald erkennt sie, dass er ein "übler Wüstling" ist, der einen unsoliden Lebenswandel mit Alkohol und Frauen pflegt. Noch jung, sucht sie nach einem Jahr dieser Ehe zu entfliehen. Sie wendet sich in ihrer Not an eben diesen Freund, der jetzt vor ihr sitzt. Mit dem Hinweis, dass die "Pflicht höher stehe als das Glück", schickt er sie zu ihrem Mann zurück. Sie bekommt einen Sohn und tritt nun die Flucht nach vorn an.

> Und nun musste ich ja doppelt kämpfen, auf Leben und Tod darum kämpfen, dass niemand erfährt, was für ein Mensch der Vater meines Kindes war (Ibsen 1997, S. 34).

Damit nimmt die Geschichte ihren Lauf. Ibsen lässt Frau Alving Ehe und Kind als Notwendigkeit sehen, der sie sich unterzuordnen hat. Die eheliche Situation verschärft sich. Sie erfährt, dass ihr Mann mit dem Dienstmädchen ein Verhältnis hat, das nicht ohne Folgen bleibt. Sie hält den Schein aufrecht, hilft bei der Vertuschung mit. Später nimmt sie dieses Kind in ihr Haus. Aber sie zieht ihre Lehre daraus. Sie gibt den Sohn weg, um ihn dem Einfluss des Vaters zu entziehen. Gleichwohl nährt sie in ihm die Vorstellung eines "idealen Vaters".

> Ich musste es für meinen kleinen Sohn ertragen. Aber als dann noch diese letzte Verhöhnung dazukam, als mein eigenes Dienstmädchen - da schwur ich mir: Das soll ein Ende haben! Und ich ergriff die Macht im Haus - die ganze Macht - sowohl über ihn als über alles übrige (ebd., S. 35).

Mit dem unehelichen Kind hat sie ein Druckmittel in der Hand. Ab jetzt ist sie die Aktive, der Not gehorchend, aber sie verbleibt in dem gegebenen Rahmen. Sie meistert die Situation, indem sie sich Arbeit verordnet. Sie bringt das Gut in Ordnung, so dass ihr Mann zu Ehren und Ansehen kommt und der Sohn zu einem "tüchtigen Vater".

> Ich hätte es nie ausgehalten, wenn ich nicht meine Arbeit gehabt hätte. Ja, denn ich darf wohl sagen, dass ich gearbeitet habe! Die ganze Vergrößerung unseres Landbesitzes, alle Verbesserungen, all die nützlichen Einrichtungen, für die Alving Lob und Ruhm erhielt - glauben Sie, dass er daran Anteil hatte? Er, der den ganzen Tag auf dem Sofa

> lag und in einem alten Staatskalender las! Nein; und ich will ihnen auch das noch sagen: Ich war es, die ihn in Gang brachte, wenn er seine lichten Momente hatte; ich war es, die die ganze Fuhre ziehen musste, wenn er wieder mit seinen Ausschweifungen begann und stöhnend und jammernd zusammenfiel (ebd., S. 36).

Das Drama endet damit, dass das neuerbaute Kinderheim bis auf die Grundmauern niederbrennt. Da es nicht versichert war, ist es ein totaler Verlust. Der Sohn eröffnet ihr, dass er an progressiver Paralyse im fortgeschrittenen Stadium leidet. Als Liebesdienst bittet er sie um eine Dosis Opium, sollte er in geistige Umnachtung fallen - eine Situation, die tatsächlich eintritt. Die von ihr erträumte Zukunft, in der nur sie und ihr Sohn eine Rolle spielen, zerplatzt wie eine Seifenblase. Jetzt, mit 50 Jahren, auf dem Höhepunkt ihres Lebens, erkennt Frau Alving das ganze Ausmaß ihrer Lebenslüge. Ibsen lässt sie selbstkritisch sagen, dass es nicht nur Rücksicht gegen den Sohn war, sondern sie selbst nicht den Mut und die Kraft hatte, anders zu handeln. Jetzt ist ihr aber "ein neues Licht über alle Dinge" aufgegangen. Nicht nur ihre eigene Situation wird ihr deutlich, sondern auch die ihres Mannes. Sie sieht die zerstörerische Wirkung der Lüge zwischen den Menschen. Lebensfreude, die mit Wachstum und Entwicklung einhergeht, erleben beide nicht, weder der Mann noch die Frau.

> Es ist ja nicht nur, was wir von Vater und Mutter geerbt haben, das in uns herumgeistert; auch alte, abgestorbene Meinungen aller Art, alte, abgestorbene Überzeugungen und ähnliches. Sie sind nicht lebendig in uns; aber sie sitzen doch in uns fest, und wir können sie nicht loswerden. Wenn ich nur eine Zeitung zur Hand nehme und darin lese, sehe ich solche Gespenster zwischen den Zeilen herumschleichen. Die scheinen im ganzen Land zu leben. Sie scheinen so zahllos zu sein wie Sandkörner. Und darum sind wir auch so gotterbärmlich lichtscheu; wir alle miteinander (ebd., S. 45).

Dass das Bedürfnis nach Authentizität auch über das Leben eines Menschen hinaus reichen kann, ist Inhalt der Novelle von Guy de Maupassant (1850-1893) *Das Testament* (1882). Maupassant schildert nur kurz das Leben einer zarten, verängstigten, sehr reichen Frau, die zu Lebzeiten in einer unglücklichen Ehe ausharrt und sich nicht zu vertreten wagt. Sie führt ein Doppelleben, erst in ihrem Testament gibt sie das "Geheimnis ihres Herzens" preis.

> Als Tote werfe ich die schmähliche Heuchelei von mir ab; ich wage meine Gedanken auszusprechen, das Geheimnis meines Herzens zu gestehen und zu unterzeichnen (Maupassant 1967, S. 294).

In dem Testament eröffnet sie ihrem Ehemann und den beiden Söhnen, dass sie einen Geliebten hatte und mit diesem einen Sohn. Durch ihn habe sie wahre Liebe und Mitmenschlichkeit kennen gelernt. Diese beiden sollen Erbe ihres Besitzes werden:

> Ich habe mein ganzes Leben gelitten. Ich wurde von meinem Gatten aus Berechnung geheiratet, dann verachtet, verkannt, unterdrückt, ständig betrogen. Ich verzeihe ihm, aber ich schulde ihm nichts ... Meine älteren Söhne haben mich nicht geliebt, nicht umhegt, kaum als Mutter behandelt. Für sie war ich mein ganzes Leben lang, was ich sein sollte; nach meinem Tode schulde ich ihnen nichts (ebd., S. 293f.).

Maupassant nennt dies den "posthumen Aufruhr einer Toten", die jetzt kein Blatt mehr vor den Mund nimmt. Sie kritisiert die Gesetze, die sie als ungerecht empfindet, und prangert Bräuche und Vorurteile an, die den Menschen eine Hölle auf Erden bereiten.

6.2.5 Grenzerfahrung

Tiefenpsychologie und Psychosomatik betonen die Krisenhaftigkeit dieses Lebensabschnitts. Ereignisse, die in jüngeren Jahren weggesteckt werden, rufen jetzt andere Reaktionen hervor. Verlusterlebnisse vielfältigster Art spielen in den Wechseljahren eine große Rolle. Man kann Lebensbereiche oder Menschen verlieren, ebenso wie man sich selber aus Situationen oder von Menschen zurückziehen kann. Immer aber werden Trennungen als Einschnitt erlebt und können für den betroffenen Menschen zu einer Grenzerfahrung werden.

Karin Michaelis (1872-1950), eine dänische Schriftstellerin, schrieb 1904 einen Roman mit dem Titel *Das gefährliche Alter* (dt. 1910), in welchem eine solche Grenzerfahrung geschildert wird. Dieser Roman wurde ein großer Erfolg und begeisterte die deutschsprachigen Länder Europas. Inhalt ist das Schicksal einer Frau, die aus eigenen Stücken eine solche Situation aufsucht. Elfie Lindtner, die Protagonistin des Stücks, ist 42 Jahre alt, als sie ihrer "unbeschreiblichen Sehnsucht nach Einsamkeit" nachgibt, sich aus ihrer langjährigen Ehe und ihrem sozialen Umfeld löst und sich in ein Haus auf einer einsamen Insel zurückzieht. Michaelis lässt damit eine Phantasie Wirklichkeit werden, die viele - Frauen wie Männer - in diesem Lebensabschnitt haben. In den Worten der Hauptdarstellerin: Sie will ganz allein mit sich selbst leben und zur Selbstbesinnung kommen. Sie macht dies nicht unbedacht, sondern hat ein Jahr lang diesen Schritt vorbereitet.

Michaelis schildert nun, wie ihr die heißersehnte Einsamkeit, die Freude am "Einsiedlerleben" zunächst zu einem Problem wird. Sie schwankt in ihren Gefühlen und zweifelt an ihrem Schritt. Der Garten, das Haus, das Klavier - all diese Dinge finden nur begrenzt ihr Interesse. Sie beginnt, sich nach ihrem Mann und der Sexualität zurückzusehnen. Durch Briefe und Zeitungen, die sie erhält, erfährt sie vom Schicksal anderer Frauen aus ihrem Bekanntenkreis, die sich, wie sie selbst, im "gefährlichen Alter" befinden und es nicht zu meistern vermögen.

Im Laufe eines Jahres wird sie ruhiger. Es gelingt ihr, ihr früheres Leben zu reflektieren und Einsichten daraus zu ziehen. Man erfährt, dass sie, stets auf Haltung und Etikette bedacht, eine Ehe aufrechthielt, in der sie nicht glücklich war. Sie hatte ihren Mann des Geldes wegen geheiratet und dafür ihre wahre Liebe - einen jungen, aber armen Künstler - aufgegeben. Ihr wird bewusst, dass die Verleugnung ihrer ersten Liebe ein Verrat an ihrem Selbst war: "Mein Leben ist arm gewesen, und ich habe mir auf mein eigenes Herz getreten" (Michaelis 1910, S. 120). Um die Bedeutung der Kindheit für die Entwicklung des Menschen wissend, lässt Michaelis Elfie Lindtner auch ihre Kindheit Revue passieren, so dass ihr selbst und dem Leser ihre Gangart verständlich wird.

Solchermaßen in Selbstreflexion vertieft, sucht sie ihre Einsamkeit zu beenden. Sie schreibt ihrem heimlichen Verehrer, einem Freund des Hauses, der sehr um sie geworben hatte, und bittet um seinen Besuch. Er kommt sofort, muss aber feststellen, dass seine Liebe zu der älteren Frau erloschen ist. Sie wendet sich daraufhin an ihren Mann und deutet in einem Brief an, dass sie einer Versöhnung nicht abgeneigt wäre. Ihr Mann jedoch, der zunächst unter der Trennung sehr gelitten hatte, ist unterdessen eine neue Beziehung mit einer jungen Frau eingegangen. Sie ist tief verletzt. Nach diesen beiden Enttäuschungen beschließt sie, ihre einsame Insel zu verlassen und mit ihrer Kammerzofe auf Weltreise zu gehen.

Es ist anzunehmen, dass die heute verbreitete Redewendung von den Wechseljahren als "das gefährliche Alter" auf diesen Roman zurückgeht. Michaelis schildert die "Freiheit von", wie es die Existenzphilosophie nennt, die nicht ausreicht. Man muss "für etwas" sein, betont Simone de Beauvoir, will man die Gefahr, die von einer Grenzsituation ausgeht, meistern. Es bleibt offen, ob Karin Michaelis ihren Roman als eine Warnung verstanden wissen will. Sie war Mentorin und Vertraute von Helene Weigel sowie lebenslängliche Freundin der Brechts. Sie war Sozialistin und hat der gesamten Brecht-Familie ein Überleben im Exil ermöglicht. Ihre Bücher wurden 1939 in Deutschland verboten. Aus dem überraschenden Schluss von *Das gefährliche Alter* zieht Sabine Kebir in *Abstieg in den Ruhm* (2000), einer Biographie über Helene Weigel, sogar den Schluss, dass von Michaelis literarischer Einfluss auf Brecht ausgegangen ist (Kebir 2000, S. 48).

6.2.6 Die Erfahrung des Nichts

Wechseljahre bedeuten Erfahrung des Nichts, der Absurdität des Lebens und der Sinnlosigkeit (Sartre). Der Mensch erlebt das Nichts mehr oder minder bewusst und muss in irgendeiner Form Stellung dazu beziehen. Wie klar, wie leicht, wie flüssig ist das Leben, sagt Simone de Beauvoir, wenn alles gut geht, und wie undurchsichtig wird es, sobald man auf ein Hindernis stößt.

Ein Hauptmerkmal der Wechseljahre der Frau ist das Sistieren der Menstruation. Dies wird in der Literatur über Wechseljahre oft als Verlusterlebnis eingeordnet. Es ist aber nicht allein die hormonelle Umstellung, es hört nicht nur die Menstruation auf. Es ist die Erfahrung, dass man selbst "genichtet" werden kann. Das ist das Bewusstsein des Todes. Nach Sartre ist die menschliche Existenz fragil und lückenhaft und "innen" wie "außen" vom Nichts umgeben und bedroht. Das Erleben und Ahnen des Nichts macht dem Menschen Angst, er sehnt sich nach Sicherheit und "dichtem Leben". Das ist aber eine Illusion. Eigentlich ist der Mensch dauernd im Wechsel, er kann nicht ganz dicht und fest sein. Wenn, wie in den Wechseljahren, alte Sinnstrukturen wegfallen, ist er auf sich verwiesen. Er ist mit Absurdität konfrontiert, bis neue Strukturen tragfähig sind. Gibt es keine Zukunftsentwürfe, tritt existentielle Angst (Kierkegaard) an diese Stelle.

Das Aushalten dieser Erfahrung des Nichts ist das Schwierige. Das Nichts erlebt der Mensch häufig als Panik, Depression, Schlafstörung oder andere Symptome. Jemand, der Person ist, kann diese Herausforderung beantworten. Er durchlebt die Zeit bewusst und geht gereifter aus dieser Erfahrung hervor. Diejenigen, welche die Erfahrung des Nichts nicht aushalten, müssen sie abwehren. Hier zeigen sich dann Zusammenbrüche, Krankheiten, Süchte aller Arten etc. Simone de Beauvoir (1908-1986) hat in exemplarischer Weise das Ringen einer Frau mit der Erfahrung des Nichts in der Geschichte *Eine gebrochene Frau* (1967) dargestellt.

In Form eines Tagebuchs mit Eintragungen, die von September bis zum März des folgenden Jahres (um 1966) reichen, schildert Beauvoir, wie eine 44-jährige Frau nach 22-jähriger Ehe vor der Erkenntnis steht, dass ihr Mann eine jüngere Frau liebt. Nicht irgendeine Frau, sondern eine angesehene Rechtsanwältin. Gefasst sucht sie zunächst mit Vernunft die Situation zu meistern, übernimmt weder eine Opferhaltung noch gebärdet sie sich wie eine Furie. Doch damit nicht genug, muss sie auch noch erfahren, dass ihr Mann sie schon seit acht Jahren mit anderen Frauen betrügt und ihre Ehe auf einer Lüge beruht. Sie fühlt sich ihrer Vergangenheit beraubt und gerät in eine tiefe Depression.

Ihr Mann ist Arzt, der seit zehn Jahren in der Forschung arbeitet. Sie haben zwei Töchter, die beide bereits das Haus verlassen haben. Die ältere Tochter hat geheiratet und lebt in Paris, die jüngere studiert in den USA. Sie selbst hatte ihren Mann während des Studiums kennen gelernt, dieses dann aber zugunsten des Familienlebens aufgegeben. Beauvoir schildert sie als eine der typischen Frauen, die sich mit Leib und Seele der Familie verschreiben. Den Hinweisen ihres Mannes gegenüber, doch wieder eine berufliche

Tätigkeit auszuüben, war sie stets ablehnend gewesen, immer in Sorge, nicht genügend Zeit für die Familie zu haben. Selbst als die Töchter aus dem Hause waren, sah sie keine Notwendigkeit, irgendwie tätig zu werden. Es ging ihr gut, und so wollte sie es belassen. Beauvoir schildert, wie nach und nach die Wahrheit ans Licht kommt und die Frau vor einer völligen Desillusionierung ihrer Liebe steht. Alles gerät ins Wanken, ihre Vergangenheit erscheint ihr zu zerfließen, als ob alles nichts war und umsonst:

> Mein früheres Leben ist zusammengestürzt, spurlos verschwunden wie bei einem jener Erdbeben, wo der Boden sich selbst verschlingt: Hinter dem Flüchtenden bleibt nichts zurück als ein Abgrund. Es gibt keine Rückkehr. Das Haus, das Dorf, das Tal - nichts ist mehr da. Vielleicht überlebt man die Katastrophe, aber man findet nichts wieder, nicht einmal den Platz, den man auf Erden eingenommen hat (Beauvoir 1997, S. 141).

Zu denken, dass sie ihr Leben damit vergeudet hat, einen egoistischen Mann zu lieben, schüren ihre Hassgefühle. Sie will aber nicht klein beigeben, sie will kämpfen. In Gesprächen mit den Töchtern, mit Freundinnen, mit einer Ärztin, später einem Psychiater sucht sie Orientierung in dem Chaos, gerät teilweise aber immer tiefer hinein: "Dieser grässliche Abstieg in die Tiefen der Traurigkeit" (ebd., S. 149). Hin- und hergerissen, sucht sie die Schuld für das Scheitern bald bei ihrem Mann, bald bei sich selbst:

> Heute Vormittag ist mir ein Licht aufgegangen: Alles ist einzig allein meine Schuld. Ich habe den schweren Fehler gemacht, nicht zu begreifen, dass die Zeit vergeht. Sie verging, aber ich war in meiner Pose erstarrt: die ideale Gattin des idealen Gatten. Statt unsere sexuellen Beziehungen neu zu beleben, schwelgte ich in Erinnerungen an längst vergangene Nächte. Ich bildete mir ein, noch immer das Gesicht und den Körper einer Dreißigjährigen zu haben, und kam gar nicht auf den Gedanken, mich zu pflegen, Gymnastik zu treiben und regelmäßig zur Kosmetikerin zu gehen. Statt meine Intelligenz zu schulen, mich weiterzubilden, sagte ich mir: Damit warte ich lieber, bis die Kinder flügge sind (ebd., S. 155).

Selbstkritisch stellt sie fest, dass ihr Interesse an der Welt, an Ereignissen, Ideen, Büchern im Laufe ihres Ehelebens immer mehr zurückgegangen ist. Ihr Heim, die vier Wände waren ihre Welt, und auf diese Sicht pochte sie auch bei ihrem Mann.

Wut und Hass auf die Rivalin und ihren Mann steigern sich. Sie magert ab, vernachlässigt sich und beginnt, sich mehr und mehr aufzugeben, wird immer verzweifelter. Mühsam wahrt sie mit Hilfe von Psychopharmaka Haltung.

> Ich könnte mühelos noch ein wenig tiefer in das Nichts sinken, bis dorthin, von wo es keine Rückkehr gibt. Alles, was ich dazu benötige, liegt in der Nachttischschublade. Aber ich will nicht, ich will nicht! Ich bin erst vierundvierzig, das ist zu früh zum Sterben. Es wäre so ungerecht! Ich kann nicht mehr leben. Ich will nicht sterben (ebd., S. 163).

In dieser Situation kommen ihre Blutungen eher als erwartet, und sie sind viel länger, hören nicht auf, sie bekommt Angst vor ihrem unaufhaltsam fließenden Blut. Als ihr Mann ausziehen will, gerät sie endgültig ins Strudeln, ihr Identitätsgefühl ist getroffen.

> Es war einmal ein Mann, der seinen Schatten verlor. Ich weiß nicht mehr, was ihm geschah, aber er machte Schreckliches durch. Ich hingegen habe das Bild meiner selbst verloren. Wenn ich es auch nicht oft betrachtet habe, so war es doch immer im Hintergrund sichtbar eine offenherzige, wahrheitsliebende, "positive" Frau, nicht zu Kompromissen bereit, aber großzügig, verständnisvoll und nachsichtig, geistig interessiert, den Menschen und Dingen zugewandt, innig verbunden mit denen, die sie liebt und deren Glück ihr am Herzen liegt. Ein schönes, ein heiteres, erfülltes, ein "harmonisches" Leben. Jetzt ist es dunkel um mich herum, ich sehe mich nicht mehr. Und was sehen die anderen? Vielleicht etwas Abscheuerregendes (ebd., 8. 175).

Am Ende der Geschichte, nach endlosen Gesprächen über ihre Fehler und Fähigkeiten als Frau und Mutter in der Vergangenheit, nimmt sie die neue Situation an. Sie weiß, dass sie an der Schwelle ihrer Zukunft steht, die sie allein überschreiten muss. Sie stellt sich der furchtbaren Angst und übernimmt damit Verantwortung für sich und ihr Leben.

6.2.7 Möglichkeit

In den Wechseljahren tut sich nicht nur das Nichts auf, es eröffnen sich auch noch einmal neue Zukunftsräume. Durch die Veränderungen, die in diesem Zeitraum in vielfältigster Weise stattfinden, gerät der Mensch in eine Art Vakuum oder Aufbruch, in einen Zustand, der nicht "dicht" oder "fest" ist. Die meisten Menschen schrecken vor diesem Zustand zurück und wollen schnell wieder "Dichte" oder "Festigkeit" bekommen. Es ist eine Unfähigkeit, das Unbekannte, das noch nicht Gelebte zu ertragen, eben die Möglichkeiten, die sein können, aber noch nicht sind.

Ernst Bloch (1885-1977) spricht in *Das Prinzip Hoffnung* (1985) von zwei Arten des Unbewussten. Die eine Art des Unbewussten ist das Verdrängte, wie Sigmund Freud es gesehen hat. Es bezieht sich auf die Vergangenheit, es ist das "nicht mehr". Die andere Art bezieht sich auf das Zukünftige, auf das "noch nicht", "die Stimme von morgen". Zukünftiges ist noch offen. Man hat die Erwartung, aber noch kein Bewusstsein davon, d.h. man weiß noch nicht, wie die Zukunft aussehen könnte (Bloch 1985, S. 132f.). Dieses wird von einem 58-jährigen Mann prägnant beschrieben:

> In meinen jüngeren Jahren, immerhin etwa bis Mitte vierzig, hatte ich kein eigentliches Gefühl für mein Altwerden. Innerlich war ich voller ahnungsvoller Zukunftsgewissheit, dass ich noch irgendwann zu einer Haltung, Leistung und Aufgabe vordringen werde, die ganz zu mir passt, nur zu mir ... Wodurch und womit war nur sehr vage in mir vorhanden ... In meinen Schubladen und Ordnern, mehr noch in meinem Kopf, lagerten (und lagern) unzählige angefangene Projekte, die aber alle ihrer Ausarbeitung harrten ... Irgendwann, wenn ich einmal mehr Zeit haben sollte, würde ich mich daran machen. Ich sehe darin ... durchaus ein erahntes Gefühl meines in mir schlummerndes Wertes und meine Möglichkeiten (persönliche Mitteilung).

In den Wechseljahren spielen beide Arten des Unbewussten eine Rolle, sowohl das, "was war", als auch das, "was noch nicht ist"; beide Arten werden gespürt. Und sie haben einen Zusammenhang, darauf weist Simone de Beauvoir hin:

> Die Vergangenheit bestimmt meine gegenwärtige Situation und ihre Öffnung auf die Zukunft hin; sie ist das Gegebene, von dem aus ich mich entwerfe und das ich, um zu existieren, überschreiten muss (Beauvoir 1990b, S. 319).

Ein Teil unserer Möglichkeiten, so sagt sie, ragt bereits in das Gegenwärtige hinein und wird je und je ergriffen oder ignoriert. Aber möglich ist nur das für uns, was wir in der Vergangenheit durch Schaffen, Erleben und Phantasieren vorbereitet haben. Nur vor dem Hintergrund des gelebten Lebens können neue Möglichkeiten ins Auge gefasst werden. So determiniert die Vergangenheit die Zukunft, aber auch die Zukunft wählt aus der Fülle des Erlebten und Erlittenen aus, was wir als unser Gewesensein anerkennen oder im Bewusstsein behalten. Das "noch nicht" wird antizipiert, aber man hat noch kein Bewusstsein davon. Es gibt einen (wenn auch noch so kleinen) Spielraum, der in der Philosophie "Freiheit" genannt wird. Bei Bloch heißt es: "Das Noch- Nicht-Bewusste ist so einzig das Vorbewusste des Kommenden, der psychische Geburtsort des Neuen" (Bloch 1985, S. 132). Der Mensch wittert hier "keinen Kellergeruch, sondern Morgenluft".

6.2.8 Utopie

Mehr oder weniger bewusst malt sich der Mensch einen Horizont aus, auf den er hinlebt. Dieser Horizont ist meist illusionär. Die Chance ist, durch einen Reifungsprozess aus einer Illusion eine Utopie zu machen. Robert Musil spricht in diesem Zusammenhang in seinem Roman *Der Mann ohne Eigenschaften* (1930) von einem "Wirklichkeitssinn" und einem "Möglichkeitssinn".

In den Wechseljahren findet eine Ernüchterung statt. Illusionen, die der Heranwachsende über sich und den Lebensverlauf hatte, haben sich nicht verwirklicht. Der Mensch merkt, wer er geworden ist und welche Größenträume er begraben muss. Er bewegt sich auf einen größeren Realitätssinn hin. Käthe Kollwitz beschreibt dies in ihrem Tagebuch. Am 10. Juli 1917, ihrem 50. Geburtstag, heißt es:

> Von so vielen Seiten wird mir gesagt, dass meine Arbeit Wert hat, dass ich etwas geleistet habe, Einfluss ausgeübt habe. Dieser Widerhall der Lebensarbeit ist *sehr* schön, befriedigt und gibt ein Dankbarkeitsgefühl. Auch ein Selbstgefühl. Aber mit 50 Jahren ist dieses Selbstgefühl nicht so ausschweifend und hochmütig wie es mit 30 ist. Es ruht auf Selbstkenntnis. Man selbst weiß am besten, wo die eigenen Grenzen nach oben und nach unten sind (Bohnke-Kollwitz 1989, S. 319f.).

Wechseljahre sind der Versuch von Bios und Psyche, dem einzelnen Menschen noch einmal die Möglichkeit zu geben, die Entfremdung vom eigenen Selbst zu bemerken und sie (zumindest teilweise) aufzuheben. Obgleich man hierzu jeden Tag die Chance hat, bedarf es oftmals der Krisen und Brüche, um eine wirkliche Umstellung zu bewirken. Die Krise der Wechseljahre zeichnet sich dadurch aus, dass vieles wegfällt, was in der ersten Hälfte des Lebens von Bedeutung war, z.B. Partnersuche, Hausbau, Kinderkriegen, Beruf. Damit fallen einige Säulen der Vergangenheit weg, die dem Leben Sinn und Inhalt gegeben haben. Der Mensch ist aber Sinnsucher und Sinnverwirklicher. Konfrontiert mit Absurdität, muss er eine neue Sinnsuche vornehmen.

In dem Buch *Die Welt der schönen Bilder* (1966) sucht Simone de Beauvoir diese Thematik zu erfassen. Sie beschreibt die Geschichte einer Frau mittleren Alters, die durch die Frage ihrer zehnjährigen Tochter: "Mama, warum ist man auf der Welt?" tief verunsichert wird und anfängt, über sich und die Gesellschaft, in der sie lebt, nachzudenken. Sie hat alles, was man sich denken kann. Sie hat einen Beruf, der ihr Freude macht, sie lebt in einer glücklichen Ehe, sie hat zwei nette Töchter und entspricht so ganz ihrem sozialen Milieu. Das Kind stellt die Frage, weil es entdeckt hat, dass nicht alle Menschen im Wohlstand leben, dass es Ungerechtigkeit und Unterdrückung gibt. Im ersten Impuls antwortet sie: "Um anderen Menschen Freude zu machen". Dann wird ihr mit Bestürzung bewusst, dass sie über den "Kult der schönen Dinge", dem Landhaus, dem neuen Wagen, der Stereoanlage und den flauschigen Teppichen die rechte Antwort verloren hat. Sie erkennt, dass die Welt, in der sie lebt, völlig leer und nur von schönen Bildern umstellt ist, die sie und die anderen für die Wirklichkeit halten. Sich ihrer Unechtheit und Gefühllosigkeit, ihrer "Frigidität des Herzens" bewusst werdend, leistet sie den Schwur, ihre Tochter vor diesem Schicksal zu bewahren. Beauvoir lässt ihre Protagonistin erkennen, dass Unkenntnis und Gleichgültigkeit den Menschen ein entfremdetes Leben führen lassen. Das Ziel, die Utopie, wäre der nicht mehr entfremdete Mensch, oder mit einem anderen Wort gesagt: die Person.

6.2.9 Altern

Der Mensch durchlebt eine Kindheit, eine Jugend, er ist Erwachsener und wird ein alter Mensch. Obgleich dies eine Binsenweisheit ist, scheint die Konfrontation mit dem Alter in einer jugendorientierten Kultur keine Kleinigkeit zu sein. Der Aspekt des Alterns ist der wohl am häufigsten genannte im Zusammenhang mit den Wechseljahren. Hier wird von Tiefenpsychologie und Psychosomatik eine der Hauptursachen für auftretende Probleme und Schwierigkeiten gesehen. In Literatur und Erfahrungsberichten wird die Diskrepanz hervorgehoben, die zwischen der inneren Wahrnehmung seiner selbst und der Widerspiegelung durch die Umwelt erlebt wird. Es sind vor allem die biologischen Veränderungen, die den Menschen zu schaffen machen und ihnen unumstößlich signalisieren, dass sie in einen neuen Lebensabschnitt eintreten. Obgleich das Älterwerden zur Conditio humana gehört und Männer und Frauen davon gleichermaßen betroffen sind, wird vermutet, dass die Frau, krasser vielleicht als der Mann, durch die biologischen Veränderungen den Beginn dieser neuen Epoche erlebt.

Wie wichtig es ist, die Situation, in der man sich befindet, richtig einzuschätzen, wird deutlich in der Novelle von Thomas Mann (1875-1955) *Die Betrogene* (1953). Er schildert darin eine kurze Episode einer 50-jährigen Frau, die tragischerweise eine wieder auftretende Blutung als "Fruchtbarkeitswunder" begrüßt.

Die Protagonistin dieses Stückes, Frau Rosalie von Tümmler, lebt mit ihren Kindern zusammen; ihr Mann, ein Offizier, mit dem sie 20 Jahre verheiratet gewesen war, ist vor zehn Jahren verstorben. Thomas Mann schildert sie als eine gepflegte und gesellige Frau, die sich zu kleiden versteht und es liebt, auszugehen oder Gesellschaften in ihrem Hause zu geben. Sie ist aufgrund ihrer Warmherzigkeit und ihres heiteren Wesens bei den Menschen sehr beliebt:

> Nicht groß von Person, die Figur wohlerhalten, mit schon stark ergrautem, reichlichem, welligem Haar und feinen, wenn auch etwas alternden Händen, auf deren Rücken gar zu viele und große sommersprossenähnliche Hautverfärbungen sich mit den Jahren hervorgetan hatten

..., wirkte sie jugendlich kraft eines Paars prächtiger, lebendiger brauner Augen, die, genau von der Farbe geschälter Kastanien, aus einem fraulich lieben Gesicht von den angenehmsten Zügen leuchteten (Thomas Mann 1998, S. 170).

Während sich die Spuren des Älterwerdens äußerlich erst zart andeuten, spürt sie kräftemäßig ein schnelleres Ermüden. Sie macht nichts mehr "ganz ohne Anstrengung" und leidet, wie Thomas Mann es beschreibt, unter den "organisch-kritischen Vorgängen ihrer Jahre". Mit großen seelischen Widerständen erlebt sie das Erlöschen ihrer "physischen Weiblichkeit". Sie kämpft mit "ängstlichen Wallungen, Unruhe des Herzens, Kopfweh, Tage der Schwermut und Reizbarkeit".

Zu ihrer Tochter hat sie eine herzliche und freundschaftliche Beziehung. In ihr findet sie eine Vertraute, mit der sie auch über die "Nöte ihres Übergangszustandes" sprechen kann, wie sie sie umgekehrt tröstet, wenn sie unter Menstruationsbeschwerden leidet. Das Ausbleiben ihrer Regel hat sie mit Wehmut und Bitterkeit bemerkt und sich in ihrer Weiblichkeit bedroht gefühlt. Eine Frau um fünfzig hat ausgedient, so ist ihre Meinung, "da erlischt unsere Fähigkeit, zu gebären, und vor der Natur sind wir bloß noch Gerümpel".

In dieser Situation verliebt sie sich in den Nachhilfelehrer ihres Sohnes. Ken Keaton ist Amerikaner, 24 Jahre alt, von gewinnender Art und mit großer Bewunderung für Europa und seine Bräuche. Sie wird von diesen Gefühlen der Verliebtheit direkt überschwemmt und kann ihnen keinen Einhalt gebieten, auch nicht mit der allergrößten Vernunft. Überraschenderweise stellt sich auch wieder eine Blutung ein. Sie nimmt dies als Zeichen der Natur und spricht von dem "Ostern ihrer Weiblichkeit", von einem "Schmerzensfrühling ihrer Seele", einem "Seelenfrühling".

Ihre Tochter, durch eine Behinderung in den Dingen des Lebens sensibilisiert, erlebt die Euphorie ihrer Mutter als etwas Zerstörerisches. Sie urteilt nicht moralisch, empfindet es aber als ein "Gegen-sich-selbst-Leben". Doch ihre Mutter verschließt sich jeder Art von Einwand gegen ihre Leidenschaft. Jeder Widerstand erscheint ihr als "Treulosigkeit", als Undankbarkeit gegen die Natur, die sich ihrer bediene, um an ihrer Seele ihr "verjüngendes Wunder zu tun". Einer Entlassung Keatons widersetzt sie sich energisch. Während eines Ausflugs zu einem nahegelegenen Rokokoschloss offenbart sie sich dem jungen Amerikaner, der auch ihr gegenüber nicht abgeneigt ist. Sie vereinbaren ein Treffen. Zu diesem Treffen kann sie nicht mehr kommen, weil sie durch eine zweite Blutung so beeinträchtigt ist, dass der Arzt gerufen werden muss. Sie kommt ins Krankenhaus. Es stellt sich heraus, dass sie Krebs in einem so fortgeschrittenen Stadium hat, dass ihr nur noch kurze Zeit zum Leben bleibt.

Thomas Mann hat diese Erzählung als ein "problematisches Produkt" bezeichnet und auch nicht auf ihren Wert bestanden. Seine Frau Katia hingegen, von der er den Stoff zu dieser Geschichte hatte, war da anderer Meinung. In *Meine ungeschriebenen Memoiren* (1998) schreibt sie, dass sie in ihrem Bekanntenkreis eine Frau kannte, die ein solches Schicksal erfahren hatte. Wenn sie nun hörte, dass bei älteren Frauen wieder Blutungen auftraten, war sie höchst alarmiert (K. Mann 1998, S. 98).

Wie auch immer die Geschichte zu bewerten ist - es wird deutlich, dass der Wunsch, "fruchtbar wie in jungen Jahren" zu sein, bei den Menschen ziemlich verbreitet ist. Es gibt aber kein Vergangenes, das man zurücksehnen dürfte, heißt es bei Goethe; die "echte Sehnsucht muss stets produktiv sein, ein neues Besseres erschaffen". Der Phantasie, was das für die zweite Lebenshälfte bedeuten könnte, ist hier noch Tür und Tor geöffnet.

6.2.10 Körperliches Altern - psychosoziale Reifung

In den Wechseljahren, so ist bis jetzt deutlich geworden, nimmt der Mensch wahr, dass er altert. Diesem Faktum wird in der Regel mit Angst und Abwehr begegnet. Sowohl in der Lebenslaufforschung als auch in der Tiefenpsychologie wird darauf verwiesen, dass Altern zwei Seiten hat. Als biologisches Wesen unterliegt der menschliche Körper einem Alterungsprozess. In psychosozialer Hinsicht jedoch steht dem Menschen eine Weiterentwicklung bis ans Lebensende offen. Sofja Tolstaja hat dies intuitiv erfasst, als sie am 9. November 1898 in ihr Tagebuch schreibt:

> Erinnere mich, ich hatte einmal den Gedanken ..., dass der Mensch im Alter an eine Wegscheide kommt, wo er sich entscheidet, ob er von nun an moralisch bergan schreitet, d.h. zur Selbstvervollkommnung, oder bergab, d.h. zu Schwäche und Sichgehenlassen (Tolstaja 1986, S. 107).

Zehn Jahre später wiederholt sie diesen Gedanken noch einmal, da ist sie 64 Jahre alt. Am 7. September 1908 heißt es:

> Für mich ist die Zeit des Alters angebrochen, da man sich zwischen zwei Wegen entscheiden muss: entweder versucht man sich geistigseelisch immer weiter zu entwickeln, um schließlich zur Selbstvervollkommnung zu gelangen, oder aber man findet Befriedigung im Essen, in der Ruhe, in musikalischen Genüssen, in Büchern und im geselligen Beisammensein. Vor letzterem fürchte ich mich (ebd., S. 278).

Sofja Tolstaja hat das Alter nicht begrüßt. Wie ein roter Faden zieht sich das Ringen mit dem Älter- und Schwächerwerden durch ihre Tagebücher. Aber sie ahnt, dass es Möglichkeiten der Entwicklung gibt.

Ein Hinweis, was seelisch-geistige Entwicklung bedeuten kann, lässt sich der Novelle *Der Mann von fünfzig Jahren* von J. W. von Goethe (1749-1832) entnehmen. Goethe hat diese Novelle in seinen Bildungsroman *Wilhelm Meisters Wanderjahre* (1821) mit dem Untertitel *Oder die Entsagenden* eingefügt und darin diesen Lebensabschnitt beleuchtet.

Es ist die Geschichte eines 50-jährigen Mannes, eines Majors, der sich in seine Nichte verliebt. Im Zustand der Verliebtheit wird er sich selbst zum Problem, als in ihm der Wunsch nach Schönheit lebendig wird. Unzufrieden und ungeduldig, findet er sich vor dem Spiegel nicht so, wie er zu sein wünscht:

> Einige graue Haare konnte er nicht leugnen, und von Runzeln schien sich auch etwas eingefunden zu haben. Er wischte und puderte mehr als sonst und musste es doch zuletzt lassen, wie es sein konnte. Auch mit der Kleidung und ihrer Sauberkeit war er nicht zufrieden (Goethe 1989, S. 171).

In feinsinnig ironischer Art beschreibt Goethe, wie der Major mit Hilfe eines alten Freundes zum "Jünger der Verjüngungskunst" wird. Von ihm, einem Schauspieler, der, obgleich zehn Jahre älter, immer noch jugendliche Rollen auf der Bühne spielt, erfährt er, dass es eine Kunst ist, sich jung zu halten. Da der Freund selbst nicht bleiben kann, überlässt er ihm einige Kosmetika und seinen Diener, der ihn in den ersten Schritten dieser Kunst unterweisen soll - denn "die Anwendung ist das Schwerste". Es gehört Übung und Nachdenken dazu. Für Goethe ist Altern "Körpergefühl" und "Mäßigung in allem, was den Menschen aus seinem Gleichgewicht bringen kann". Er lässt keinen Zweifel daran, dass Altern für ihn heißt, ein neues Geschäft zu erlernen.

Als erstes muss der Major lernen, sich zu disziplinieren. Müde vom Tag, kann er sich nicht gleich ins Bett fallen lassen. Er erfährt, dass die Nacht die eigentliche Zeit ist, um Verjüngungs- und Verschönerungsmittel anzubringen. Sein Kopf wird gesalbt, sein Gesicht bestrichen, seine Augenbrauen bepinselt und seine Lippen betupft, so dass die Mittel in einem ruhigen Schlaf wirken können. Obgleich er sich halbkrank dabei fühlt, lässt er es mit sich geschehen.

Auch am nächsten Morgen muss er an sich halten lernen. Als er in gewohnter Weise in seine Kleider springen will, um zu seiner Nichte zu eilen, protestiert der Diener gegen eine solche Übereilung.

> Man müsse ruhen, man müsse sich abwarten, wenn das Vorhaben gelingen, wenn man für so manche Mühe und Sorgfalt Freude erleben solle (ebd., S. 178).

Er wird zu einem Frühstück, einem Bad genötigt, so dass einige Stunden mit diesen Geschäften vergehen. Als er die Ruhezeit nach dem Bad abkürzen will, um nun endlich seine Nichte zu sehen, tritt ihm wieder der Diener entgegen und macht ihm klar, dass diese Hast nicht angebracht ist.

> Alles, was man tue, müsse man langsam und behaglich vollbringen, besonders aber die Zeit des Anziehens habe man als angenehmste Unterhaltungsstunde mit sich selbst anzusehen (ebd.).

Auf solche Weise beschäftigt, wird der Major in eine langsamere Gangart und größere Besonnenheit eingeübt. Die Wirkung ist verblüffend. Da der Diener auch seine Kleidung ausgebessert hat, fühlt er sich gehoben und besser gekleidet als jemals zuvor. Heiteren Sinns, fühlt er sich erfrischt "von innen und außen".

Im Laufe der Geschichte lässt Goethe seinen Protagonisten eine Reise auf sein Gut unternehmen, wo er in Gedenk- und Erinnerungsbüchern seiner Jugendzeit zu blättern beginnt. Er erinnert sich seiner Vorliebe für Horaz und Ovid und entdeckt, dass die Textstellen größtenteils Bedauern vergangener Zeit, verschwundener Zustände und Empfindungen andeuten. Er ist nicht heiter gestimmt. Er empfindet sich auf einem "Scheidepunkt" und denkt darüber nach, wie die Jahre, die zuerst eine schöne Gabe nach der anderen bringen, sie in den folgenden nach und nach wieder entziehen. Ihm fällt eine Badereise ein, die er nicht unternommen, und ein Sommer, den er ohne Genuss verlebt hat - all dies stimmt ihn missmutig. Goethe fügt hier seine Auffassung ein, dass Mann und Frau diesen Scheidepunkt gleich unangenehm und peinlich erleben, allerdings aus unterschiedlichen Gründen:

> Wie aber den Frauen der Augenblick, wo ihre bisher unbestrittene Schönheit zweifelhaft werden will, höchst peinlich ist, so wird den Männern in gewissen Jahren, obgleich noch im völligen Vigor, das leiseste Gefühl einer unzulänglichen Kraft äußerst unangenehm, ja gewissermaßen ängstlich (ebd., S. 199).

Bei all diesen Unternehmungen ist der Diener, der Unterweiser in der Lebenskunst, an seiner Seite, ohne ihn allerdings weiter mit Kleinigkeiten zu behelligen. Jetzt geht es um die Hauptpunkte, die es eigentlich zu beachten gilt: Mäßigung und Gesundheit.

Alles, was nicht nur den Schein der Gesundheit bezwecken, sondern was die Gesundheit selbst aufrechterhalten sollte, ward eingeschärft, besonders aber Maß in allem und Abwechslung nach den Vorkommenheiten, Sorgfalt sodann für Haut und Haare, für Augenbrauen und Zähne, für Hände und Nägel, für deren zierlichste Form und schicklichste Länge der Wissende schon länger gesorgt hatte. Dabei wurde Mäßigung aber- und abermals in allem, was den Menschen aus seinem Gleichgewicht zu bringen pflegt, dringend anempfohlen (ebd.).

Mit dieser Ermahnung verlässt der Schönheits-Erhaltungs-Lehrer den Major, der ziemlich froh ist, wieder sich selbst überlassen zu sein: "Der verständige Mann braucht sich nur zu mäßigen, so ist er auch glücklich" (ebd., S. 200).

Noch einmal hört er von seinem Schauspieler-Freund. Von seinen Heiratsabsichten informiert, schreibt dieser ihm einen Brief, in dem er zu bedenken gibt, dass für einen Mann in gewissen Jahren das sicherste kosmetische Mittel sei, sich des schönen Geschlechts zu enthalten und einer löblichen, bequemen Freiheit zu genießen.

Ob dieser Rat im Sinne Goethes war, bleibt offen. Aber er lässt den Major einen Vorderzahn ausfallen und einen zweiten wacklig werden, so dass dieser peinlich berührt und in seiner Werbung um die Nichte erheblich beeinträchtigt ist.

Folgt man den Gedanken Goethes, so lässt sich sagen, dass die Beachtung von Gesundheit und Mäßigung in allem, auch Nachdenklichkeit und das Einüben einer langsameren Gangart, die Elemente sind, die es in diesem Lebensabschnitt zu beherzigen gilt und die vor mancher Torheit schützen können.

6.2.11 Der aufrechte Gang

Ein Buch über die Wechseljahre hat den Titel *Aufrecht bis ins hohe Alter* (Notelovitz/Ware 1991), in dem es um das Thema Osteoporose, um das Knochengerüst des Menschen geht, das im zunehmenden Alter gefährdet ist. In diesem Sinne ließe sich auch die seelisch-geistige Entwicklung als ein inneres Sichaufrichten interpretieren.

Bei Martin Buber in *Das dialogische Prinzip* (1984) heißt es: So wie der Mensch sich vom Boden aufgerichtet und den aufrechten Gang gelernt hat, so muss sich auch die Seele aufrichten. Dies könnte bedeuten: von sich absehen zu können (Aufgabe von Ichhaftigkeit im Sinne Fritz Künkels), aus illusionären Verkennungen und Glaubensvorstellungen herauszuwachsen, wissenschaftliches und philosophisches Interesse zu entwickeln, um die Fragen des Lebens neu zu stellen und sich eine eigenständige Welt- und Lebensanschauung zu erarbeiten.

So lassen sich die Auffassungen von Erikson und Rattner verstehen, die von den Spättugenden der Integrität, der Generativität und der Weisheit resp. der Personalisation, der Introversion und der Objektivation sprechen. Bei einiger Wachheit und Intelligenz kann die Krise in den Wechseljahren in Weisheit einmünden - oder aber sie wächst sich zu einer Alternsneurose aus.

6.2.12 Transzendenz

Transzendieren ist ein Begriff aus der Existenzphilosophie. Es wird damit die Bewegung des Daseins auf die Welt hin beschrieben. Es ist eine Eigentümlichkeit des Menschen, die jeweiligen eigenen Grenzen zu überschreiten. Er bekundet damit Wachstumsbereitschaft, d.h. sich entwickeln und wandeln zu wollen. Käthe Kollwitz, durch das beginnende Alter, Schicksalsschläge und Krieg auf das Schwerste beeinträchtigt, schreibt am 2. Januar 1916 in ihr Tagebuch: "Das Enge in mir, das ist das Schlimmste. Sich dehnen, weiten, höher werden, danach verlangt man" (Bohnke-Kollwitz 1989, S. 207).

Karl Jaspers sprach in diesem Zusammenhang von der sog. Trans- Aszendenz, um auf die Höherentwicklung, auf den Aufstieg der sittlichen Persönlichkeit hinzuweisen - auf die es in den Wechseljahren ankommt. Transzendieren bewegt sich zwischen den Polen Angst und Hoffnung. Über- wiegt die Angst, kommt es zur Verkapselung und Verschlossenheit, die J.P. Sartre als Ursünde des Menschen bezeichnet und in der zweiten Lebenshälfte Isolation und Vereinsamung bedeuten kann. Innere und äußere Entwicklung jedoch ist immer mit Hoffnung verbunden. Hoffnung, nicht als passives Abwarten verstanden, sondern wie es Erich Fromm in seinem Buch *Die Revolution der Hoffnung* (1974) beschreibt:

> Hoffen heißt, in jedem Augenblick für das bereit zu sein, was noch nicht geboren ist - und trotzdem nicht zu verzweifeln, wenn es in unserer Lebensspanne zu gar keiner Geburt kommt. Es ist sinnlos, auf etwas zu hoffen, dass es bereits gibt oder dass es nie geben kann. Der, dessen Hoffnung schwach ist, lässt sich selbst zur Bequemlichkeit oder zur Gewalttat herunterkommen; der, dessen Hoffnung stark ist, erkennt und begrüßt alle Anzeichen eines neuen Lebens und ist jederzeit gerüstet, dem zur Geburt zu verhelfen, was zum Geborenwerden bereit ist (Fromm 1974, 8. 17).

Zum Schluss sollen noch einmal die Strukturelemente der Wechseljahre im Überblick dargestellt werden:

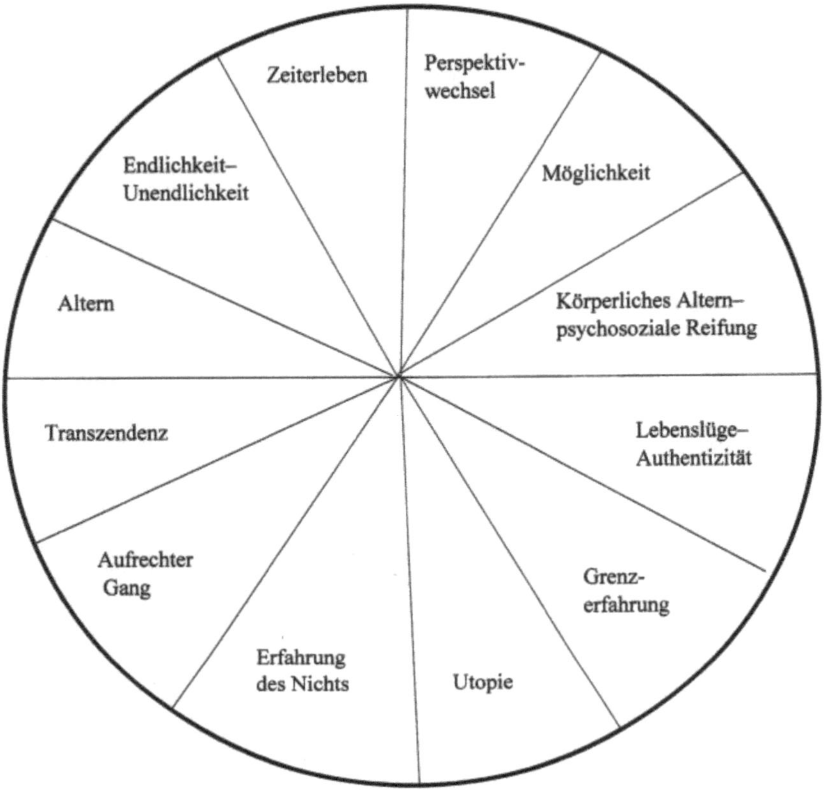

6.3 Wechseljahre, Person und personales Defizit

Wiederum ausgehend von den Gedanken Wilhelm Diltheys lässt sich die psycho-physische Totalität Mensch, die im Laufe ihrer Biographie ein soziales Schicksal sowie eine emotionale und intellektuelle Bildungsgeschichte absolviert, als "Person" bezeichnen. In der Fachliteratur werden für den Begriff der Person oft synonym Ausdrücke wie Ich, Persönlichkeit, Selbst, Existenz, geistiges Sein und Ganzheit verwandt (Freud, Adler, Jung etc.).

Die moderne Philosophie geht davon aus, dass der Mensch nicht nur "leibliche Existenz" ist, sondern eine Synthese von Leib, Seele und Geist darstellt (vgl. Lang/Weiß 1992; Weiland 1995). Der Bios ist hierbei die tragende Schicht, aber es besteht eine relative Autonomie von Psyche und Personalität. Diese sind zwar im Triebhaften und Biologischen fundiert, wirken aber ihrerseits wieder auf sie zurück. Das Seelische und Geistige ist nicht total von der Vitalschicht im Menschen determiniert.

Der Mensch erwirbt bei geeigneter Entwicklung "personale Existenz"; er wird Person, Ich oder Selbst. Diese zentrale Instanz seines Seins bildet sich schemenhaft in früher Kindheit in der Aktion zwischen Mutter und Kind und übernimmt die Führung des leibhaften, seelischen und geistigen Lebens. Ist einmal Personalität induziert, dann gibt es keine biologischen und psychischen Vollzüge, in denen nicht auch eine "geistige Stellungnahme" mitenthalten ist (Rattner 1993, S. 77). Alles, was der Mensch tut, empfindet, denkt oder fühlt, wird zum Spiegelbild und zur Manifestationsform seiner geistigen Existenz.

Ein charakteristisches Merkmal der Person ist, dass sie kein Faktum ist, sondern ein Fakultativum; der Mensch kann auch, ohne „richtig“ Person zu sein, existieren. Bei ungünstiger Sozialisation und drückenden Lebensverhältnissen gelangt das Personale nur in einer Defektform ins Dasein (ebd.). Ist das Personsein aber defekt, dann fehlt dem Menschen das "innere Führungsorgan". Er handelt gemäß inneren und äußeren Determinanten, die seine Freiheit erheblich einschränken können (vgl. Kobusch 1997, S. 11f.).

Im Sinne Diltheys ist die Person eine Struktur. Diese Struktur weist - ebenso wie andere Strukturen - diverse Strukturmerkmale auf. Um die Wechseljahre vor dem Hintergrund des Personseins resp. des personalen Defizits einordnen zu können, sollen im Folgenden zunächst einige Strukturmerkmale der Person aufgezeigt werden. Dieser Darstellung liegen zentral die Texte *Zur Einführung der Person in Theorie und Praxis der Heilkunde* (Rattner 1999, S. 21f.) sowie das Kapitel *Die Therapie der Person* in dem Buch *Grundbegriffe der Tiefenpsychologie und Psychotherapie* (Rattner/Danzer 2000, S. 277f.) zugrunde.

6.3.1 Strukturelemente der Person

1. Die Person weiß um sich selbst, ist also Bewusstsein und Selbstbewusstsein zugleich. Dies ist eine Auszeichnung des Menschen unter den übrigen Lebewesen. Nur als Person kann der Mensch für sich selbst und andere Verantwortung übernehmen (Danzer/Rattner 2000, S. 209).

2. Die Person existiert immer in "Situationen". Sie gerät in immer neue Konstellationen hinein, zu denen sie aktiv Stellung beziehen muss. Immer muss sie sich entscheiden, wie sie sich selbst und die Welt definieren will. Auch Unentschiedenheit ist eine Form der Entscheidung.

3. Der Kern der Person ist ein emotionales Geschehen, ein Gefüge von Akten, durch die Welt und Mensch ineinander verflochten werden (ebd.). Der "Umfang" einer Person bemisst sich unter anderem daran, wie viel "Welt" sie zu assimilieren vermag; nur durch Teilhabe an Weltbezügen (Mitmenschen, Sachverhalten, Werten) wird der Mensch er selbst.

4. Die Person ist gegründet in der Wert-Erfahrung und im Wert-Erlebnis. Werte und Gefühle hängen innerlich zusammen. Je gefühlsreicher der Mensch, umso mehr Werte kann er empfinden und sehen; je mehr Werte ein Mensch wahrnimmt, umso eher wird er lebendige Gefühle haben. Was Nahrung für den Körper und Beziehung für die Seele ist, sind Werte für die "Geistigkeit des Menschen". Nur als Wert-Kenner und Wert-Träger kann die Person ihre volle Entfaltung gewinnen.

5. Ganz zentral ist die Hypothese, dass die Person nur in der Ich-Du-Beziehung lebt und leben kann. Nach Martin Buber ist die Person Du- sagendes-Ich. Brechen die zwischenmenschlichen Beziehungen oder Tätigkeitsbereiche zusammen, so kann auch die Person abgebaut werden und sich kaum am Leben halten. Die Ich-Du-Wirklichkeit ist der tragende Boden, auf dem sich das existentielle Sein und Wirken der Person ereignen kann. Rede und Gegenrede, Ruf und Echo, Gefühlsäußerung und Gefühlserwiderung ist das Lebenselement, in welchem die Person atmen, wachsen und sich entfalten kann (ebd.).

6. Aus dem Obigen wird deutlich, dass die Person im Menschen kein Faktum ist, sondern ein Fakultativum (Rattner 1999, S. 23). Während der psychophysische Organismus dem Menschen von der Natur sozusagen geschenkt wird, muss die Person durch Umwelt und Kultur stimuliert und zur Eigentätigkeit aktiviert werden. Einmal ins Leben gerufen, baut sie sich im Laufe des Lebens durch wertorientierte Handlungen und produktive menschliche Beziehungen auf. In diesem Zusammenhang wird auch von einer "Selbstauszeugung der Person" (Alexander Pfänder) gesprochen. Bis zum letzten Atemzug kann und soll der Mensch am Werden seiner Person tätig sein. Ebenso kann es aber auch zu einer Stagnation dieser Entwicklung kommen.

7. Ihren Ursprung hat die Person in der frühen Mutter-Kind-Dyade. Sie entwickelt sich nicht unmittelbar nach der Geburt, zunächst kommt der Mensch als mehr oder minder "animalisches Wesen" zur Welt. Indem die Mutter sich liebend und fürsorgend dem Kinde zuwendet, es in die sprachlichen und anderen menschlichen Gewohnheiten einführt, schafft sie die Bedingungen der Ich- und Person-Entwicklung. Erst indem die Mutter die vielen spontanen Lebensäußerungen des Kindes - z.B. sein scheinbar ziel- und sinnloses Lallen - "beantwortet", wird es in die Sphäre der Mitteilung, der Sprache und der Kultur gehoben (ebd., S. 24). Die Mütter gebären nicht nur die Kinder; sie machen aus ihnen auch Menschen im eigentlichen Sinne des Wortes, indem sie ihnen Wärme, Geborgenheit, Glauben an das Leben und an die Mitmenschen vermitteln. Gibt es schwere Traumen in dieser dyadischen Erühzeit, kann die Person-Entfaltung an ihrer Wurzel blockiert werden.

8. Person hat Abstand zu sich selbst und zur Welt. Sie ist ein dauerndes Stellungnehmen zu allen Lebensbezügen, in denen sie sich befindet. Sie weiß um sich und bewertet sich auch, ein Faktum, das man mit dem Gewissen identifizieren kann. Nur ein personales Wesen hat echte Gewissensreaktionen. Die moderne Philosophie spricht davon, dass im Gewissen die Stimme der liebenden Besorgnis der Person um ihr Sein und ihre Entfaltung ertönt (ebd., S. 26). Im Gewissen ruft der Mensch sich selbst; nach Heidegger ruft er auf zum eigentlichen Selbstsein. Die Ahnung und Hoffnung einer besseren Zukunft aktiviert die Gewissensfunktion.

9. Die Person ist auch ein geschichtliches Wesen. Sie erleidet ihre Lebensgeschichte nicht nur wie ein Tier, sondern sie schafft sie auch durch Handlungen, Entwürfe und Entscheidungen. Dabei bleibt sie sich ihrer Geschichtlichkeit stets bewusst; sie blickt zurück auf ihre Ursprünge, denkt und fühlt biographisch und sieht ihre Gegenwartssituation im Lichte der Pläne und Projekte, die sie für die Zukunft hegt. Je klarer und kohärenter das Bewusstsein der eigenen Lebensgeschichte ist, umso kompakter ist die Seinsweise der Person (ebd., S. 26f.).

10. Die Person ist auch Leib-Seele-Geist-Einheit (ebd., S. 27). Das heißt nicht, dass der Mensch aus drei verschiedenen Wesensanteilen besteht, die relativ unabhängig voneinander sind. Der Mensch ist Einheit und Ganzheit, und in allen seinen Lebensäußerungen gibt es immer physische, psychische und geistige Elemente. Der Leib wird als das materielle Substrat der menschlichen Existenz gesehen; die Seele ist das Selbst-Innesein des Lebendigen und seine Fähigkeit zur Umweltbeziehung; geistig am Menschen ist sein Denken und Wollen, sein Abstraktionsvermögen, seine Kraft, Ideen zu bilden, und die Fähigkeit, Welt und Leben als Ganzes zu überblicken. Hierzu gehört auch das Sprechenkönnen, das Verstehen von Mitmensch und Kultur usw. Seelisches und Geistiges können nicht als identisch angesehen werden. Geist ist im Menschen nur potentiell angelegt und muss durch Erziehung und Eigenleistung entfaltet werden. Geist hat viel mit Selbstüberwindung und produktiver Auseinandersetzung mit den Lebensgegebenheiten zu tun.

11. Der Organismus braucht für sein Wachstum Nahrungsmittel und Sauerstoff. Die Person jedoch bedarf der Atmosphäre von Sinn und Wert, um gedeihen zu können. Das Medium aller Sinngestaltungen ist die uns umgebende Kultur, d.h. Sprache, Sitten und Gebräuche, Wissenschaft, Kunst und Technik, Gemeinschafts- und Kulturleben aller Art (ebd., S. 24). Hegel nannte das den "objektiven Geist", und er entdeckte die Tatsache, dass das objektive Geistesleben stets die Basis für die individuelle Geistwerdung darstellt.

12. Aus dem Obigen lässt sich ableiten, dass die Person - wo immer sie wahrhaft in Erscheinung tritt - vom Menschen als kostbarster Besitz seines Lebens empfunden wird. Wer echte Personalität in sich empfindet, kann vieles verlieren, ohne einen totalen Zusammenbruch zu erleiden. Er hat in sich, was Viktor Frankl die "Trutzmacht des Geistes" nennt. Er kann sich immer in die innere Fluchtburg zurückziehen, wenn ihn äußere Traumatisierungen und auch Frustrationen treffen (ebd., 8. 27).

6.3.2 Wechseljahre und personales Defizit

Wie weiter oben ausgeführt, kann die Person als eine Struktur begriffen werden, die diverse Strukturelemente aufweisen muss, um in Erscheinung zu treten. Eines der wichtigsten Elemente besteht in der Tatsache, dass das Personsein kein Faktum, sondern ein Fakultativum darstellt. Das bedeutet, dass Menschen *eventuell* Person werden resp. ein hohes Maß an Personalität entwickeln. Des weiteren folgt daraus, dass die Personalität kein einmal erworbenes Hab und Gut ist, das man getrost nach Hause tragen könnte. Im Gegenteil: Personsein muss täglich neu gewagt und mit dem Einsatz der ganzen Existenz Mal für Mal neu erobert werden.

Je nachdem, wie die personalen Qualitäten eines Menschen beschaffen und verankert sind, darf erwartet werden, dass die Thematik der Wechseljahre mehr oder minder produktive oder aber destruktiv-pathologische Antworten des Individuums zur Folge hat. Wie Arnold Toynbee in seiner Universalgeschichte *A Study of History* (1934-61) für die Entstehung und Dynamik der Kulturen die Formel "Challenge and Response" verwendet hat, kann auch für jedes Individuum angenommen werden, dass seine Lebensbewegungen eine Antwort auf jeweilige Herausforderungen darstellen. Je nach dem personalen Niveau und Format eines Menschen sind diese Antwortmuster sehr unterschiedlich konfiguriert.

Aus der psychotherapeutischen Praxis ebenso wie aus der Literatur sind viele Beispiele bekannt, bei denen das personale Niveau entweder nie entfaltet oder im Lauf der Lebensentwicklung wieder verloren wurde. Menschen, deren Personalität nur zögernd entwickelt und nur ungünstig entfaltet werden konnte, können Individuen mit einem "personalen Defizit" genannt werden. Darunter soll in etwa subsumiert werden: ein Mangel an sprachlichem Ausdrucksvermögen, an differenzierter Emotionalität, an reduzierter sozialer Beziehungsaufnahme, an eindimensionaler Wertwahrnehmung, an eingeschränktem Erinnerungsvermögen die eigene Vergangenheit betreffend, an reduzierten und monomorphen Entwürfen die eigene Zukunft betreffend, an Entfremdung der eigenen biologisch-leiblichen Basis der Existenz gegenüber und weiteres mehr.

Die Psychosomatik beschreibt in neuerer Zeit zunehmend, dass ein derartiges personales Defizit einen Risikofaktor für Psychosomatosen aller Art darstellt. Ähnliches kann für die Psychiatrie formuliert werden, bei deren Erkrankungen man ebenfalls davon ausgehen kann, dass neben einer biologischen Disposition ein personales Defizit einen maßgeblichen Anteil an der Ätiopathogenese psychiatrischer Krankheiten hat (Lang/Weiß 1992, S. 11f.).

Aufgrund der obigen Ausführungen darf davon ausgegangen werden, dass die Thematik und die Problematik der Wechseljahre und generell des lebensgeschichtlichen Wechsels von denjenigen Individuen erfolgreich und mit relativer Gesundheit bewältigt werden, welche über ein hohes und stabiles Maß an Personalität verfügen.

Umgekehrt hat man als Psychotherapeut oder Arzt am ehesten bei denjenigen Individuen mit relativer Symptomatik oder Krankheitserleben im Zusammenhang mit den Wechseljahren zu rechnen, bei denen ein personales Defizit besteht oder im Rahmen der Wechseljahre manifest wird.

Die Dimensionen der Personalität lassen sich nämlich meist relativ exakt im Gefolge existentieller Krisen und Erschütterungen sowie im Rahmen von Schwellensituationen abschätzen und erfassen. Die Wechseljahre als Paradigma einer existentiellen Erschütterung eignen sich daher einerseits zur Diagnostik des personalen Niveaus eines Individuums.

Andererseits stellen sie auch eine Aufforderung für einen jeden Menschen dar, anhand der während der Wechseljahre manifest werdenden relevanten existentiellen Themen (Altern, Grenzerfahrung, Zeiterleben, Perspektivwechsel, Möglichkeit etc.) die Dimension der bisherigen Personalität zu überprüfen und womöglich zu steigern.

So verstanden bedeuten Wechseljahre eine Chance des Wachstums und der Steigerung der eigenen personalen Qualitäten und stellen keineswegs bloß eine Situation des Mangels und der Verarmung dar.

6.3.3 Überlegungen zur therapeutischen Praxis

Nur in seltenen Fällen kommen Frauen und Männer mit der Diagnose "Wechseljahre" in die Therapie. Hitzewallungen bieten keinen Anlass zu einem solchen Schritt. Die gynäkologische resp. urologische Praxis ist der Ort, an dem dieses Thema zur Sprache kommt. Hier wird Entlastung von lästigen Symptomen erhofft. Erst wenn zu diesen Symptomen das Gefühl hinzukommt, mit dem Leben nicht mehr zurechtzukommen und Lebensereignisse überwältigend wirken, wächst die Bereitschaft vieler Menschen zu einer Psychotherapie. Zu dem Zeitpunkt befinden sie sich meist schon mittendrin in den körperlichen, psychischen und sozialen Umbrüchen und den damit verbundenen Problemen und Schwierigkeiten.

Es sind zunächst die körperlichen Symptome, die Frauen und auch Männer am ehesten bemerken lassen, dass sie in den Wechseljahren sind: Hitzewallungen, Schweißausbrüche, schnelle Erschöpfbarkeit, Schlafstörungen. Durch solche Anhaltspunkte werden sie aufmerksam, dass irgendetwas mit ihnen nicht stimmt und nicht mehr so ist wie früher. Da die Symptome meist schleichend einsetzen, werden sie jedoch selten mit den Wechseljahren in Zusammenhang gebracht.

Treten weitere - zumeist unterschiedlich stark und diffus erlebte - Symptome wie Gefühlsschwankungen, Reizbarkeit, Traurigkeit, Antriebslosigkeit bis hin zu Angst- und Panikzuständen und Depressionen hinzu, zeigt dies an, dass der Mensch sich in einem krisenhaften Zustand befindet. Er ist verstrickt in Lebensschwierigkeiten und Nöten, die zu lösen er sich oft (aufgrund von Ichschwäche) nicht gewachsen fühlt. Dabei kann der Eindruck von Ausweglosigkeit entstehen. In der Tat wird das Gefühl von Stagnation und Stillstand häufig geäußert. Der Mensch fühlt sich dann wie in einer Sackgasse und sieht für sich und seine Zukunft keinen Weg mehr. Es ist der 5. Akt, wie Charlotte Bühler es formuliert, der Lebensweg eines Menschen spitzt sich zu.

Kann der anstehende Reifungsschritt nicht vollzogen werden, können Resignation und Verzweiflung überhandnehmen. Mögliche Entwicklungen und Chancen werden vertan. Die Symptome verstärken sich, der krisenhafte Zustand kann sich auswachsen zu einer Selbstwert- und Identitätskrise, die unterschiedlich in schweren Erkrankungen, Süchten, Alkoholismus, Depressionen oder Suizidalität in Erscheinung tritt.

Eine bewusste und wahrhaftige Auseinandersetzung mit sich und diesem Lebensabschnitt birgt Wachstums- und Entwicklungschancen. Psychotherapie ist die Behandlungsform, die Hilfe und Unterstützung in der Bewältigung der Selbstwert- und Identitätskrise bietet und eine Nachreifung ermöglichen kann. Darüber hinaus kann sie als Anleitung zur Selbst- und Personwerdung verstanden werden.

Wie kann es nun in einer Psychotherapie gelingen, das Ich des Menschen zu Wachstum und Entwicklung anzuregen und damit den Wechseljahren Paroli zu bieten? Wie weiter oben ausgeführt (vgl.6.3.1), war ein Grundgedanke Adlers, dass sich das Ich oder die Person des Menschen nicht unmittelbar nach der Geburt ausbildet. Erst die mütterliche Pflege und Zuwendung ermöglicht ihm die Ichbildung. Spontane Lebensäußerungen des Kindes werden durch die Antwort der Mutter in die Sphäre der Mitteilung, der Sprache und damit der Kultur gehoben.

Diese erste Prägung durch die Mutter bleibt lebenslänglich erhalten. Adler sah diesen Dynamismus auch im späteren Leben wirksam. Durch diese Gesetzmäßigkeit eröffnet sich die Chance einer Einwirkung durch Psychotherapie; allerdings nur, wenn sich die Betroffenen dem therapeutischen Einfluss öffnen. Die Funktion, die die Mutter bei der Ich-Entwicklung des Kindes spielt, übertrug Adler auf den Therapeuten. Ihm obliegt es, in einem Klima des Wohlwollens und des Verstehens, dem Menschen zu einem neuen Entwicklungsimpuls zu verhelfen.

Wie in jeder Psychotherapie ist in der Therapie mit Menschen in den Wechseljahren der Aufbau einer exemplarisch-guten zwischenmenschlichen Beziehung eine Voraussetzung. Verständnis, Anerkennung und soziale Geschicklichkeit bilden den Rahmen, in dem sich der Mensch aufgehoben und zu einer Auseinandersetzung mit sich und seinen Problemen ermutigt fühlen kann. Das Ich des Menschen wird - allgemein gesprochen - gestützt und gestärkt durch die Aufarbeitung seiner Lebens- und Werdensgeschichte, durch Erinnerungsarbeit, durch das Studium seiner zwischenmenschlichen Beziehungen und der darin enthaltenen Fehlerquellen, durch Selbsterkenntnis und Menschenkenntnis, durch emotionale Zuwendung, durch Aufklärung und Ermutigung, durch Anbieten neuartiger Beziehungsstrukturen und damit auch neuer Verhaltensmöglichkeiten.

Eine Psychotherapie soll neben dem Erarbeiten der Werdensgeschichte des Patienten und der momentanen Lebenssituation auch die personale Heilung und Personwerdung zum Ziel haben. Für den diagnostischen Teil einer Psychotherapie bedeutet dies, das personale Defizit aufzudecken. Der Patient sucht die Therapie auf, weil er unter Symptomen, nicht weil er unter einem personalen Defizit leidet, welches er selbst gar nicht benennen könnte. Dies zu erarbeiten und zu leisten ist Aufgabe des Psychotherapeuten.

Die Therapie des personalen Defizits bedeutet konkret, dass jeder Patient angehalten wird, sich eine sozial oder kulturell wertvolle Aufgabe zu suchen. In diese Richtung zu gehen, wird er ermutigt und unterstützt. Mit der Hinwendung zu überpersönlichen Aufgaben verschiebt sich in der Regel die Wahrnehmung und Beurteilung des eigenen (kleinen) privaten Lebens. Dies ist wichtig, weil der Mensch durch Symptome in sich verstrickt und stark auf sich bezogen ist. Er kreist um sich selbst, ohne die Probleme damit lösen zu können. Mit der Relativierung des eigenen Lebens verschwinden die Symptome nicht, sie werden auch nicht weniger stark wahrgenommen, aber der Aufmerksamkeitsfokus ist verschoben. Durch die neue Ausrichtung bekommt der Patient gleichzeitig wieder eine Zukunft.

Die Symptome stehen für eine gespürte Leere. Statt dass der Mensch sich die jeweilige Not eingesteht (schwierige Ehe, Einsamkeit, Verluste etc.) leidet er unter Symptomen. Diese stellen den Versuch dar, der Leere zu entgehen. Psychotherapie soll den Menschen befähigen, sie wahrzunehmen, zu empfinden, auszuhalten und neue Antwort-Schemata für seine Lebensbewältigung zu finden und zu wagen.

Psychotherapie lässt sich als Versuch interpretieren, dass der einzelne Mensch ein philosophisches Dasein zu führen lernt. Philosophisch heißt, dass - egal, welche Symptome, Konflikte und Nöte ein Mensch hat - er lernen soll und darf: Er soll fähig werden, die Ereignisse des Lebens in einer Distanz, in einem Abstand zu sehen, mit anderen Worten die Fähigkeit erlangen, alle punktuellen Ereignisse seines Lebens in das Lebensganze einzuordnen. Aus einen leidenden soll ein fragender Mensch werden.

Psychotherapie ist so gesehen eine Form der Heilkunde, die mehr als Anthropologie verstanden werden soll. Indem die Philosophie in den Vordergrund gerückt wird, soll einer Tendenz der Medizinalisierung entgegengewirkt resp. vermieden werden. Das bedeutet, dass der in den Wechseljahren erlebte Schmerz, das Leid und der Kummer ihre gemeinsame Endstrecke nicht im Bereich der Medizin finden müssen, wo aus all den Symptomen oftmals die Diagnosen „Somatische Störung", „Schmerzstörung", „Anpassungsstörung" etc. gemacht und mit Medikamenten zu therapieren versuchen werden.

Psychotherapie als Anthropologie verstanden, versucht die Perspektive so zu verschieben, dass aus den Symptomen anthropologische und philosophische Fragen werden: Was ist das Wesen des Menschen? Was ist das Wesen des Lebens? Was ist das Wesen des Alterns? Was ist das Wesen von Transzendenz der Grenzen? Aus den Befindlichkeiten eines Menschen werden philosophische Fragen zu deduzieren versucht.

Zum Abschluss sei noch eine Fallvignette angefügt, in der eine „stoische" und damit quasi philosophische Einstellung Krankheitszuständen gegenüber erwähnt wird. Es ist der Bericht einer Frau, Jahrgang 1940, verheiratet, zwei Kinder, Psychotherapeutin:

> FALLVIGNETTE 20: Die Wechseljahre selbst waren für mich unproblematisch. Mit ca. 35 Jahren, einer Zeit erheblicher Belastungen und Konflikte, wurde ich auf schwächliche Verdauung aufmerksam: Blähungen, Neigung zu Durchfällen bei Anspannung und Angst. Seitdem halte ich die Daten des Menstruationszyklus fest, u.a. um Zusammenhänge zwischen Menstruations- und Darmbeschwerden zu beobachten. Davor hatte ich z.B. das leichte Ziehen im Unterleib während des Eisprungs dem Darm zugeschoben und mich gesorgt.
>
> Mein Gesundheitszustand war und ist zufriedenstellend; aus Zigaretten, Medikamenten, Alkohol mache ich mir nichts, Süßigkeiten und Kuchen muss ich weitgehend vermeiden, da ich sie nicht vertrage. Ich lebe demnach gesundheitsbewusst, treibe regelmäßig Sport, bewege mich gern, gerate allerdings leicht in Hektik und muss mich in Zukunft noch mehr entlasten.

Die Menstruation trat bei mir spät ein (mit 16 Jahren) und war eher schwach, zog sich aber immer einige Tage hin. Der Zyklus dauerte zwischen 22 und 30 Tagen. Ungefähr im Alter von 40 Jahren hatte ich einige Jahre lang stärkere Schmerzen und legte mich jeweils für einen Tag ins Bett. Ruhe und Schlaf sind für mich die besten Schmerzmittel. 48-jährig gingen diese Beschwerden zurück; dafür bekam ich vor und nach der Regel Kopfschmerzen („mein Hormonkopf"), die ich den Wechseljahren zuordnete und ebenfalls mit Bettruhe behandelte.

Meine Einstellung zu Krankheitszuständen ist ausgesprochen stoisch: Ich akzeptiere sie bei Schlaf und Tee, sehe in ihnen sogar einen willkommenen Anlass zur Selbstbesinnung. Wo es sich um handfeste Leiden handelt (u.a. eine Blasenentzündung mit 44, ein schmerzhafter Senkfuß, eine Blinddarmoperation mit 59) konsultiere ich die Ärztin/den Arzt und bewundere ihr Können. Sonst neige ich eher dazu, Ärzte zu meiden, abzuwarten, herumzufragen, zu be- obachten und mich selbst sachkundig zu machen. Dies tat ich auch bei den Wechseljahrs-Beschwerden. Ich habe u.a. frühzeitig Material über die Einnahme von Hormonen gesammelt und mich dann gegen sie entschieden.

Mit 45 Jahren verkürzte sich der Zyklus (22 bis 24 Tage), was lästig war; mit 53 war er mal lang, dann wieder kürzer (18 bis 39 Tage). Die Kopfschmerzen hörten auf. Mit 55 begann die Menopause: Ich hatte es also endlich geschafft und war sehr erleichtert. Das einzige Handikap, das die Menopause mit sich brachte, besteht in relativ schwachen Hitzewallungen. Sie stören mich nicht sehr: Ich ziehe das Jackett oder die Strickjacke aus und verkünde mit heimlichem Stolz: „Die Wechseljahre!". Ein ärztlicher Kollege meinte, sie könnten noch einige Jahre andauern, was mich bewog, sie zu einem Teil meiner Weiblichkeit zu machen. Ein anderes Problem besteht in der Neigung zum Früherwachen; es tritt unter Belastung auf und gemahnt mich zur Besonnenheit. Ich will deshalb unbedingt mehr Ruhe in meine Gangart bringen.

Ich habe die Zeit der Wechseljahre weder als Krankheit, noch als erstes Anzeichen des kommenden Alters erlebt; sie haben auch meine Sexualität nicht beeinträchtigt. Sehr angenehm ist es, von der Menstruation befreit zu sein. Auch bin ich sehr dankbar, bisher von schweren Krankheiten, Krieg und Elend verschont zu sein und möchte gern alt werden. Während die Wechseljahre kein besonderes Thema für mich waren, sehe ich im Altwerden eine weitaus kompliziertere Aufgabe, mit der ich mich gründlich auseinandersetzen werde.

7. Conclusio

Die Thematik der Wechseljahre ist für weite Bereiche des Medizinalsystems, der Psychologie und Psychotherapie wie auch der Anthropologie von großem Belang. Als medizinisch relevant imponieren diverse Symptome und Krankheitsbilder, die im Rahmen der Wechseljahre entweder erstmals auftreten oder aber sich in dieser Zeit verstärken. Gynäkologie, Innere Medizin, Neurologie, Orthopädie und andere Teildisziplinen der Medizin sind mit derartigen Befindlichkeitsstörungen und Krankheitsbildern befasst.

Ähnlich relevant stellt sich diese Thematik für die Psychologie und die Psychotherapie dar. Viele Menschen im Alter zwischen 40 und 60 Jahren klagen über Befindlichkeitsstörungen, psychosoziale Labilität oder über eine regelrechte midlife-crisis.

Aufgrund dieser klinisch wie auch im Alltag mit hoher Relevanz auftretender Thematik wurde in der vorliegenden Arbeit versucht, die Wechseljahre multi-perspektivisch darzustellen und wissenschaftlich zu untersuchen. Neben einer historisch-kritischen Aufarbeitung wichtiger tiefenpsychologischer, psychosomatischer und anthropologischer Theorien zu den Wechseljahren wurde dabei vor allem der Aspekt der Personalität resp. des personalen Defizits in ihren jeweiligen Zusammenhängen mit den Wechseljahren in den Vordergrund gerückt.

Wechseljahre - so lassen sich die Ausführungen dieser Arbeit auf einen kurzen Nenner bringen - werden von den jeweiligen Individuen je nach dem Niveau ihrer personalen Qualitäten erlebt und verarbeitet. Darüber hinaus stellen sie eine Chance dar, die eigene Personalität zu überprüfen und eventuell zu erweitern.

Literatur

Adler, Alfred
Der Sinn des Lebens (1933), Frankfurt a.M. 1973
Neurosen (1929), Frankfurt a.M. 1981
Menschenkenntnis (1927), Frankfurt a.M. 1983a
Psychotherapie und Erziehung. Ausgewählte Aufsätze, Bd. III: 1933-1937, Frankfurt a.M. 1983b
Wozu leben wir? (1931), Frankfurt a.M. 1994a
Lebensprobleme (1937), Frankfurt a.M. 1994b

Ahlheim, Karl-Heinz (Hg.)
Der Mensch und seine Krankheiten, Mannheim-Leipzig-Wien-Zürich 1994

Amundsen, Darrel/Diers, Carol Jean
The Age of Menopause in Classical Greece and Rome. Human Biology, Heft 42, 1970, S. 79-86

Ansbacher, Heinz L.
Alfred Adlers Sexualtheorien (1978), Frankfurt a.M. 1989

Arnim-Baas, Anabelle von
Befindlichkeit von Frauen im Klimakterium, Berlin-München 1995

Bateson, Mary Catherine
Mit den Augen einer Tochter, Reinbek bei Hamburg 1988

Bair, Deirdre
Simone de Beauvoir, München 1990

Beauvoir, Simone de
Der Lauf der Dinge (1963), Reinbek bei Hamburg 1990a
Alles in allem (1972), Reinbek bei Hamburg 1990b
Das andere Geschlecht (1949), Reinbek bei Hamburg 1991
Eine gebrochene Frau (1967), Reinbek bei Hamburg 1997
Die Welt der schönen Bilder (1966), Reinbek bei Hamburg 1997

Bebel, August
Die Frau und der Sozialismus (1879), Berlin 1946

Bemesderfer, Sandra
A Revised Psychoanalytic View of Menopause. Journal of the American Psychoanalytic Association, New York, N.Y., Heft 44 Suppl., 1996, S. 351-369

Benedek, Therese
Climacterium: A Developmental Phase. The Psychoanalytic Quarterly, Heft 19, 1950, 1-27. (Neuabdruck in: Psychoanalytic Investigations, New York 1973, S. 322-349)

Bloch, Ernst
Das Prinzip Hoffnung (1959), Kap. 1-32, Frankfurt a.M. 1985
Bohnke-Kollwitz, Jutta (Hg.),
Käthe Kollwitz. Tagebücher, Berlin 1989
Bollnow, Otto Friedrich
Dilthey. Eine Einführung in seine Philosophie (1936), Schaffhausen 1980
Bräutigam, W./Christian, P./Rad, M. von
Psychosomatische Medizin, Stuttgart-New York 1992
Buber, Martin
Das dialogische Prinzip (1973), Darmstadt 1984
Bühler, Charlotte
Der menschliche Lebenslauf als psychologisches Problem, Leipzig 1933
Cechov, Anton
Meistererzählungen, Zürich 1989
Condrau, Gion
Psychosomatik der Frauenheilkunde, Bern-Stuttgart 1969
Danzer, Gerhard
Dichten ist ein Akt der Revolte, Würzburg 1996
Frauen in der patriarchalischen Kultur, Würzburg 1997
Danzer, Gerhard/Rattner, Josef
Der Mensch zwischen Gesundheit und Krankheit, Darmstadt 1999
Deutsch, Helene
Psychoanalyse der weiblichen Sexualfunktion, Leipzig-Wien-Zürich 1925
Psychologie der Frau, 2 Bände, Bern 1948.
Diers, Carol Jean
Historical Trends in the Age at Menarche and Menopause. Psychological Reports, Heft 34, 1974, S. 931-937
Dilthey, Wilhelm
Gesammelte Schriften V. Band: Die Geistige Welt, Leipzig-Berlin 1924
Doormann, Lottemi
"Ein Feuer brennt in mir". Die Lebensgeschichte der Olympe de Gouges, Weinheim-Basel 1993
Dowling, Colette
Frauen im Aufwind. Mit 50 beginnt ein neues Leben, Frankfurt a.M. 1995
Duden, Barbara
Der Frauenleib als öffentlicher Ort, München 1994
Eisler, Riane
Kelch und Schwert. Von der Herrschaft zur Partnerschaft, München 1993

Erikson, Erik H.
Identität und Lebenszyklus (1959), Frankfurt a.M. 1979
Kindheit und Gesellschaft (1950), Stuttgart 1987
Faludi, Susan
Die Männer schlagen zurück, Reinbek bei Hamburg 1993
Feministisches Frauen-Gesundheits-Zentrum e.V.
Wechseljahre. Eine Broschüre zur Selbsthilfe, Berlin 1990
Fleischer, Margot/Hennigfeld, Jochem (Hg.)
Philosophen des 19. Jahrhunderts, Darmstadt 1998
Formanek, Ruth
Continuity and Change and 'The Change of Life' - Premodern Views of the Menopause. In: Formanek (Hg.), The Meanings of Menopause - Historical, Medical and Clinical Perspectives, Hillsdale (USA), 1990, S. 3-43
Freud, Sigmund
Die Weiblichkeit (1933), S.A. Bd. I, Frankfurt a.M. 1969
Über neurotische Erkrankungstypen (1912), S.A. Bd. VI, Frankfurt a.M. 1971
Die Disposition zur Zwangsneurose (1913), S.A. Bd. VII, Frankfurt a.M. 1973
Die endliche und die unendliche Analyse (1937), S.A. Erg., Frankfurt a.M. 1975
Freud, Sigmund/Jung, Carl Gustav
Briefwechsel (1974), Frankfurt a.M. 1984
Fromm, Erich
Die Revolution der Hoffnung. Für eine humanisierte Technik (1968), Reinbek bei Hamburg 1974
Gilman, Charlotte Perkins
Witwentum (1911), in: Die gelbe Tapete und andere Erzählungen, Frankfurt a.M.-Berlin-Wien 1985
Herland (1915), Reinbek bei Hamburg 1994
Goethe, Johann Wolfgang von
Romane und Novellen, München 1989
Dramen II, München 1990
Gould, Roger L.
Lebensstufen, Frankfurt a.M. 1986
Greer, Germaine
Wechseljahre, na und? Düsseldorf 1991
Greiser, E./Günther, J./Niemeyer, M./Schmacke, N.:
Weibliche Hormone ein Leben lang. Mehr Schaden als Nutzen? Bremen: Bonn 2000 (Wissenschaftliches Institut der AOK)

Härtling, Peter
Eine Frau, München 1996
Harris, Helena
A Critical View of Three Psychoanalytical Positions on Menopause. In: Formanek, Ruth (Hg.): The Meanings of Menopause, Hillsdale 1990, S. 65-76
Hehlmann, Wilhelm
Wörterbuch der Psychologie, Stuttgart 1968
Hertz, D. G./Molinski, H.
Psychosomatik der Frau. Entwicklungsstufen der weiblichen Identität in Gesundheit und Krankheit (1981), Berlin-Heidelberg 1986
Hettlage-Varjas, Andrea/Kurz, Christina
-Von der Schwierigkeit, Frau zu werden und Frau zu bleiben. Zur Problematik weiblicher Identität in den Wechseljahren, Psyche, Heft 49, Stuttgart 1995, S. 903-937
Horney, Karen
Psychologie der Frau (1967), München 1977
Unsere inneren Konflikte (1945), Frankfurt a. M. 1984
Huber, Johannes
Die Hormontherapie: Gesundheit, Jugendlichkeit, blühendes Aussehen, München 1990
Huber, Johannes C./Schindler, Adolph E.
Die Frau im Klimakterium, Stuttgart-New York 1995
Ibsen, Henrik
Gespenster. Ein Familiendrama (1881), Stuttgart 1997
Jacobi, Jolande
Der Weg der Individuation, Freiburg 1971
Die Psychologie von C. G. Jung. Eine Einführung in das Gesamtwerk, Frankfurt a.M. 1977
Jores, Arthur
Praktische Psychosomatik, Bern-Stuttgart-Wien 1981
Jung, Carl Gustav
Definitionen und Allgemeine Beschreibung der Typen, G.W. Bd. 6, Olten 1921/1950
Die Frau in Europa, G.W. Bd. 10, Olten 1927
Die Beziehung zwischen dem Ich und dem Unbewussten. Zweiter Teil: Die Individuation, G.W. Bd. 7, Olten 1928a
Die Beziehung zwischen dem Ich und dem Unbewussten. Erster Teil: 3. Die Persona als Ausschnitt aus der Kollektivpsyche, G.W. Bd. 7, Olten 1928b
Die Lebenswende, G.W. Bd. 8, Olten 1931

Einige Aspekte der modernen Psychotherapie, G.W. Bd. 16, Olten, 1958/1979
Über die Beziehung der Psychotherapie zur Seelsorge, G.W. Bd. 11, Olten, 1963/1983
Jung, Matthias
Dilthey zur Einführung, Hamburg 1996
Kebir, Susanne
Abstieg in den Ruhm. Helene Weigel, Berlin 2000
Kluge, Friedrich
Etymologisches Wörterbuch, Berlin-New York 1989
Kobusch, Theo
Die Entdeckung der Person, Darmstadt 1997
Krahmer, Catherine
Käthe Kollwitz, Reinbek bei Hamburg 1985
Krüll, Marianne
Im Netz der Zauberer, Frankfurt a.M. 1997
Kummer, Irene
Wendezeiten im Leben der Frau, München 1993
Lang, Hermann/Weib, Heinz (Hg.)
Interdisziplinäre Anthropologie, Würzburg 1992
Lessing, Doris
Der Sommer vor der Dunkelheit (1973), Reinbek bei Hamburg 1990
Maass, Günter
Psychosomatik des Klimakteriums bei Frau und Mann, in: Gynäkologische Praxis, Heft 4, München 1980, S. 509-518
MacPherson, Kathleen
Menopause on the Internet: Building Knowledge and Community online. Advances in Nursing Science, Heft 20, 1997, S. 66-78
Mankowitz, Ann
Auf neue Weise fruchtbar. Der seelische Prozess der Wechseljahre, München 1994
Mann, Thomas
Die Betrogene und andere Erzählungen, Frankfurt a.M. 1998
Mann, Katia
Meine ungeschriebenen Memoiren, Frankfurt a.M. 1998
Martin, Emily
Die Frau im Körper, Frankfurt a.M.-New York 1989
Maupassant, Guy de
Weitere fünfzig Novellen, Zürich 1967
Mead, Margaret
Mann und Weib (1958), Hamburg 1971
Brombeerblüten im Winter, Reinbek bei Hamburg 1978

Menschik-Bendele, Jutta
Feminismus - Geschichte, Theorie, Praxis, Köln 1977
Die Erlernung des "Aufrechten Ganges" - Entwicklungsbedingungen für eine demokratische Persönlichkeit, in: Szanya, A. (Hg.), Brüder, zur Sonne, zur Freiheit!, Wien 1997
Mentzos, Stavros
Psychosen im Klimakterium, Gynäkologische Praxis, Heft 10, München 1986, S. 731-736
Michaelis, Karin
Das gefährliche Alter, Berlin 1910
Mills, C. Wright
Kritik der soziologischen Denkweise (1963), Darmstadt-Neuwied 1973
Minker, Margaret
Hormone und Psyche. Im Wechselbad der Gefühle, München 1990
Musil, Robert
Der Mann ohne Eigenschaften (1930), Reinbek bei Hamburg 1981
Nachtigall, Lila/Heilman Joan R.
Östrogen: was heutige sichere Therapie zu bewirken vermag, Himberg bei Wien 1990
Nadig, Maya
Die verborgene Kultur der Frau, Frankfurt a.M. 1997
Neises, Mechthild/Ditz, Susanne
Psychosomatische Grundversorgung in der Gynäkologie, Stuttgart-New York 2000
Northrup, Christiane
Frauenkörper Frauenweisheit, München 1994
Notelovitz, Morris/Ware, Marsha
Aufrecht bis ins hohe Alter! Knochenschwund ist vermeidbar - Osteoporose erkennen, vorbeugen, mildern, München 1991
Olbricht, Ingrid
-Was Frauen krank macht, München 1996
Olivier, Christiane
F wie Frau: Psychoanalyse und Sexualität, Düsseldorf-Wien-New York 1991
Ottomeyer, Klaus
Prinzip Neugier, Heidelberg 1992
Post, J.B.
Ages at Menarche and Menopause: Some Mediaeval Authorities, Population Studies, Heft 25, 1971, S. 83-87
Rattner, Josef
Die Individualpsychologie Alfred Adlers. Einführung in die tiefenpsychologische Lehre von Alfred Adler, München 1974

Verstehende Tiefenpsychologie, Berlin 1977
Vorläufer der Tiefenpsychologie, Wien-München-Zürich 1983
Was ist Tugend, was ist Laster? Tiefenpsychologie und Psychotherapie als angewandte Ethik, München 1988
Der Sinn des Lebens, in: Miteinander leben lernen, Heft 3, Berlin 1991, S. 43-54
Der menschliche Lebenslauf, in: Miteinander leben lernen, Heft 5, Berlin
1993, S. 1-12
Das Problem der Lebenswende, in: Miteinander leben lernen, Heft 5, Berlin 1993, S. 12-20
Kritisches Wörterbuch der Tiefenpsychologie, Berlin-München 1994
Klassiker der Psychoanalyse, Weinheim 1995
Zur Einführung der Person in Theorie und Praxis der Heilkunde, in: Miteinander leben lernen, Heft 6, Berlin 1999, S. 21-30

Rattner, Josef/Danzer, Gerhard
Medizinische Anthropologie, Frankfurt a.M. 1997
Hundert Meisterwerke der Tiefenpsychologie, Darmstadt 1998
Grundbegriffe der Tiefenpsychologie und Psychotherapie, Darmstadt 2000

Rauchfuß, M./Kuhlmey, A./Rosemeier, P. (Hg.)
Frauen in Gesundheit und Krankheit: Die neue frauenheilkundliche Perspektive, Berlin 1996

Reitemeyer, Ursula
Philosophie der Leiblichkeit, Frankfurt a.M. 1988

Reitz, Rosetta
Wechseljahre. Ermutigung zu einem neuen Verständnis, Reinbek bei Hamburg 1992 Richter, H. Eberhard
Konflikte und Krankheiten der Frau, in: Claessens, D./Millhoffer, P. (Hg), Familiensoziologie - Ein Reader als Einführung, Frankfurt a.M. 1973

Roazen, Paul
Freuds Liebling Helene Deutsch. Das Leben einer Psychoanalytikerin, München-Wien 1989

Röhrs, Hermann (Hg.)
Bildungsphilosophie. Erster Band, Frankfurt a.M. 1967
Bildungsphilosophie. Zweiter Band, Frankfurt a.M. 1968

Röring, Regina
Die Formierung eines Frauenideals für die Wechseljahre, in: Gesundheitskult und Krankheitswirklichkeit, Jahrbuch für Kritische Medizin 23, Berlin 1994

Roß, Bettina
Politische Utopien von Frauen, Dortmund 1998
Rozenbaum, Henry/Peumery, Jean-Jacques
Histoire illustree de la menopause de l'antiquite a nosjours, Paris 1990
Rüdiger, Barbara
Das Verhältnis von depressiven Frauen im Klimakterium zu ihren Kindern und zu ihrem Ehemann. Dissertation an der Fakultät für Humanmedizin der TU München 1972
Sborowitz, Arie (Hg.)
Der leidende Mensch. Personale Psychotherapie in anthropologischer Sicht, Darmstadt 1969
Schneider, Sylvia
Wechseljahre. Die andere Fruchtbarkeit, München 1987
Schopenhauer, Arthur
Aphorismen zur Lebensweisheit (1851), Frankfurt a.M. 1978
Vom Nutzen der Nachdenklichkeit. Ein Schopenhauer-Brevier, München 1987
Schücking, Beate
Weiße Flecken in der Landschaft: Frauenforschung in der Medizin, in: Mixa/Malleier/Springer-Kremser/Birkhan (Hg.): Körper - Geschlecht - Geschichte. Historische und aktuelle Debatten in der Medizin, Innsbruck-Wien 1996
Schultz-Zehden, Beate
Körpererleben im Klimakterium, München 1997
Schwarzer, Alice
Simone de Beauvoir heute, Reinbek bei Hamburg 1991
Sheehy, Gail
In der Mitte des Lebens, München 1976
Wechseljahre, na und?, München 1993
Die neuen Lebensphasen, München 1998
Showalter, Eliane
The Female Malady, London 1985
Sies, Claudia/Nestler, Veronica
Soll und Haben. Die Wechseljährigen zwischen Illusion und Wirklichkeit, Psyche, Heft 4, Stuttgart 1992, S. 366-388
Stäuber, M./Kentenich, H./Richter, D. (Hg.)
Psychosomatische Geburtshilfe und Gynäkologie, Berlin 1999
Stern, Paul J.
C. G. Jung - Prophet des Unbewussten, München 1979

Strauß, Bernd
Das Klimakterium der Frau aus psychosomatischer Sicht. In: J.C. Huber/A.E. Schindler: Die Frau im Klimakterium, Stuttgart-New York 1995, S. 17-24

Studd, John W./Whitehead, Malcolm I.
The Menopause, Oxford 1988

Tolstaja, Sofja Andrejewna
Tagebücher 1862-1897, Königstein/Ts. 1982
Tagebücher 1898-1910, Frankfurt a.M. 1986

Utian, Wulf H.
Menopause - a modern perspective from a controversial history. Maturitas, Heft 26, 1997, S. 73-82

Wagner, Helmut
Das Klimakterium der Frau, Stuttgart 1955

Walter, Jutta
Wechseljahre - Chance oder Problem, Stuttgart 1992

Wehr, Gerhard
Der Begriff der Individuation bei Jung. In: Kindlers Psychologie des 20. Jahrhunderts, Bd. 4, Weinheim-Basel

Weideger, Paula
Menstruation and Menopause. The Physiology and Psychology, the Myth and the Reality, New York 1975

Weiland, Rene (Hg.)
Philosophische Anthropologie der Moderne, Weinheim 1995

Wexberg, Erwin
Erziehung der Erzieher, in: Internationale Zeitschrift für Individualpsychologie, 1924, Heft III, 4Iff.

Wilbush, Joel
Climacteric disorders - historical perspectives. In: The Menopause, Studd und Whitehead (Hg.), Oxford 1988, S. 1-14

Dank

Die vorliegende Arbeit ist die geringfügig überarbeitete und gekürzte Fassung meiner Dissertation, die vom Institut für Psychologie der Alpen-Adria-Universität Klagenfurt angenommen wurde. Frau Professor Dr. Menschik-Bendele (Klagenfurt) danke ich sehr herzlich für ihre liebenswürdige Unterstützung und Betreuung.

Das Zustandekommen der Arbeit verdanke ich des Weiteren der Förderung durch das Institut für Tiefenpsychologie (Berlin) und seines Gründers Herrn Professor Dr. med. et phil. Dr. h.c. Rattner. Herr Professor Dr. med. et phil. Danzer (Berlin) hat mit seinem Beistand und seinen Denkanstößen wesentlich zum Gelingen beigetragen.

Darüber hinaus gilt mein Dank vielfältiger Unterstützung, darunter zuallererst der Bereitschaft einiger Menschen in den Wechseljahren, ihre Erfahrungen mit diesem Lebensabschnitt aufzuschreiben und mir zur Verfügung zu stellen. Ferner der anhaltend aufmerksamen und stets anregenden Gesprächsbereitschaft meines Freundes- und Kollegenkreises. Ein besonderer Dank gilt meinem Mann Gerald Mackenthun.

Elke Pilz

Berlin, Mai 2014